神经外科诊断治疗精要

沈风彪 等 主编

江西科学技术出版社

江西·南昌

图书在版编目（CIP）数据

神经外科诊断治疗精要 / 沈风彪等主编 .— 南昌：
江西科学技术出版社，2020.3（2024.1 重印）
ISBN 978-7-5390-7180-0

Ⅰ．①神… Ⅱ．①沈… Ⅲ．①神经外科学 – 疾病 – 诊
疗 Ⅳ．① R651

中国版本图书馆 CIP 数据核字（2020）第 015328 号

选题序号：ZK2019281

责任编辑：宋 涛

神经外科诊断治疗精要
SHENJINGWAIKE ZHENDUAN ZHILIAO JINGYAO

沈风彪等 主编

出 版	江西科学技术出版社	
社 址	南昌市蓼洲街 2 号附 1 号	
	邮编：330009 电话：（0791）86623491 86639342（传真）	
发 行	全国新华书店	
印 刷	三河市华东印刷有限公司	
开 本	880mm×1230mm 1/16	
字 数	300 千字	
印 张	9.25	
版 次	2020 年 3 月第 1 版 2024年1月第1版第2次印刷	
书 号	ISBN 978-7-5390-7180-0	
定 价	88.00 元	

赣版权登字：–03–2020–35

编　委　会

获取临床医生的在线小助手

开拓医生视野
提升医学素养

微信扫码

临床科研 ⟩ 介绍医学科研经验，提供专业理论。

医学前沿 ⟩ 生物医学前沿知识，指明发展方向。

临床资讯 ⟩ 整合临床医学资讯，展示医学动态。

临床笔记 ⟩ 记录读者学习感悟，助力职业成长。

医学交流圈 ⟩ 在线交流读书心得，精进提升自我。

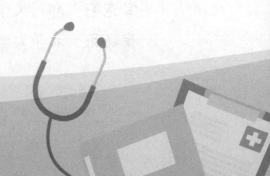

前 言

神经外科是外科学中的一个分支，是在以手术为主要治疗手段的基础上，应用独特的神经外科学研究方法，研究人体神经系统，如脑、脊髓和周围神经系统，以及与之相关的附属机构，如颅骨、头皮、脑血管脑膜等结构的损伤、炎症、肿瘤、畸形和某些遗传代谢障碍或功能紊乱疾病。为了让临床医生在学习新的理论和知识，掌握技术要点时，提供准确、实用的临床依据，以及适应神经外科临床需要，我们特编写此书。

首先，本书详细地讲述了神经外科发展史、神经外科疾病的检查、神经外科疾病的定位诊断，其次重点讲述了临床常见的神经外科疾病以及治疗手段，包含头皮及颅脑损伤与颅骨骨折、颅脑肿瘤、脑血管疾病、脊柱脊髓疾病、脑血管病的介入治疗、神经外科功能性疾病、颅内感染、神经系统肿瘤的放射治疗。

本书内容新颖，覆盖面广，实用性强，在编写的过程中注重引进国内外先进的救治技术及理论知识，内容全面、规范，集先进性、科学性及实用性于一身，希望帮助读者进一步了解神经外科学的新进展。

在编写的过程中，虽力求做到写作方式和文笔风格一致，但由于各位编者的临床经验及编写风格有所差异，且编者水平有限，书中可能存在疏漏之处，希望各位读者能够提出宝贵的意见，以便再版时修正。

编　者
2020 年 3 月

目　录

第一章

● ● ●

神经外科发展史

第一节 近代神经外科发展的前提

1846 年，麻醉术诞生了，1867 年出现了抗菌和 1891 年出现了无菌术以后，使神经系统疾病的外科治疗成为可能。然而，由于当时神经病学方面的知识不足，手术前不能进行脑或脊髓损伤的定位，因此，神经外科医生产生了对中枢神经系统功能定位的概念。

19 世纪前 50 年举行医学会议时，争论到脑不同部位的功能定位，当时多数人认为脑的作用是个整体，并非特殊部位具有特殊重要功能。但是，少数的临床医生（例如，Jean Bouillaud）对这种观点持有疑义。

1861 年 2 月～3 月巴黎会议讨论大脑功能定位时，有些医生认为智力与颅腔的容积有关。36 岁的外科医生 Pierre Paul Broca 对会议的讨论很感兴趣。出于巧合，会后 1 个月一位患右下肢严重感染的患者收入 Broca 的外科服务中心，此患者 21 年前曾突然失语，只能讲单音节词，患者入院后 6 天死亡。尸体解剖发现患者左侧额叶脑回的后半部损害。6 个月后，第 2 个患者因股骨骨折收入此院，此患者曾因卒中失语。死后尸体解剖发现与上位患者类似，这两个患者使 Broca 认识到语言中枢在左侧额叶后下部位。这是外科医生的第一个基础发现。

1870 年，德国 Gustav Fritsch 和 Eduard Hitzig 两位学者做实验刺激犬的大脑产生了对侧肢体活动。4 年后，Roberts Barthalow（美国俄亥俄州医学院教授）在人体类似部位测试得到了同样的结果。一个女孩患头皮恶性溃疡，手术中暴露了大脑，在征得女孩的同意下，Barthalow 在脑内插入一个很细的孤立电极，刺激后产生了对侧肢体运动。

这些临床观察和精心设计的动物实验及一些其他的报道，建立了大脑的定位概念，包括人体神经系统中枢及末梢神经的功能定位。这些资料使外科医生能开颅暴露较大范围的中枢神经系统。因此，1889 年 Wilhelm Wagner 首次进行了骨瓣开颅，开辟了神经外科的新领域。

过去的许多实验手术，虽然许多学者和医生经过艰苦的努力，但得到的结果仍不甚理想。例如，1886—1896 年有 500 名不同的外科医生从事神经外科工作，并报道了他们的脑部手术不佳结果。从 1896—1906 年却只有不到 80 名外科医生报道了他们的脑部手术成果，幸运的是，神经病学专家和外科医生不屈不挠，他们把毕生的精力投入到神经外科工作中，推动了神经外科的发展。

第二节 神经外科的新纪元

神经外科的真正历史开始于 19 世纪末叶，大约可分为先后 3 个时期。

第 1 期（先驱者期）：一些热衷于神经系病变外科治疗的普外科医师开拓了这方面的工作，散在地获得一些发展。第 2 期（神经外科初建期）：各国进展先后不一。第 3 期（成熟期）：各方面都有重大发展，成长迅速，手术技术日臻完善，显微外科的发展进一步扩大了手术适应证，神经放射学的革命性发展提高了神经外科的诊断和治疗水平。

一、先驱期

处此萌芽期，解剖学和生理学无疑至关重要。此时，Bichat 的五大册解剖学巨著起着开拓作用。Magendie 开始了实验生理学研究，明确了脊神经根的功能及脑脊液的成分和循环。继而 Claude Bernard 奠定了生理学基础。随后，Virchow 的病理解剖学、Cruveilhier 的病理生理学图谱、Hunter 的实验外科学、Petit JL 和 Pott 对颅脑伤和脑脓肿的临床研究、Jackson 的颅内压增高综合征及 Craft 的相应眼症描述等均做出了奠基贡献。

在上述知识基础上，神经病学首先受惠。1867 年，Lister 提倡施行无菌术，使手术感染减少，死亡率下降。1861 年，Broca 创立了脑功能定位学说。1870—1879 年，Ferrier 先后发表脑定位实验研究专著。

第 1 次正式开颅术归功于 MacEwen。他于 1879 年在英国格拉斯哥进行了左前颅窝扁平状脑膜瘤摘除获得成功。随之于 1881 年又为 1 例脑脓肿行切开引流术，为最早的 2 例神经外科手术。1883 年，MacEwen 又成功施行了 2 例慢性硬脑膜下血肿清除术和第 1 例截瘫椎板切除减压术，并于 1888 年发表论著，报道 21 例开颅术和 6 例椎板切除术。Durante 于 1884 年在罗马施行 1 例脑膜瘤开颅手术摘除获得成功。

1880—1890 年间是神经外科的诞生期，主要应归功于英国 MacEwen 和 Horsley 两人，开拓创建神经外科的道路。故 Penfield 曾宣称："神经外科诞生于英国 1870—1900 年。"Horsley 于 1857 年出生于伦敦，1886 年任皇后广场医院外科医师，报道 3 例开颅术，其中 2 例癫痫灶切除术，1 例脑结核瘤摘除术，均获成功。次年又发表 10 例手术，其中仅 1 例死于休克。1887 年又施行第 1 例椎管内脊膜瘤摘除手术，术后截瘫完全恢复。1889 年又施开创了半月神经节后神经根切断术治疗三叉神经痛。在第一次世界大战时期，Horsley 为军队服务远征中东，不幸于 1916 年中暑身亡。

二、神经外科初建期（1890—1910 年）

值此过渡期内，神经外科存在许多亟待解决的问题，诸如手术器械残缺、手术技术操作经验不足，术前后处理欠周密、感染、全身麻醉导致脑水肿、颅内压增高等。所以，1898 年 Ferrier 认为，这是充满忧伤的篇章。例如，1888 年 Starr 报道 84 例脑瘤手术中，大脑瘤死亡率 50%、小脑瘤死亡率 80%。1886 年 Auvray 的 86 例脑瘤中，47 例仅作减压术。Agnem 的 18 例脑脓肿手术全部死亡。

1903—1910 年间，Frazier 处于与 Cushing 竞争的地位，1903 年 Frazier 报道 5 例脑瘤手术。1905—1910 年，Frazier、Cushing 及其他学者致力于姑息性外科，用减压术治疗一些功能障碍、头痛等。同时期内，椎管内手术虽有 MacEwen 和 Horsley 开创在前，而进展甚慢。Abbe 于 1888—1890 年共报道 8 例脊膜外结核瘤手术。Chipault 于 1894 年发表《脊髓外科学：历史，手术及治疗》一书，共收集 22 例。

1898 年，VonBergmann 收集文献 273 例脑瘤手术，死亡率高达 61.9%。但技术操作有所改进：如 Wagner 提出骨瓣成形开颅法，Doyen 改用球形钻头，头皮止血有 Meidenhaim 连续缝合止血法、Kredel 止血片等。

Jabouray 从 1889 年起先后进行硬脑膜下血肿清除、脑胶质瘤切除、脊髓压迫、癫痫、脑积水等手术，1902 年出版《中枢神经系外科学》一书，继而又开创交感神经手术，出版《交感神经和甲状腺外科学》一书。

1910 年，Frazier 率先报道 1 例胸髓后索切开术。而 1891 年 Abbe 早已进行了 31 例脊髓空洞症手术。

三、神经外科成熟期（1911—1950）

Cushing 和 Dandy 是神经外科创始人和杰出的巨人。由于他们的贡献，20 世纪初神经外科从"死亡的学科"中逐渐恢复和发展起来。经过他们不懈的努力，神经外科患者死亡率大大降低，而且患者术后病残率也大幅度下降，并能顺利和安全地切除人们以前认为不能切除的脑肿瘤。

　　神经外科的诞生大约比 William Mecewen 于 1886 年在格拉斯哥成功切除第 1 例脑瘤和 Victor Horsley 成功切除第 1 例脊髓肿瘤早 1/4 世纪。在 Macewen 和 Horsley 分别成功地切除脑和脊髓肿瘤以后，德国的 Fedor Krause，奥地利的 Von Eiselbery，美国的 W.W.Keen 也相继开展了神经外科手术。然而，他们的手术死亡率高达 65%，并且术后患者一般情况差，病残率高，生存质量不理想。因此，人们将神经外科与"死亡学科"等同起来看待。是 Cushing 和 Dandy 给神经外科带来了生机，最终将其发展成了一个有活力的独立外科专业。

　　Cushing 和 Dandy 并不是神经外科唯一杰出的人物，除他们以外，美国纽约的 Charles Elsberg 还确立了诊断和治疗脊髓肿瘤的方法。Frazier 指出了三叉神经节前纤维切断治疗三叉神经痛的方法。Jefferson 及 Cushing 的学生 Dott 和 Cairns 给英国神经外科的发展注入了新的活力。德国的神经科医生 Otfrid Foerster 证实了不同的脊神经根在大脑皮质的定位和感觉分布情况，他还指出具有局灶源的癫痫可通过切除皮质瘢痕来治疗。斯德哥尔摩的 Olivecrona 在欧洲发展了神经外科技术，并且使许多欧洲神经外科医师受到了教育。DeMartel 在法国开创了神经外科，并且对神经外科技术进行了多项革新。另一位神经科专家 Clovis Vincent 是法国神经外科的鼻祖，他训练了许多法国和其他国家的神经外科医生。Sachs，Adson 和 Peet 在美国中西部成立了神经外科，而 Carl Rand，Howard Naffziger 则在美国西海岸成立了神经外科。Jason Mixter 和他的矫形外科同事 Barr 发现坐骨神经痛最常见的原因是腰椎间盘脱出，并且指出可采用手术切除脱出的椎间盘来治疗。Percival Bailey 通过对 Cushing 所切除的肿瘤进行研究，成功地进行了胶质细胞瘤的分级，并且应用显微镜解释其临床表现，他也对血管畸形和其他脑肿瘤进行了分级。Wilder Penfield 创建了世界上神经外科的第 1 个专门机构——蒙特利尔神经病学研究所（Montreal Neurological Institute）。他进一步发展了 Foerster 有关癫痫和脑定位方面的理论，美国及世界其他地区的许多神经外科先驱前后到此处进修学习。尽管上述几位专家不如 Cushing 和 Dandy 对神经外科贡献那样大，但他们也都是神经外科中的中流砥柱，在这里列举他们的目的是为了说明神经外科的发展依赖于世界各个国家的许许多多医生们的共同努力。

　　Cushing 和 Dandy 有许多相似方面，他们都能在艰苦的条件下工作，自尊心都很强。据说他们不能容忍被别人超过。对这两个人来说这并不奇怪，其他人也都是如此。他们说一不二，且易急躁，这些是由于他们所处的环境所决定的。尽管他们的患者经济困难，医院诊断条件简陋，但他们都能想方设法弄清病因，进行治疗。当时他们处在几乎没有诊断仪器的时代。Cushing 用于神经外科的 X 线诊断技术，只对极少数患者有帮助，他们也没有降低颅内压的有效方法，他们所拥有的仅仅是很不完善的术中止血方法。当时神经科同行们轻视他们、贬低他们的成果，并且常常使接受手术的患者丧失信心。他们医院的领导对他们亦不满意，在领导们看来，死亡率高影响了医院的声誉。而接受他们俩训练的年轻人所遭受的则是他们俩人的专横，然而奇怪的是，他们的每一位学生都完成了各自的学业，他们之所以能做到这些是因为他们认为人生相对短暂。他们大多数人在 Cushing 的指导下只学习 1 年，但是 Bailey 跟 Cushing 学习的时间较长，可他以后越来越觉得有必要换个较舒心的环境工作。因此，只有心地善良的外科硕士 Horrax 与 Cushing 一起工作，能忍受他时常暴发的不满情绪。Dandy 并不像 Cushing 那样困难，然而，他常常觉得工作太累，需要调节一下，Cushing 和 Dandy 长期不和，对巴尔的摩和波士顿而言，他们之间的不和使人们更易联想起阿巴拉契亚山脉。巧合的是法国的 De Martel 与 Vincent 也不和。Cushing 和 Dandy 虽然第一次见面就开始不和，但在网球赛中却友好相处。

　　他们的不和源于很多原因，当他们第一次在巴尔的摩的约翰霍普金斯（Johns Hopkins）医院一起共事时矛盾就开始了。当时 Dandy 是 Cushing 的助手，Dandy 习惯用左手拿脑压板，而 Cushing 则告诉他不要用左手操作，而 Dandy 右手操作却极不熟练。后来 Dandy 在实验室内开始治疗脑积水时，Cushing 就很看不起。当 Cushing 离开约翰霍普金斯医院去波士顿工作时，将 Dandy 的研究资料一起带走了。后来 Dandy 发现此事，把资料追回，并告诉 Cushing 这些资料是属于我 Dandy 自己的，而 Cushing 则认为那些资料毫无价值。几年以后，当 Dandy 发表关于手术全切除听神经鞘瘤的初稿时，Dandy 只字未提 Cushing 有关听神经鞘瘤的早期专题文章，这才真正将他们之间的关系搞糟了。Cushing 写信给 Dandy，说他在撒谎，

Cushing 认为在当时的条件下不可能完全切除听神经鞘瘤。当然，Dandy 正在为现代治疗方法铺平道路。他们之间的矛盾不仅局限在严厉的言辞上，而且也波及其他方面，因此，妨碍了他们的手术改进。Dandy 曾拒绝使用 Bovie 和 Cushing 发明的电凝器及 Mckenzie 与 Cushing 发明的银夹；而 Cushing 则不用脑室造影技术诊断疾病。必须承认，Cushing 往往是主动者，而 Dandy 则认为这丝毫不影响他的声望。Dandy 拒绝参加由 Cushing 组建的神经外科医生学会（The Society of Neurological Surgeons）和 HarveyCushing 学会，此学会后来发展成为美国神经外科学会（American Association of NeurologicalSurgeons）。他们之间的不和就像乌云一样，笼罩着美国神经外科领域多年。

第三节　神经放射学发展史

Dandy 的脑室造影术（1918）、Sicard 的脊髓腔碘油造影（1921）、Moniz 的脑血管造影术（1927）的发明都显示了个人独创性，对神经外科和神经放射科的发展意义重大。

一、开端

1885 年，Roentgen 发现了 X 线。1895 年，奥地利 Schuller A 首先研究颅骨 X 线形态，描述 Schuller-Christian 病。继后在颅骨平片上观察到异常变化的有：1899 年，Oppenheim 指出蝶鞍的变化；1902 年，Beclere 指出蝶鞍变化与肢端肥大症的关系；1910 年，Krause 颅内肿瘤与颅骨增生、Kolz knecht 颅内肿瘤与钙化点、Cushing 脑膜瘤伴颅骨变化等；1912 年，Henschen 听神经瘤与内听道变化等。

在颅脑伤后偶尔出现气颅的启发下，Dandy 设想将空气直接注入脑室进行诊断，并于 1918 年在 *Ann Surg* 杂志上发表论文，名噪一时。脑室空气造影术的发明使神经放射学大放异彩，继而开展了气脑造影、脊髓腔空气造影术（1919）。1919 年，Dandy 发表《脊髓腔空气注射法 X 线造影术》专著。1937 年，DyKe（纽约）与 Davidoff 合著《正常气脑》一书问世，后又与 Epstein 合著出版《病态气脑》一书，成为美国神经放射学的奠基人。1952 年，Ruggiero 倡行《部分性气脑》，由于仅注入少量空气（20～30mL），使患者减少痛苦和危险。

Sicard（法国）从 1921 年起致力于坐骨神经痛的诊治，选用 1mL 碘油（lipiodol）注入腰硬脊膜外腔进行观察。一次失误碘油注入蛛网膜下隙，发现 X 线透视下碘油循椎管内移行，遂发明椎管内碘油对比造影法诊断脊髓压迫症，并于 1923 年在 *Rev Neurol（Paris）*上发表《脊髓压迫症碘油放射学诊断》论著，引起巨大反响。嗣后，1944 年，Ramsay 等改用碘水 Pantopaque 取代 lipiodol，收效更佳。目前，Dimer X、Metrizamide、Amipaque、Omnipaque 等可吸收性水溶性碘剂已广泛用于临床，进展殊多。

1927 年，Moniz（葡萄牙神经内科医师）发明脑血管造影术（CAG），由其学生 Lima（神经外科医师）具体操作。1934 年发表《脑血管造影术基础》专著。为以后推动脑血管疾病、颅内占位性病变的诊治工作，贡献殊大。可惜当时因造影剂毒性太大，迟迟未能推广。至 1944 年 Dandy 发表《颅内动脉瘤》专著时，尚未常规采用 CAG。

二、跃进

1961 年，CAG 已成为神经外科诊断的主要检查方法，并不断改进，如直接放大法，连续快速摄片法等。二次大战前，Ziedses des Plants、de Rotterdam 倡行消影法。现已成为神经放射诊断中心的常规方法。导管法的推行可经肱动脉或股动脉插管作选择性 CAG。尤其是经股动脉导管法开拓了小动脉造影技术。巴黎 Djindjian 倡行经股动脉插管脊髓动脉造影诊断脊髓血管畸形，从而开创了高选择性导管造影法。不仅有助于精确诊断，而且广泛用于治疗。例如，导管远端携带一可脱卸小囊，用以阻塞脑动－静脉瘘口，或经导管注入栓塞剂阻断畸形血管和肿瘤供血动脉蒂。苏联 SerbinenkO 于 1974 年首先倡行带可脱卸小囊导管行颈动脉－海绵窦瘘瘘口阻塞术获得成功。巴黎 Debrun 继起，渐被推广。高选择性导管内血管栓塞法神经介入放射学目前已不仅限于治疗不能手术的脑血管畸形、脊髓血管畸形，而且扩大至全身各区域巨大血管畸形的治疗，并可分次完成。术前预先阻塞脑或脊髓肿瘤的主要动脉蒂，有助于术中出血减少，手术简易，时间缩短，损伤减少。

1972 年，英国 Hounsfield 发明电子计算机辅助 X 线脑扫描仪，简称 CT，成为放射学上的一次大革命。此法利用密度对比原理，将颅脑结构按密度不同定为 Hounsfield 单位（Hu）+1 000 ～ –1 000，通过电子计算机加工，可显现出脑室、脑白质、灰质等不同结构，经静脉注入对比剂后，更可使异常病变如肿瘤得到强化后显示出清晰的轮廓及其周围的脑水肿区形态。1976 年，Hounsfield 工程师荣获诺贝尔生理医学奖，是为非医师而获医学奖之第一人。目前，CT 不断更新换代，螺旋 CT、CTA 等的发展在医学上开创了高效无损伤诊断技术的先河。

磁共振技术近年来急起直追。目前，医学上磁共振成像（MRI，MRA、fMRI）已后来居上，许多方面已优于 CT，发挥了无伤无害无痛诊断技术的最大优势。

第四节 脑血管神经外科发展史

脑血管病开展神经外科治疗较迟。1927 年，Moniz 报道 CAG 之后，才有散在脑血管畸形切除手术的个案报告。

一、脑血管瘤（angioma）或脑动静脉畸形（AVM）

1863 年，Virchow 指出脑血管病中存在一种独立类型的血管瘤（angioma），系由于动静脉短路所引起的。

脑血管瘤外科是在极悲观论调下开始的。处于 Cushing 和 Dandy 时代，认为血管瘤手术分外危险不能根除。1928 年，Cushing 在其《起源于脑血管的肿瘤》专著中的结论认为，"根除脑血管畸形是不可能的"。1928 年，Dandy 报道 8 例并收集文献 12 例，结果欠佳，结论认为除个别严格选择之病例外，因危险太大，例属禁忌。但经过他们不屈不挠的努力，续有进展。1928 年，Cushing 和 Bailey 遇到 1 例脑血管瘤 3 年前曾行放疗，手术发现血管瘤硬化已无血供，故建议术前放疗。1929 年，Trupp 与 Sachs 主张电凝血管瘤闭塞血管。

Olivecrona 力排众议，主张血管瘤全切除术。1932 年行首例后颅窝广泛血管瘤全切除术获得成功。1936 年 4 例，1948 年达 42 例，其中 24 例全切除，死亡率 9.3%。在其《脑动静脉性动脉瘤及其诊治》专著中，Olivecrona 强调全切除术，并严厉批评一些流行的姑息性疗法如：单纯结扎浅血管蒂无所助益，放疗有损正常脑组织且无疗效，减压术罕有适应证，颈动脉结扎术之危险性尤甚于切除术等。Olivecrona 详述了全切除术技术要点：预先显露颈内动脉以备暂时性钳闭不时之需，继而开颅辨认供应血管蒂（动脉供血支）并阻断之，逐步解剖游离病灶，最后结扎引流静脉。位于额极、枕极者可整块切除。禁忌证仅限于极广泛病灶或侧裂内血管瘤。Olive crona 从而奠定了脑血管瘤现代外科的基础。继起者有 Pilcher、Tonnis、Petit-Dutaillis 等。国内上海史玉泉开展脑 AVM 全切除术获得高效，并拟定出新的分类标准，获得国内外的高度评价。

脑血管瘤外科的成功和发展得益于麻醉和术中复苏术的进展，诸如神经安定剂、人工呼吸、人工低血压、深低温、输血及抗脑水肿药物的应用等。

二、颅内动脉瘤

19 世纪以来，业已明确年轻卒中患者往往归因于颅内动脉瘤的自发性破裂出血。但是经历了学派之间的长期纷争才定下合理的治疗方针：动脉瘤囊颈部直接结扎术或金属夹钳闭术。

1850—1927 年经历了长期多次挫折。1927 年倡行 CAG 后，神经内、外科医师才能区分出动脉瘤的各型临床特征而作出诊断。

1923 年，Cushing 提到的临床指标有：凡一次或多次出血发作后出现脑底动脉环邻近结构损害征象如脑神经Ⅲ麻痹伴眼睑下垂；枕 – 额痛及 V_1 辖区痛觉减退，视网膜出血或脑脊液（CSF）血性、黄变者，均应疑及动脉瘤。

19世纪时，苦无确诊，罕行手术治疗，或仅行颈部颈动脉结扎术。1902年，Horsley为一脑瘤患者开颅，发现为颈内动脉动脉瘤，遂率先采用颈部颈总动脉结扎术而获益。1926年，Sosman与Cogt为一Meckel窝脑膜瘤患者开颅时证实为动脉瘤，遂打开瘤囊行缝闭术（动脉瘤缝术），术后偏瘫，6个月后死亡。1926年，Turner主张改行颈部颈内动脉结扎术以防止颈外动脉从对侧逆流供血之弊。从此，颈内动脉结扎术一度成为唯一的有效疗法。但通过失败经验教训，Walsh与Love（1937—1939）、Jefferson（1938）等认为此法应限于Willis环近侧颈内动脉系动脉瘤病例选用。由此，逐步产生对Willis环远侧之动脉瘤行直接手术的设想。

1931年，Dott（英）为一颅内颈内动脉分叉处动脉瘤行肌肉瓣包裹术（Trapping）。

1927年CAG倡行后，得以明了动脉瘤的精确位置、大小、形态等，使神经外科能够大胆创新，进行直接手术，彻底改变了保守的手术方法。首选的动脉瘤囊颈结扎术或动脉瘤夹钳闭术或继以瘤囊电凝切除术，较保守的方法有瘤囊肌瓣包裹术，动脉瘤远、近侧载瘤血管结扎术，颈部颈内动脉结扎术及床突上段颈内动脉结扎术等。

1938年，German报道首例动脉瘤切除术成功。1938年，Dandy 1例床突上颈内动脉瘤囊颈部钳闭术成功。1944年，Dandy《颅内动脉瘤》一书问世，30例直接手术死亡率30%。继起者有Poppen 1951年报道143例：101例颈动脉结扎术死亡3%，18例动脉瘤包裹术死亡5%，14例切除术死亡15%。目前各国已普遍广泛开展动脉瘤直接手术。动脉瘤夹品种和相应手术器械及手术显微镜日新月异，手术死亡率锐减。

国内上海史玉泉教授从20世纪50年代开始动脉瘤直接手术的研究，继以北京王忠诚教授，均收良效，蜚声国内外。

近年来，国内各地已较普遍地开展了脑血管病外科治疗，包括脑动静脉畸形、颅内动脉瘤及脑缺血性卒中和脑出血等的各种类型的外科疗法，发表论著日见增多。其中颇具代表性的有南京刘承基教授所著《脑血管病的外科治疗》一书等。

目前，神经介入已经是比较成熟的技术，动脉瘤栓塞术已在省市级医院开展并在不断普及之中，相信神经外科的发展面临极大的机遇，未来前景广阔。

第五节　我国立体定向与功能神经外科发展史

1949—1983年间，我国只有几所医院，个别医师，零星开展一些立体定向和功能性神经外科工作。在此首推王忠诚教授，他于1957年利用苍白球切开器徒手穿刺，开展外科手术治疗帕金森综合征，论文发表在1960年《中华神经精神科杂志》上［题目：帕金森综合征治疗的新方法，1960，6（2）：80］。此后，王茂山、蒋大介教授、许建平教授等也开展了锥体外系疾病的定向手术治疗，并研制了一些立体定向设备。段国升教授、史玉泉教授、赵雅度教授等关于癫痫等文章相继发表在我国各种期刊上，逐渐引起国内同仁的高度重视。

一、我国立体定向和功能性神经外科发展历程

我国立体定向和神经外科手术在近20年进展迅速，为神经外科患者提供了有效的诊治新方法。

（一）功能性神经外科疾病

对于帕金森病选择性损毁法早在20世纪60年代王忠诚、王茂山、蒋大介等学者就使用简单的立体定向设备，注入普鲁卡因、酚甘油丸、乙醇或机械性毁损法。几十年过去了，仪器设备、导向方法较以前更加准确，疗效更好。其中，许建平、汪业汉、吴声伶等医师在1986年、1995年先后报道了千余例以上帕金森病毁损法治疗方法和效果，他们使用XZ-Ⅴ型定向仪、Todd-wells定向仪、Leksell-D和G型定向仪、FY802Ⅱ型、FY852Ⅲ型仿Leksell定向仪，在X线、CT引导下进行手术，取得了显著效果。1984年以后，汪业汉、李勇杰、张建国、孙伯民等应用立体定向毁损和脑深部电刺激（DBS）治疗帕金森病。80年代以后，很多医院均能开展癫痫各种术式，如颞叶前部切除术、胼胝体切开术、多处软脑膜

下横纤维切断、立体定向术及小脑慢性电刺激术。在此首推谭启富、刘宗惠、陈炳桓、蒋万书、李龄、栾国明等，他们均做了大宗病例报告。对于精神障碍外科手术，我国起步更晚，20世纪70年代末，许建平医师试用立体定向毁损法治疗数例精神分裂症和精神运动性癫痫。同时，我国一些医院还开展其他功能性疾病外科治疗，均取得可喜成绩。

（二）CT 或 MRI 导引下的脑立体定向神经外科

在 CT 和 MRI 没有出现之前，定向活检和大脑疾病的治疗已经开始实施，但是，立体定向技术应用很局限，确诊率低。随着 CT 和 MRI 在我国应用日益普及，由 CT 和 MRI 导引下的立体定向神经外科迅速普及。CT、MRI 和立体定向技术的结合，促使了神经外科的发展。它包括两种技术，一种是诊断性手术，另外一种是治疗性手术。很多学者通过 CT 和 MRI 导向手段，开展了神经外科其他疾病微创治疗。间质近距离放疗治疗脑胶质瘤、立体定向治疗恶痛等。我国很多神经外科中心，在神经外科疾病的诊断和治疗上实施了 CT 和 MRI 导引的立体定向手术，并作为常规措施。从 1987 年以来，安徽省立体定向神经外科研究所、海军总医院、北京、上海、广州、山东、哈尔滨、南京、西安等地学者，在我国立体定向神经外科的发展中做出了很大贡献。

（三）立体定向放射外科（γ 刀和 X 刀）

立体定向放射外科在我国是一个新的课题，CT、MRI 和血管造影都被用来辅助定位。1993 年第一台 Leksell 伽马刀被引进到山东省万杰医院。1994 年我国设计出旋转式伽马刀（OUR-XGD），其中的钴放射源由 201 个减少为 30 个，用来治疗包括颅脑肿瘤、脑血管畸形和功能性疾病在内的颅内疾患。此外，北京天坛医院、上海华山医院应用伽马刀治疗疾病各自均在万例以上。Linac X 刀立体定向放射神经外科是神经外科医生治疗颅内疾病的又一个强有力的工具，我国已有近百台 X 刀在临床上为患者服务。

（四）脑立体定向内镜

脑立体定向内镜应用，使立体定向穿刺的过程从盲目到可视性，在没有特殊的暴露情况下，加宽了手术的视野，增加了手术的安全性，用于深部脑组织或主要功能区的手术，包括脑肿瘤的切除、异物的取出、大脑囊性或脓肿的吸除、脑囊虫的取出、活检、血肿的清除及脉络丛的烧灼术。刘宗惠、田增民、张亚卓等均做了大量工作。他们不但用内镜治疗梗阻性脑积水造瘘术，还用在胆脂瘤、颅咽管瘤、囊虫病、动脉瘤夹闭、垂体瘤等方面，扩大了立体定向神经外科手术范围，

（五）神经外科导航系统和机器人辅助立体定向神经外科系统

无框架立体定向系统（navigation）对于脑和脊髓手术，尤其是深部脑病灶切除有很大的帮助。它准确的定位，保护正常脑组织不受损伤。神经外科导航系统正在改变着传统神经外科手术的模式，也在确保着微创神经外科的安全。2000 年，田增民等使用国产 CRAS-HBI 机器人辅助立体定向手术，主要应用在脑肿瘤间质内放疗、囊液排空和脑组织活检。赵继宗、周良辅、傅先明等先后在各种医学杂志上报道无框架立体定向系统在神经疾病中应用，病灶和重要的解剖结构的定位误差均在 2mm 以内。机器人辅助的系统主要包括导航、电子、机械硬件平台，图像引导软件，立体定向神经外科的机器人的应用是一个新的阶段。它可以在微损伤、无定位框架的情况下定位，目前已在神经外科中应用。

（六）细胞移植术

立体定向技术被用于我国的神经细胞移植是在 1985—1989 年，当时吴若秋、张瓦城、唐镇生、吴承远等学者先后报道了细胞移植治疗帕金森病。吴承远等在英国 Br J Neurosurg 上报道采用胎儿黑质移植和立体定向丘脑毁损术结合的方法，治疗了 5 例帕金森患者，移植后的 2 周起患者症状有所改善。另外，还通过酪氨酸脱氢酶基因修饰的神经母细胞，注入帕金森病模型的两只猴子的尾状核内，手术后 5 ~ 7 天猴子的症状（肌张力、震颤、扭转）改善了，6 个月以后移植的区域用组织学和免疫组织化学检测，在猴子的脑微囊中用酪氨酸脱氢酸修饰的细胞，可以通过免疫组织学染色观察到成浅棕色，在受体组织中有转基因 TH 细胞存活，且有能力形成新的细胞，进而提高中枢神经系统的功能。细胞移植还用于小脑萎缩、扭转痉挛、脑脊髓损伤等研究。

（七）立体定向和功能性神经外科其他方面

许建平、王忠诚、孟广远是在我国最早采用经皮射频温控热凝术治疗三叉神经痛。左焕琮等应用显

微外科血管减压术治疗三叉神经痛。多个立体定向仪在我国被研制出来：1964—1997 年由安徽省立医院设计的 XZ–Ⅰ 至 XZ–Ⅴ 型定向仪；1985 年在西安研制的立体定向仪 FY85–Ⅱ 型定向仪；1985 年在南京研制的 DZY–A 型立体定向仪；山东设计的 SXFY–I 型定向仪；PJ–4 型定向仪；ASA–601、602 型定向仪；HB 型定向仪，CJF–N 定向仪，及武汉陈信康设计的用电脑辅助和激光导引的立体定向仪。

二、学术活动、杂志、书籍和培训

我国的立体定向和功能性神经外科专业委员会是中华医学会神经外科学分会的一个专业学组，成立于 1997 年。我国第一届立体定向和功能性神经外科会议于 1987 年 6 月 8 ～ 15 日在安徽省合肥市举行。1998 年 11 月在南京市召开我国首届精神外科研讨会，并成立全国精神外科协作组。1991 年 10 月 16 ～ 19 日在山东曲阜市召开全国第二届精神外科研讨会和全国第一届癫痫外科研讨会。第一届全国脑组织和神经细胞移植会议于 1990 年 1 月在昆明举行。1990 年，全国癫痫外科协作会成立。1995 年 6 月，第一届中、日、法立体定向神经外科会议在安徽合肥举行，促进我国立体定向和功能性神经外科飞跃发展。1986 年，我国《立体定向和功能性神经外科杂志》开始编辑，杂志介绍有关立体定向和功能性神经外科基础和临床经验等前沿领域知识。《癫痫外科通讯》从 1992 年起由谭启富主编，不定期出版。立体定向和功能性神经外科相关的一些论文也在《中华神经外科杂志》《中国微侵袭神经外科杂志》和其他的杂志上发表。在过去的 20 年中，大量优秀的有关立体定向神经外科书籍先后在我国出版。1988 年，陈炳桓所写的《功能性及立体定向神经外科学》；1993 年，易声禹和吴承远所著的《脑组织移植》；1993 年，吴承远所著的《脑内移植》；2000 年，刘道宽等所著的《锥体外系疾病》；1998 年，邢诒刚、陶恩祥所著的《帕金森病》；1995 年，谭启富所著的《癫痫外科学》；1983 年，姚家庆和戴衡茹所著的《脑内一些灰质结构的立体定位解剖学》；1997 年，田增民所著的《现代立体定向神经外科》；1987 年，陈玉敏、彭长平著《人脑内主要核团立体定向图谱》；1994 年，陈炳桓主编《立体定向放射神经外科》；2000 年，庞琦主编《帕金森病外科治疗学》；2001 年，江澄川等主编《疼痛的基础与临床》；2003 年，江澄川等主编《颞叶癫痫》；2004 年，傅先明、牛朝诗主编《立体定向和功能性神经外科学》；2005 年，汪业汉、吴承远《立体定向神经外科手术学》、2006 年，刘宗惠《实用立体定向与功能性神经外科学》、谭启富、李龄、吴承远主编《癫痫外科学》等著作先后问世，体现了我国立体定向和功能性神经外科进入世界行列。不久，有更多的具有阅读和参考价值的立体定向和功能性神经外科书籍将面世。1983 年，安徽省立体定向神经外科研究所成立，立体定向神经外科医生从那时起开始接受规范培训。如今，在北京、上海、哈尔滨、广州、西安等城市的医学中心，每年都在进行立体定向和功能性神经外科技术的培训，接受国内外访问学者。

三、当今立体定向和功能性神经外科发展趋势

（1）由于计算机和神经影像学发展，立体定向技术已从有框架定向仪发展到无框架导航系统，从神经外科走向其他外科领域。为了纠正神经外科导航手术中脑脊液丢失，病灶组织切除及脑肿胀等因素可能产生的目标移位，又出现了术中实时扫描影像导航手术，即术中 CT 或术中 MRI 引导下的导航手术，来弥补术中目标移位。同时，为了切除位于运动、感觉、言语、视觉皮层质病灶，降低病残率，近年来又出现了功能性影像导航手术，其中以功能性磁共振（fMRI）导航手术发展最快。

（2）机器人技术：现今发展着的机器人技术，也同样具备了神经导航的功能。根据美国神经外科学会介绍的一种机器人辅助的显微外科系统，它不需要使用立体定向仪，术前手术者将图像资料输入到机器人的计算机工作站，确定手术靶点，避开重要结构，设计出手术轨迹。在手术过程中，只需下达指令，机器人就会按预设的手术计划使用环钻锯开颅骨，用机械臂将特定的神经外科器械，如内镜、活检针、激光器、电凝器等送到手术区进行手术，并能将可携式微型摄像机送到脑局部以观察病变情况。相信在不远的将来，机器人不仅能进行精确的导航定位，而且能模拟人的思维模式进行智能化操作，切除病灶，妥善处理术中出现的紧急情况，成为神经外科医生得力助手。

（3）虚拟现实（virtual reality, VR）技术：VR 技术有两大基础—计算机融合技术和导航技术。"融

合"是计算机将 CT、MRI、DSA 等图像配准融合为一体，包括使用立体定向显微镜，轨迹监视后得到一个整合的计算机图像。"导航"技术包括将患者的 CT 或 MRI 图像输入计算机工作站进行三维重建，从而建立一个虚拟的病灶实体图像。通过头带一个显示屏镜的设备，触觉反馈感，使人产生视、听、触的虚拟的肿瘤空间环境，在虚拟的内环境中体验，成为肿瘤世界的一部分，从各个方向检查肿瘤，这是一种术前模拟手术过程，以便手术时达到最小损伤脑组织的真正"微创"的境地。我们正期待着 VR 技术进入到真正的实施时代。

（4）计算机网络技术：医用计算机网络工程是指通过电话线、电缆、卫星通信等不同设备，将计算机系统之间进行连接和分享信息，从而打破地域界限，更好地为立体定向神经外科服务。它与虚拟现实技术相结合，促进了远程医疗的发展。即使患者与医生分隔两地，医生可以通过网络，将手术机器人与自己的计算机相连接，通过计算机设计出手术方案，然后经过网络的传输，运用 VR 技术指导另一地的机器人完成远程手术。

（5）立体定向放射外科：立体定向放射外科（γ 刀、X 刀）进行颅内肿瘤、血管性病变和功能性疾病中的恶痛、精神病、癫痫、帕金森病等治疗，取得可喜的成绩，已为医患共识。新一代 γ 刀、X 刀配合 CT、MRI、DSA 等影像，使治疗过程更自动化、程序化，提高了精确性，控制肿瘤组织或正常组织的放射剂量，从而减少细胞反应和有利于放射损伤后的细胞修复。未来研究的目标是寻找最大限度地杀伤肿瘤的同时，又能保证正常组织的分次放射剂量及其总剂量，分次放疗在未来的立体定向放射治疗中将充当主要角色。

（6）立体定向技术与分子生物学：随着分子生物学的发展，人类基因组破译，基因治疗在临床上的作用显得尤为突出。对于颅内肿瘤及其他神经系统疾病，如 PD、阿尔茨海默病，立体定向技术将起着更重要的作用。通过立体定向技术可将某些药物注入病变处，进行局部定时地释放性治疗来减少药物毒性，又可方便地检测局部药物疗效。通过立体定向术可直接向肿瘤区注入治疗基因载体病毒，进入靶细胞。也可凭借非病毒载体，直接将治疗基因（裸体 DNA/RNA）注入靶细胞或通过胞饮，进入靶细胞，起到基因治疗作用。随着分子生物学的发展，基因转移具有十分诱人的临床应用前景，立体定向神经外科是基因治疗导入的根本手段，将发挥重要作用。科技在不断进步，微创技术逐步提高，未来的立体定向技术和功能性神经外科将会与计算机系统、内镜系统、显微镜等更有机地融为一体，打破现有的侵入性手术模式，对人体内病损结构进行修补，预防功能损失、康复丢失的功能。

我国立体定向和功能性神经外科近年来确实取得了瞩目的进步与成绩，其发展水平已得到世界同行们的认可。这些成绩的取得与老一辈神经外科医师的奋斗是分不开的，他们具有精湛的医术，高尚的医德，渊博的知识和良好的学风。我国年轻神经外科医师思想活跃、知识面广、求新上进、勇于进取的精神，促进我国立体定向和功能性神经外科事业的发展。立体定向和功能性神经外科在工作中应尽快建立规范，因为规范是保证患者恢复正常的神经功能和独立的生活能力的措施，通过规范能发现更多有价值的诊疗技术，形成正规立体定向和功能性神经外科体系。让我们继承和发扬老一辈的敬业精神及优良的医德医风，鼓励和支持年轻神经外科医师拼搏和创新，通力合作，团结奋斗，为我国立体定向和功能性神经外科事业发展贡献力量。

微信扫码
◆ 临床科研
◆ 医学前沿
◆ 临床资讯
◆ 临床笔记

第二章

• • •

神经外科疾病的检查

第一节　一般检查

一般检查包括以下内容。

一、生命体征

检查体温、心率、呼吸及血压。

二、意识状态检查

意识障碍程度分为：嗜睡、意识模糊、昏睡、昏迷。

三、精神状态检查

是否有认知、情感、意志和行为的异常，如错觉、幻觉、妄想、情感淡漠、情绪不稳等，并根据以下检查判断有无智力障碍：

1. 记忆力

让患者对检查者说出的 3 样物品进行重复。

2. 语言能力

包括命名能力、语言的流利性、理解力和重复能力的检查，以及阅读和书写能力检查。

3. 注意力

让患者倒着说出 12 个月份，或倒着说出"青松红日""海上生明月"等词语。

4. 定向力

检查患者对时间、地点和人物的定向，包括"今年是哪一年，现在在什么地方，你身边的人是谁？"等问题。

5. 计算力

100 减 7 的 5 次连算试验。

四、皮肤检查

有无瘀斑、皮疹、条纹、毛细血管扩张、脐周静脉曲张等。

五、头面部检查

头颅检查也通过视、触、叩、听进行检查。视诊应注意头颅外形、大小以及有无畸形、外伤、肿块或血管瘤。触诊注意有无压痛、凹陷、骨质缺损，如前囟未闭时尚应注意其张力高低。叩诊注意有无破罐音及局部叩击痛。听诊用听诊器通过眼球或乳突以检查颅内有无血管杂音。

面部及五官检查：面部有无畸形、面肌痉挛，有无血管色素斑或皮脂腺瘤，睑裂是否正常大小，有无上睑下垂，角膜是否透明，巩膜有无黄染，眼底检查见脑神经检查。耳郭有无皮疹，外耳道是否通畅，鼻有无畸形，鼻窦区有无压痛等。

六、颈部检查

颈动脉有无杂音，甲状腺触诊有无肿大或结节，颈静脉有无怒张，淋巴结有无肿大，有无强迫头位，颈肌张力有无增高。颈部活动是否自如，有无颈项强直或脑膜刺激征。检查方法如下：

1. 屈颈试验（flexed neck test）

患者仰卧，检查者一手托患者枕部，使患者头向胸前屈曲且下颏接触前胸壁，正常应无抵抗存在。

2. Kernig 征

患者仰卧，检查者先将患者一侧髋关节和膝关节屈成直角，再用手抬高小腿。正常人膝关节可被伸至 135° 以上，Kernig 征阳性表现为伸膝受限伴疼痛和屈肌痉挛（图 2-1）。

3. Brudzinski 征

患者仰卧且下肢自然伸直，检查者一手托患者枕部，一手置患者胸前，使患者头向前屈。Brudzinski 征阳性者表现为双侧髋关节和膝关节屈曲（图 2-2）。

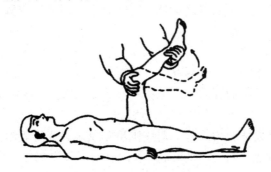

图 2-1 Kernig 征检查方法

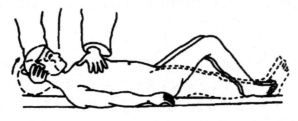

图 2-2 Brudzinski 征检查方法

七、胸部及背部检查

心肺的叩诊与听诊，乳腺及淋巴结检查，脊柱有无压痛或叩击痛。

八、腹部检查

肝脾和淋巴结触诊、听诊肠鸣音是否正常、有无血管杂音。

九、直肠和泌尿生殖系统检查

有无大便潜血，有无肿块及触痛，阴毛分布、睾丸大小及有无包块或损伤。

十、四肢检查

检查肢体的脉搏、颜色，有无水肿或皲裂，有无杵状指、四肢有无疼痛或放射性疼痛。四肢运动见本章运动功能检查。

检查 Lasegue 征观察有无神经根受刺激的表现：患者仰卧，双下肢伸直，检查者一手置患者膝关节保持下肢伸直，一手将下肢抬起。正常可抬高 70° 以上，如抬不到 30° 出现由上而下的放射性疼痛，为 Lasegue 征阳性。见于坐骨神经痛、腰椎间盘突出或腰骶神经根炎等。

第二节　意识状态检查和特殊的意识障碍

一、意识状态检查

（一）意识障碍的分级和评估

意识障碍可简分为意识清晰度下降和意识内容变化两个方面。前者表现为嗜睡、昏睡和昏迷；后者表现为谵妄、精神错乱等。通常所说意识障碍的程度实际上系指意识清晰度而言，临床上一般分为以下 5 级。

1. 嗜睡

嗜睡是意识障碍的早期表现。患者表现为持续睡眠状态，但能被叫醒，醒后能勉强配合检查及回答简单问题，停止刺激后又入睡。

2. 昏睡

昏睡为较重的意识障碍。患者处于沉睡状态，但对言语的反应能力尚未完全丧失，经高声呼唤方可唤醒，并能作含糊、简单而不完全的答话，停止刺激后又复沉睡。对疼痛刺激有痛苦表情和躲避反应。

3. 浅昏迷

意识丧失，仍有较少的无意识自发动作。对周围事物及声、光等刺激全无反应，但对强烈刺激如疼痛刺激有反应。吞咽反射、咳嗽反射、角膜反射以及瞳孔对光反射仍然存在。生命体征无明显改变。

4. 中昏迷

对各种刺激均无反应，自发动作很少。对强度刺激的防御反射、角膜反射和瞳孔对光反射均减弱，大小便潴留或失禁，此时生命体征已有改变。

5. 深昏迷

全身肌肉松弛，处于完全不动的姿势。对外界任何刺激全无反应，各种反射消失，大小便多失禁。生命体征已有明显改变，呼吸不规则，血压或有下降。检查者应对患者的意识状态进行评估，常用的是格拉斯哥昏迷评分量表。根据评分结果将昏迷程度分为轻型（13～15分）、中型（9～12分）、重型（6～8分）和特重型（<5分），详见表 2-1。

表 2-1　格拉斯哥昏迷评分量表

分类	项目	评分数
睁眼		
	自发睁眼	4
	对声音刺激（如语言）睁眼	3
	对疼痛刺激睁眼	2
	对上述刺激不睁眼	1

续表

分类	项目	评分数
语言反映		
	对人物、时间、地点定向正常	5
	会话错乱	4
	用词不当	3
	能发音	2
	不语	1
运动反应		
	按吩咐动作	6
	刺痛定位	5
	刺痛躲避	4
	屈曲反应	3
	过身反应	2
	不动	1

（二）昏迷患者检查应注意的方面

昏迷患者病情危重，其病因常涉及多系统的疾病，因此，必须在不能取得患者合作的情况下做详细的全身检查，配合必要的辅助检查，并结合所提供的病史信息，尽快解决诊断与治疗问题。检查昏迷患者时应特别注意生命体征、呼吸形式、心律，对语言刺激的反应，眼睑是否自发闭合，瞳孔状态，眼球活动（自主眼动、头眼反射、眼前庭反射），角膜反射，有无脑膜刺激征，轻刺激鼻孔时皱眉耸鼻反应，疼痛刺激时的运动反应，肌张力，各种深、浅反射和病理反射等，均可对导致昏迷的病变范围提供定位信息。其中比较可靠的是生命体征、瞳孔状态、头眼反射、眼前庭反射及躯体运动反应等。

1. 病史采集

应着重了解昏迷发病的过程，包括起病缓急、昏迷的时间及伴随症状；昏迷是否为首发症状，还是在病程中出现，若为后者则昏迷出现前必定有其他征象有助于病因的确定；有无外伤或其他意外事故；有无中毒（如煤气、农药、安眠镇静药等）；既往有无癫痫、高血压病、糖尿病、肾病、肝病、严重心肺疾病等病史以及治疗经过。

2. 生命体征

（1）体温：高热提示严重感染、中暑、脑桥出血；体温过低需注意休克、镇静剂中毒、甲状腺功能低下、低血糖、冻伤等。

（2）脉搏：减慢应注意有无颅内压增高和心肌梗死；心率快可为发热表现，若160次/分以上可能有异位节律。

（3）呼吸：受大脑半球和脑干的影响。双侧半球或间脑损害导致陈-施呼吸；中脑或脑桥上段旁中央网状结构的功能发生障碍时，常造成规则而持久的呼吸增强，临床上称为中枢性神经源性过度通气；脑桥下段或延髓被盖部损害直接累及控制呼吸节律的中枢，可造成长吸式呼吸；病变部位再稍低时可造成呼吸暂停。应注意呼吸的气味。糖尿病酮症酸中毒有烂苹果味，尿毒症有尿臭味，醉酒有酒味，肝性昏迷有腐臭味。

（4）血压：增高见于脑出血、高血压脑病和颅内压增高；低血压可见于休克、镇静剂中毒、心肌梗死。

3. 瞳孔状态

从间脑到脑桥有很多神经中枢和通路对瞳孔大小和光反应有所影响，故可作为昏迷病例病变定位的重要参考。下丘脑前部损害因能阻断从该处发出的交感纤维故可造成瞳孔缩小却不丧失光反应。中脑顶盖部的压迫性或浸润性病变，因能影响导水管周围的光反射纤维交叉，故能造成双侧瞳孔中度散大并丧失光反应，但这种情况要排除阿托品中毒及其他脑病终期情况。昏迷患者伴动眼神经麻痹（根据眼位）且有光反应丧失和瞳孔散大者，应考虑能压迫动眼神经干的病变，如脑疝、颅底动脉瘤破裂等。昏迷患者伴有单侧动眼神经麻痹而不伴有瞳孔散大且光反应也不丧失者，应考虑糖尿病、脑动脉硬化、脑膜血管梅毒等。昏迷患者伴有双侧瞳孔中度散大、双侧光反应丧失而不伴有动眼神经麻痹者，要考虑埃–魏核附近病变。昏迷患者伴有双侧瞳孔缩小如针尖者要考虑脑桥被盖部出血、软化或吗啡、鸦片、安眠药中毒。

4. 头眼反射和眼前庭反射

头眼反射和眼前庭反射对评价昏迷患者有一定意义，因为控制交互眼动机构的神经通路正好位于脑桥和中脑之间的网状结构及其稍背侧，这些结构通过前庭迷路系统及颈部的本体感受器，起着重要的空间定位作用。正常情况下大脑半球对上述反射有抑制作用，当半球功能丧失时，这些反射呈亢进现象。检查头眼反射的方法是：检查者握住患者头部并向左右转动或向前后屈伸，每换一个方向后稍停片刻以观察眼球的转动情况。脑干功能正常时眼动方向与转头方向相反，脑干功能丧失时眼球不转动。检查眼前庭反射的方法是：可用 1mL 冰水直接注射到鼓膜上进行观察，正常人注后经过短暂的潜伏期显示有快相向对侧的眼球震颤，脑干功能正常而大脑半球功能障碍时，两眼向注水侧呈强直性凝视，大脑和脑干均受抑制时不出现眼动反应。

5. 躯体运动反应

嗜睡、昏睡以及浅昏迷患者，其运动行为在脑不同部位病变呈不同形式的反应。大脑半球运动通路受累时可引起偏瘫，大脑半球更广泛的病变能使被动牵张时呈过度伸展或有时呈强握反射。大脑、脑干功能障碍时对疼痛刺激的反应也有所不同。对病变在大脑的患者强压其眶上缘能引出去皮质强直，即双上肢在肘、腕、指间关节处屈曲而下肢伸直，双脚跖屈。如病变位于脑桥上段或中脑，则强压眶上缘可引出去大脑强直，即双上肢伸直而旋前，双下肢伸直。

二、特殊类型的意识障碍

（一）去皮质综合征

为意识丧失，而睡眠和觉醒周期存在的一种意识障碍。常见于双侧大脑皮质广泛损害，功能丧失而皮质下功能仍保存的缺氧性脑病、脑炎、中毒和严重颅脑外伤等。患者能无意识地睁眼、闭眼或转动眼球，但眼球不能随光线或物品转动，貌似清醒但对外界刺激无反应。光反射、角膜反射，甚至咀嚼动作、吞咽、防御反射均存在，可有吸吮、强握等原始反射，但无自发动作，大小便失禁。四肢肌张力增高，双侧锥体束征阳性。身体姿势为上肢屈曲，下肢伸直，称为"去皮质强直"，与去大脑强直的区别为后者四肢均为伸性强直。

（二）无动性缄默症

无动性缄默症又称"睁眼昏迷"，为脑干上部和丘脑的网状激活系统受损，而大脑半球及其传出通路却无病变。患者能注视周围环境及人物，貌似清醒，但不能活动或言语，二便失禁。肌张力减低，无锥体束征。强烈刺激不能改变其意识状态，存在觉醒–睡眠周期。

（三）闭锁综合征

闭锁综合征又称"去传出状态"，病变位于脑桥腹侧基底部，损及皮质脊髓束及皮质脑干束而引起。患者呈失运动状态，眼球不能向两侧转动，不能张口，四肢瘫痪，不能言语，但意识清醒，能以瞬目和眼球垂直运动示意与周围建立联系。可由脑血管病、感染、肿瘤、脱髓鞘病等引起。

（四）持久性植物状态

大面积脑损害后仅保存间脑和脑干功能的意识障碍并持续在 3 个月以上者称之为"植物状态"。患者保存完整的睡眠觉醒周期和心肺功能，对刺激有原始清醒，但无内在的思想活动。关于植物状态判断标准，见表 2-2。

表2-2 植物状态的诊断标准

1.有反应性或自发性睁眼，但对自身和周围环境的存在缺乏认知能力。

2.检查者和患者不能进行任何形式的沟通和交流。

3.患者无视觉反应。

4.不能说出令人理解的语言和做出有意义的词语口型。

5.哭笑和皱眉蹙额变化无常，与相应刺激没有关系。

6.存在睡眠－觉醒周期。

7.脑干和脊髓反射如吸吮、咀嚼、吞咽、瞳孔对光反射、头眼反射和腱反射均存在。

8.没有自主动作、模仿动作以及刺激后的躲避行为。

9.血压和心肺良好，膀胱和直肠功能失控。

第三节 言语及运用、识别能力的检查

一、言语功能的检查

（一）言语的检查

语言的基本形式有听、说、读、写。失语症的基本形式包括言语表达障碍、语言理解障碍、阅读障碍、书写障碍以及构音障碍等。具体方法如下：

1. 语言表达

语言表达又包括自发谈话、命名及复述，即通过患者的自发谈话、叙述病情、回答检查者提问和复述等，发现患者有无语调及音韵的变化，找词、用词有无困难，有无用错词句，用错后是否自己知道，有无语法错误，命名与复述有无障碍。

2. 语言理解

在理解语言方面观察患者能否执行检查者的口头指令，对语音的听辨和对字、词、句的理解能力。还可通过复述、口述，对人和物品的命名来判定患者的语言理解能力。

3. 阅读

通过患者对字的辨认、朗读文字指令并执行之、听话辨认字词、词图匹配等，检查患者对文字的朗读和理解能力。

4. 书写

通过书写姓名、地址、系列数字、叙事、听写及抄写等以检查患者的书写能力。

（二）构音障碍的检查

构音障碍是指神经系统病损引起的发音不清而用词尚准确，区别于发音清楚但词不达意的失语。构音障碍检查应注意咽喉肌或构音肌是否瘫痪，软腭、咽部和声带有无麻痹，舌的大小、软硬程度和活动度，言语是否含混，有无声调高低异常，有无语音节率的缓慢或音节紊乱、断缀或重音的异常，发唇音（如拨、泼、摸、佛等音）或齿音（知、吃、师、资、磁、思等音）有无障碍，有无吞咽困难、饮水呛咳及情感障碍等伴发症状，休息后构音状况有无好转等。

二、运用和识别能力的检查

（一）运用能力的检查

检查患者有无失用症，即自发的动作有无错误，执行命令动作如做闭眼、举手、解衣扣、穿脱衣袜、划火柴、用钥匙开锁等动作能否正确，模仿动作有无困难，可用积木或火柴梗拼图形（检查者先示范）检察有无结构性失用。

（二）识别能力的检查

检查患者有无失认症，即能否认识看到的物件，认识熟悉的人，识别不同的颜色，识别物体的空间位置及物与物之间的空间关系，识别听到的各种声音等。

第四节　脑神经检查

脑神经（cranial nerve）检查包括以下几个方面：

一、嗅神经（I；olfactory nerves）

嗅觉是通过鼻腔上部嗅黏膜的嗅细胞传向嗅球。检查方法：应对两侧鼻孔分别进行，并嘱患者自行比较两侧嗅觉的灵敏度。试验品应是有挥发性而无刺激性的物品，如香皂、樟脑、牙膏等。

临床意义：嗅黏膜正常且通气良好的患者，如一侧嗅觉丧失，应考虑额叶底部或嗅沟肿瘤。双侧嗅觉失灵的意义较单侧为小。头部外伤伴有嗅觉失灵者，应考虑前颅凹颅底骨折。

二、视神经（Ⅱ；optic nerve）

视神经通过节细胞将视网膜的感受细胞的神经冲动传向视觉中枢。

检查内容包括视力、视野及眼底检查。

1. 视力

让患者站在距视力表5m远处，以单眼辨认检查者所指定的符号，从而确定其视力。视力表必须挂在光线充足的地方，视力明显减退者，可在不同距离让其辨识手指数目。视力更差者，可试其有无光感。

2. 视野

（1）大体视野测定：嘱患者双眼注视检查者的双眼，检查者将双手向外伸出约50 cm，高于眼水平30 cm左右，并伸出双示指，此时检查者双手指应出现在患者双上颞侧视野。询问患者说出那一侧手指在动，是左、右还是双侧。然后在眼水平以下30 cm重复本动作。如果检查者双手运动而患者只看到一侧，即有视野缺损存在（图2-3）。

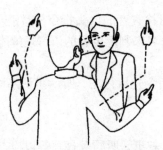

图2-3　视野双手测定方法

（2）单眼视野测定：检查时嘱患者相距约60 cm面对而坐，双方同时闭合或用手指遮住相对应的眼（如患者为左眼，则检查者为右眼），另一眼互相固定直视。检查用棉签或其他试标在两者中间分别自上、下、颞侧、鼻侧、颞上、颞下、鼻上、鼻下8个方向，从外周向中心移动，请患者一看到试标时立即说明。检查者以自己的视野作为标准而与患者比较，即可测知患者的视野有无缺损（图2-4）。

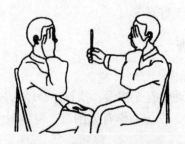

图2-4　视野单手测定方法

3. 眼底

可在不散瞳的情况下用检眼镜直接检查，主要注意视神经乳头的形状、颜色、生理凹陷及边界是否清楚，动静脉比例，血管走行和反光强度，以及视网膜有无水肿、出血、渗出等。

临床意义：单眼失明急性发病者，除因眼球本身病变者外，其病变必在视交叉之前，视神经乳头有充血或水肿者多为视神经乳头炎，无充血或水肿者多为球后视神经炎。如为慢性发病不论视神经乳头有无变化，均应进行全面检查，包括神经系统检查、内分泌检查及颅骨 X 线检查。双眼原发性视神经萎缩且伴有双颞侧偏盲的患者，病变在视交叉，常由垂体瘤、颅咽管瘤、视交叉蛛网膜炎所致。双眼视神经盘水肿，如为急性发病且有视力障碍者，应考虑视神经乳头炎。如为慢性发病且不伴有明显视力障碍者，提示有颅内压增高。双眼视神经盘水肿合并视力障碍，如为慢性发病，应考虑颅内压增高为时已久，发生继发性萎缩。一眼呈视神经萎缩而另一眼呈视神经盘水肿者常因鞍旁或一侧额叶底面的肿瘤引起。同侧偏盲又分完全性的与不完全性的两种，完全性同侧偏盲的病变在对侧的视束、外侧膝状体、膝距束及枕叶之间。上 1/4 同侧偏盲的病变多在对侧颞叶，下 1/4 同侧偏盲的病变多在对侧顶叶。

三、动眼、滑车、展神经（Ⅲ、Ⅳ、Ⅵ）

动眼神经支配眼球的内直肌、上直肌、下直肌、下斜肌、上睑提肌、睫状肌及瞳孔括约肌。滑车神经支配上斜肌。展神经支配外直肌。

检查方法：当患者向前直视时，观察其眼裂大小是否相等，有无上睑下垂。让患者头部固定，眼球随检查者的手指向各方向活动以观察各眼肌的功能是否受限。再检查双侧瞳孔大小、形状及边缘，并作两侧对比。以电筒分别照射，观察受直接照射的瞳孔是否收缩，称为"直接对光反射"。再将两眼以不透明纸板隔开，当照射一侧瞳孔而另一侧未被照射的瞳孔也收缩时称为"间接对光反射"。嘱患者双眼注视远方，此时其瞳孔应当散大，而后再嘱患者迅速将视线注视近方，此时其瞳孔当很快缩小，此种现象称为"瞳孔调节反射"。当患者将视线注视自己的鼻根部时观察其两眼轴如呈内聚，称为"辐辏反射"。

临床意义：动眼神经麻痹包括上睑下垂、眼球处于外展位，向内、向上、向下活动均受限制，瞳孔散大，直接、间接对光反射及调节辐辏反射均丧失且伴有复视。急性颅内压增高伴有动眼神经麻痹时，常被看作是海马回疝的指征。慢性颅内压增高并发动眼神经麻痹者无定位意义，称为"假定位征"。滑车神经麻痹时眼球向下外转动受限制，当向下注视时复视现象也更明显，因此患者常感下楼困难。展神经麻痹时眼球处于内收位，不能向外转动眼球并出现复视。单纯的展神经麻痹不具有定位价值。动眼、滑车、展神经全麻痹时眼球固定于中央位，同时上睑下垂、瞳孔散大、对光反射消失，此种现象多指示病变在眶上裂附近。一侧瞳孔缩小且眼裂也变小，眼球轻微内陷并伴有同侧面部少汗或无汗现象时，称为"霍纳（Horner）综合征"，在脑干被盖区或 $C_8 \sim T_1$ 脊髓侧角及其发出纤维终止的交感神经节等处受损，均可出现此征。瞳孔直接对光反射消失而调节反射存在称为阿–罗（Argyll–Robertson）瞳孔。多发性硬化、神经梅毒等可呈现此种瞳孔。松果体区肿瘤压迫四叠体上丘，于早期可呈现双眼不能向上注视，晚期上下均不能注视。如患者一侧动眼神经麻痹合并对侧半身瘫痪，常示同侧中脑的病变。双眼同向注视障碍常表示同侧脑桥或对侧额叶的凝视中枢受累。

四、三叉神经（V；trigeminal nerve）

三叉神经运动支支配咬肌、颞肌及翼内、外肌，三叉神经感觉支主管面部皮肤及口腔、鼻黏膜的痛、温、触觉。

检查内容应从运动、感觉和反射 3 方面进行。

1. 运动支

应观察颞肌及咬肌有无萎缩，并用触诊测知双侧肌力是否对称，其次观察患者慢慢张口时下颌是否偏斜。

2. 感觉支

可用钝针及棉条分别检查其痛觉及触觉，一般无须检查温度觉。检查时应在两侧对称部位做比较，并确定感觉障碍区域。

3. 角膜反射

应以棉丝轻触角膜的边缘部分，正常反应表现为眨眼活动。

4. 下颌反射

患者略微张口，检查者将手指横放在患者下颌中部，用叩诊锤叩击手指。正常反应为双侧咬肌和颞肌收缩，使口部闭合，但大多反应轻微。

临床意义：一侧三叉神经运动支损害时，表现为同侧咬肌，颞肌萎缩或力弱，张口时下颌偏向患侧。三叉神经感觉支损害时表现为患支分布区的感觉减退或消失，三叉神经干或核的损害，其临床表现不同，可借以对病变鉴别。三叉神经同侧感觉支及运动支全受累时指示病变在三叉神经节。三叉神经感觉支和面神经运动支病变均可致角膜反射消失。双侧皮质延髓束病变时下颌反射亢进。

五、面神经（Ⅶ；facial nerve）

面神经支配面部表情肌并主司舌前 2/3 区域的味觉。检查方法：在患者平静时观察双侧额纹、眼裂、鼻唇沟及口角是否对称。当患者作抬眉、皱眉、鼓腮、示齿等动作时观察两侧面肌是否对称。检查舌前 2/3 区域味觉时让患者将舌伸出，嘱其不得缩回，并约定当尝到酸甜苦咸等味时只能示意其有或无，每用一种试液应漱口，而后分两侧试验舌前 2/3 区域味觉。

临床意义：周围性面神经麻痹表现为同侧眼裂变大、额纹消失、鼻唇沟变浅，病变侧不能做抬眉、皱眉、闭目、示齿、鼓腮等动作，口角歪向健侧。若面神经在鼓索支分出之前受损害，则除上述症状外还伴有同侧舌前 2/3 味觉障碍。如病变位于面神经支配镫骨肌分支发出之前，还会伴有同侧听觉过敏。中枢性面神经麻痹表现为病变对侧下部面肌瘫痪，即鼻唇沟变浅，做示齿动作时更为明显。中枢性面神经麻痹提示病变位于脑实质内，且在脑桥面神经核水平以上。

六、位听神经（Ⅷ；acoustic nerve）

位听神经包括耳蜗神经及前庭神经两部分，前者主司听觉，后者对躯体的平衡作用提供反射性调节。检查方法：听觉和前庭功能需要分别进行检查。

1. 耳蜗神经检查

先了解外耳道有无阻塞，鼓膜有无穿孔，然后分别检查单耳听力。以耳语、手表声或音叉进行。

音叉（C128 ～ 256 Hz）检查可鉴别传导性聋（外耳或中耳病变引起）和神经性聋（内耳或蜗神经引起）。常用的有以下 2 种方法：

（1）Rinne 试验，将震动的音叉放在耳后乳突上，患者听不到后再移至耳旁，如能听到，则为 Rinne 试验阳性。正常为气导（air conduction，AC）大于骨导（bone conduction）。神经性耳聋时，气导也大于骨导，但两者时间均缩短。检查时应两侧分别试验。如震动的音叉骨导声音消失，置于耳旁仍听不到，则应先试气导，再试骨导，若骨导大于气导，则为 Rinne 试验阴性，为传导性聋。

（2）Weber 试验，将震动的音叉放在患者的前额或颅顶正中。正常时两侧感受相同，传导性耳聋时感到病侧较响，是为 Weber 试验阳性，神经性耳聋时健侧较响，是为 Weber 试验阴性。

临床意义：单侧或双侧的传导性耳聋均非神经系统疾病引起。单侧神经性耳聋应注意内耳、小脑脑桥角部位的病变。双侧神经性耳聋常因药物如链霉素、庆大霉素、卡那霉素、奎宁等中毒所致。

2. 前庭神经检查

损害时主要产生眩晕、呕吐、眼球震颤和平衡失调。

（1）平衡障碍：主要表现为步态不稳、向患侧倾倒、Romberg 征和指鼻试验均向患侧偏倚等。此由于前庭与小脑有联系纤维之故。

（2）眼球震颤：眼球震颤多见于前庭及小脑病变。前庭性眼震的方向因病变部位、性质和病程而不同。急性迷路病变（如内耳炎症、出血）引起冲动性眼震慢相向病侧，快相向健侧，向健侧注视时重，向病侧注视时轻。中枢性前庭损害（如脑干病变）时眼震方向不一，可为水平、垂直或旋转性。两眼眼震也可不一致。

（3）前庭功能检查：①旋转试验，让受试者坐转椅中，头前倾30° 两眼闭合，将椅向左旋转10次（20 s内）后急停。并请患者睁眼注视远处。正常时可见水平冲动性眼震，其快相和旋转方向相反。持续约30 s，少于15 s时表示前庭功能障碍。②变温试验：以冷水（通常为15 ~ 20℃）灌洗外耳道，可产生眼球震颤，快相向对侧。眼球震颤停止后，可用温水（35℃左右）灌洗外耳道，也产生眼球震颤，但快相向同侧。眼球震颤在冷、温水灌洗后可持续1.5 ~ 2min。前庭受损后反应减弱或消失。

临床意义：小脑脑桥角肿瘤或粘连，链霉素等药物中毒等常导致单侧或双侧前庭功能丧失，梅尼埃病的患侧前庭功能常减退。

七、舌咽、迷走神经（Ⅸ、Ⅹ）

舌咽神经、迷走神经是感觉、运动混合神经，由于这两对神经在解剖部位及功能方面关系密切，故常合并检查。

检查方法：嘱患者张口以观察其悬雍垂在静止或运动时的位置，软腭在发音时的运动情况。当一侧软腭瘫痪时，发"啊"音时健侧软腭上提，悬雍垂也被拉向健侧。用压舌板轻触两侧咽后壁，正常时立即有恶心反应，此称为"咽反射"，舌咽神经麻痹则无此反应。另外，可让患者试做饮水及吞咽动作，吞咽障碍时将出现呛咳及咽下困难。要注意患者发音时是否嘶哑，必要时请咽喉科用喉镜检查声带运动

临床意义：凡有吞咽困难、咽反射消失、声音嘶哑及悬雍垂偏斜者应考虑为球（延髓）麻痹。常见的原因有小脑下后动脉病变、延髓肿瘤、延髓空洞症、寰枕畸形等。感染性多发性神经根神经炎常累及这两对神经，重症肌无力常累及这两对神经所支配的肌群而呈延髓性麻痹的现象。

八、副神经（Ⅺ；accessory nerve）

副神经为单纯的运动神经，支配胸锁乳突肌和斜方肌。

检查方法：观察患者在扭转颈项或耸肩时胸锁乳突肌和斜方肌有无萎缩，并测试和比较两侧的肌力是否对称。

临床意义：单独的一侧副神经麻痹很少见，舌咽、迷走、副神经3条神经麻痹指示病变在同侧颈静脉孔附近或延髓的疑核附近。双侧胸锁乳突肌无力或萎缩可见于感染性多发性神经根神经炎、进行性脊肌萎缩等。重症肌无力患者可有双侧斜方肌无力，表现为不能伸直颈部，头易前倾。

九、舌下神经（Ⅻ；hypoglossal nerve）

舌下神经是运动神经，支配舌部肌肉活动。

检查方法：注意舌肌有无萎缩及肌纤维震颤，舌在口内或伸出口外时有无偏斜。

临床意义：周围性舌下神经麻痹舌在口内偏向健侧，伸出口外时偏向患侧。周围性舌下神经麻痹患者历时两周左右可出现舌肌萎缩及肌纤维震颤。中枢性舌下神经麻痹的患者伸舌时偏向脑部病灶对侧。不伴有舌肌萎缩。

第五节　运动系统功能检查

运动系统功能检查包括肌容积、肌力、肌张力、不自主运动、共济运动和步态等。

一、肌容积

观察比较双侧对称部位的肌肉的外形和体积。肌容积异常有两种形式，一种是肌萎缩，另一种是假肥大，通过视诊及触诊即可检出。

1. 肌萎缩

部分患者肌萎缩是下运动神经元疾病所致，如前角细胞或周围神经的病变。由于中枢原因引起的肌萎缩较多见于顶叶疾患，其他上运动神经元疾病所引起的肌萎缩多属于失用性萎缩，还有部分患者肌萎

缩是由于肌肉本身的病变引起。

2. 假肥大

主要发生于肌病，多见于三角肌、臀大肌和腓肠肌等处。常与其他部位的肌萎缩并存。肥大处的肌肉触诊时硬如橡皮，但收缩时却很无力。

二、肌力

肌力是指肌肉主动收缩时力量的大小而言，它不是客观的检查指标，临床上常用肌力变化以观察某些病情的演变。对局限性周围神经或肌肉疾病只需检查受累肌组的肌力并与健侧作对比即可。如患者为中枢性或广泛性的周围神经疾病或肌病，则须从四肢远端依次向近端逐个关节地进行检查。主要肌肉的肌力检查方法如表2-3所示。

一般依肢体活动的程度粗略地将肌力分为0～Ⅴ级。0级指完全瘫痪；Ⅰ级指可见肌肉收缩但无肢体运动；Ⅱ级指肢体能在床面上移动但不能抵抗自身重力，不能抬离床面；Ⅲ级指可抵抗自身重力而抬离床面做主动运动；Ⅳ级指能做抵抗阻力的运动但未到正常；Ⅴ级指肌力正常。

三、肌张力

肌张力检查应在患者肢体放松的情况下，做被动运动以测其阻力，并注意伸肌与屈肌张力有无差别。肌张力异常有两种形式。

1. 肌张力增高

表现为肢体在被动运动时的阻力增高。锥体束损害引起者其阻力起初较大，但到一定程度后阻力突然降低，称为"折刀式肌张力亢进"；锥体外系损害引起者伸肌屈肌张力同时增高，被动运动时其阻力犹如弯曲铅管，称为"铅管样僵直"。如伸肌屈肌张力增高程度不等，当被动运动时有如拨动齿轮的感觉，称为"齿轮样僵直"。

2. 肌张力减低

肢体在被动运动时的阻力减低。触诊时感到肌肉松弛，常见于周围神经、脊髓后索、小脑或肌肉本身的疾病。

表2-3　主要肌肉肌力的检查方法

肌肉	节段	神经	功能	检查方法
三角肌	$C_{5\sim6}$	腋神经	上臂外展	上臂水平外展位,检查者将肘部向下压
肱二头肌	$C_{5\sim6}$	肌皮神经	前臂屈曲和外旋	屈肘并使旋后,检查者加阻力
肱桡肌	$C_{5\sim6}$	桡神经	前臂屈曲、内旋	前臂旋前,之后屈肘,检查者加阻力
肱三头肌	$C_{6\sim7}$	桡神经	前臂伸直	肘部做伸直动作,检查者加阻力
腕伸肌	$C_{6\sim8}$	桡神经	腕背屈、外展、内收	检查者对腕背屈、外展、内收施加阻力
腕屈肌	$C_{6\sim8}$	正中神经、尺神经	屈腕、外展、内收	检查者对腕屈肌、外展、内收施加阻力
指总伸肌	$C_{6\sim8}$	桡神经	2～5指掌关节伸直	屈曲末指节和中指节后,检查者在近端指节处加压
拇伸肌	$C_{7\sim8}$	桡神经	拇指关节伸直	伸拇指,检查者加阻力
拇屈肌	$C_7\sim T_1$	正中神经、尺神经	拇指关节屈曲	屈拇指,检查者加阻力
指屈肌	$C_7\sim T_1$	正中神经、尺神经	指关节屈曲	屈指,检查者于指节处上抬
髂腰肌	$L_{2\sim4}$	腰丛神经、股神经	髋关节屈曲	屈髋屈膝,检查者加阻力
股四头肌	$L_{2\sim4}$	股神经	膝关节伸直	伸膝,检查者屈曲之
股内收肌群	$L_{2\sim5}$	闭孔神经、坐骨神经	大腿内收	仰卧,下肢伸直,两膝并拢,检查者分开之
股外展肌群	$L_4\sim S_1$	臀上神经	大腿外展,并内旋	仰卧,下肢伸直,两膝外展,检查者并拢之
股二头肌	$L_4\sim S_2$	坐骨神经	膝部屈曲	俯卧,维持膝部屈曲,检查者加阻力

续表

肌肉	节段	神经	功能	检查方法
臀大肌	$L_5 \sim S_2$	臀下神经	大腿伸直并外旋	仰卧,膝部屈曲90°,将膝部抬起,检查者加阻力
胫前肌	$L_4 \sim S_1$	腓深神经	足部背屈	足部背屈,检查者加阻力
腓肠肌	$L_5 \sim S_2$	胫神经	足部跖屈	膝部伸直,跖屈足部,检查者加阻力
踇长伸肌	$L_4 \sim S_1$	腓深神经	第 2～5 趾及足背背屈	中趾背屈,检查者加阻力
踇长屈肌	$L_5 \sim S_2$	胫神经	踇趾跖屈	踇趾跖屈,检查者加阻力

四、不自主运动

不自主运动病因比较复杂。可能由神经系统不同水平的功能障碍引起,可表现为局部的,也可能是全身的不随意运动。

1. 痉挛

痉挛是一组肌肉或一组肌束无定时的抽搐。如面肌痉挛,可由面神经核或面神经疾患引起。

2. 肌阵挛

可表现为个别或多个肌群的快速抖动。

3. 肌束震颤

指肌纤维群的无节律性收缩而言,可由寒冷或机械性刺激所激发,也可见于运动神经元病。

4. 肌张力障碍

肌张力障碍是一组由促动肌和拮抗肌不协调并间歇持续收缩,导致具有扭转性质的异常体位姿势和不自主变换动作的症状群,故亦称"肌张力障碍综合征"。

5. 舞蹈动作

舞蹈动作是一种累及面部、肢体、躯干肌肉的不受意识控制的过度运动,表现为极快的、跳动式的、无意义的、不规则、不刻板的肢体动作。其动作形式变幻不已,带有一定连续性,呈舞蹈样怪异动作。舞蹈动作的病变位于基底节或丘脑底核。

6. 抽动

抽动是固定或游走性、单处或多处肌群急速收缩所致的不随意动作。抽动无节奏、频度不等,但还是刻板性动作。可急速抬眉、皱眉,挤眼、撇嘴、晃头、耸肩、肢体抽动、躯干肌的急速收缩等,还可因发音肌不随意收缩而不随意发出种种怪声。

7. 震颤

震颤呈现为屈肌与伸肌不自主的节律性交替收缩,导致手指乃至肢体的不自主震颤动作,静止时加重的震颤称"静止性震颤",在维持一定姿势(如双上肢平举)时出现的震颤称姿势性震颤,在做一定动作时出现的震颤称动作性震颤。患者呈现上肢的扑打动作,称为"扑翼样震颤"。

五、共济运动

共济运动指运动的稳定和协调而言。运动的不协调称为共济失调。这种障碍被认为是小脑不能调节神经系统各水平的易化及抑制作用所致,但有时也可由深感觉障碍引起。检查方法下如:

1. 指鼻试验

嘱患者先后以左右示指指端从一定的距离触碰自己的鼻尖,可从不同方向以不同速度进行。注意其动作的平稳、协调以及准确性。左右两侧比较,睁眼闭眼比较。共济失调患者动作不稳、不准、笨拙、急促、震颤,且越临近目的物时震颤越明显,称"意向性震颤"。

2. 跟膝胫试验

患者平卧位,嘱其抬高一侧下肢,屈曲膝关节,并将该足跟准确地放在对侧膝盖处,然后沿胫骨前缘向下滑动。跟膝胫试验阳性者足跟放置不准不稳,沿胫骨前缘滑动时左右摇摆不定。

3. 轮替试验

嘱患者快速地做正、翻手掌的活动，或嘱其将示指、中指、无名指、小指轮流而反复地与拇指做对指运动，注意其动作的速度、协调、幅度和节奏。轮替障碍患者表现为动作慢、有顿挫、易疲劳中止。

4. Romberg试验

嘱患者站立，双足并拢，观察其睁闭眼时的站立是否平稳。分别以单足站立时更易发现轻微的平衡障碍。

临床意义：单侧小脑半球或小脑脚病变时，同侧肢体呈现共济失调；小脑蚓部病变时共济失调主要呈现于躯干和下肢；小脑性共济失调不能由视觉代偿。

六、步态异常

观察患者站立和行走时有无步态（gait）的异常。临床常见的病理步态包括以下几种（图2-5）：

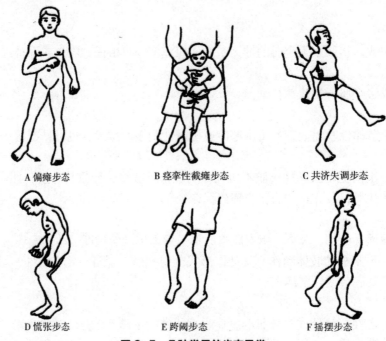

A 偏瘫步态　　　　B 痉挛性截瘫步态　　　　C 共济失调步态

D 慌张步态　　　　E 跨阈步态　　　　F 摇摆步态

图2-5　几种常见的步态异常

1. 偏瘫步态

病侧上肢呈屈曲、内收、旋前，缺乏协同的摆动动作，下肢举步时常将患侧骨盆部提得较高，或将该下肢向外作半圆形划圈动作。此系一侧锥体束损害引起，多见于脑血管疾病后遗症。

2. 痉挛性截瘫步态

因下肢内收肌张力增高致髋关节明显内收，步行时，双下肢僵硬，向内交叉呈剪刀状。见于脑性瘫痪、遗传性痉挛性截瘫。

3. 共济失调步态

其又称蹒跚步态，患者行走时两足分开，步基宽，称为"阔底步态"，因重心难以控制，故摇晃不稳，状如酒醉。多见于小脑病变。由深感觉障碍引起者抬腿过高，足落地沉重，睁眼时稍好，闭眼时不稳，甚至不能行走。

4. 慌张步态

行走时躯干僵硬前倾，双臂不动，起步困难，但一迈步即以极小的步伐向前冲去，且越走越快，不能及时停止或转弯，状似慌张，故称"慌张步态"，又称"前冲步态"。见于帕金森病患者。

5. 跨阈步态

腓总神经麻痹时足下垂，行走时为避免足趾碰撞地面，总是将患肢抬得很高，状如跨越门槛，称之"跨阈步态"。

6. 摇摆步态

进行性肌营养不良症患者，由于骨盆带肌群和腰肌无力，为维持身体重心平衡而脊柱前凸，行走时因不能固定骨盆，臀部左右摇摆，状如"鸭步"。

第六节 感觉功能和自主神经功能检查

一、感觉功能检查

宜在环境安静、患者情绪稳定的情况下进行。检查者应耐心地使患者了解检查的意义，但不能有任何暗示。检查时应两侧对比，并从感觉减退区域逐渐地移向感觉正常区域再移向感觉过敏区域。当发现有感觉异常时应反复检查以资核实，并做记录或图示。

（一）检查方法

1. 浅感觉检查

（1）痛觉：以大头针的尖端和钝端交替轻刺皮肤，以了解患者有无痛觉，痛觉是否迟钝。

（2）触觉：患者闭眼后，用棉花捻成的细条轻触患者皮肤，使患者说出触碰部位。

（3）温度觉：可用装有冷水（5 ~ 10℃）及热水（40 ~ 50℃）的两个试管分别接触患者皮肤，以了解其冷热觉。

2. 深感觉检查

（1）位置觉：让患者闭眼后，医生以拇、示指轻夹被检指、趾末节，做伸屈动作，嘱患者回答活动的方向。

（2）振动觉：将振动的音叉（C128–256 Hz）柄端放于患者有骨性突起的皮肤上，了解其有无振动感及其持续的时间。

3. 复合感觉检查

（1）实体觉：患者闭眼后触摸放于手中的物体，嘱其说出物体的形状和名称。

（2）重量觉：以大小相同而重量不同的物体置于患者手中，观察其辨别轻重的能力。

（3）两点辨别觉：用两脚规分别以单脚和双脚接触皮肤，以测定患者能否分清是一点或两点。正常人两点辨别觉的距离在指尖处为 3 ~ 8 mm，手掌处 8 ~ 12 mm，手背 30 mm，前胸 40 mm，后背 40 ~ 70 mm，上臂及大腿 75 mm。

（4）图形觉：嘱患者闭目后辨识在其体表所划的三角或圆等几何图形。

（二）临床意义

可靠的感觉检查结果对于确定病灶部位极有帮助。现将几种典型的感觉障碍形式介绍如下：

1. 神经末梢型

呈手套或袜套状，其范围常限于肢体末端，在此范围内深、浅感及综合感均被累及。

2. 神经干型

应与特定神经的皮肤分布区相一致。

3. 神经根型

应与特定神经根的皮节相一致。如根型障碍在躯干时，以下几点可作指标：乳头约在 T_4；剑突约在 T_7；脐在 T_{10}；腹股沟上方约在 T_{12}。

4. 后角型

表现为一侧的节段性痛、温觉障碍而深感觉的障碍较轻。

5. 前连合型

表现为双侧对称性节段性痛、温觉障碍而无深感觉异常。

6. 传导束型

在损害平面以下该传导束所传导的感觉受到障碍。由于损害部位不同，传导束型又可分为以下几种：

（1）后索型：损害一侧薄束及楔束则患侧损害平面以下深感觉障碍。

（2）侧索型：损害一侧脊髓丘脑束，对侧在损伤平面以下2～3节段起的痛、温觉减退或消失，触觉相对地完好。

（3）脊髓半切型：损害平面以下同侧深感觉障碍而对侧浅感觉障碍。

（4）脊髓横贯型：横断平面以下一切感觉丧失。

（5）脑干型：损伤在延髓平面以上、中脑平面以下，均表现为交叉性感觉障碍，即损伤侧面部痛、温、触觉丧失，损伤对侧肢体痛、温、触觉丧失。

（6）内囊型：病变对侧深、浅感觉及综合感觉均丧失。

（7）皮层型：对侧半身各种感觉均减退，而以精细的感觉如深感觉和综合感觉所受影响更为显著。

二、自主神经功能检查

（一）一般观察

1. 皮肤及黏膜

注意色泽（苍白、潮红、红斑、紫绀、色素减少、色素沉着等）、质地（光滑、变硬、增厚、脱屑、潮湿、干燥等）、水肿、温度、溃疡、褥疮等。

2. 毛发及指甲

有无多毛、少毛、局部性脱毛、指甲变形变脆等。

3. 出汗

有无全身或局部出汗过多、出汗过少、无汗。

（二）括约肌功能检查

排尿障碍的性质（尿急、尿费力、尿潴留、充盈性尿失禁、自动膀胱）；下腹部膀胱膨胀程度；排便是否困难。

（三）性功能

当自主神经的低级中枢发生病损时，则出现阳痿或月经失调。

（四）自主神经反射

1. 眼心反射

患者仰卧休息片刻后，数一分钟脉搏次数，嘱患者眼睑自然闭合，检查者用手指置于患者眼球的两侧逐渐施加压力，压迫双侧眼球20～30 s，再数一分钟脉搏。正常每分钟脉搏可减慢10～12次，迷走神经功能增强者每分钟脉搏减慢12次以上，迷走神经麻痹者无反应。交感神经功能亢进者压迫后脉率不减慢甚至加快，称为倒错反应。

2. 竖毛反射

竖毛肌由交感神经支配，将冰块放在患者的颈后或腋窝皮肤上，或于局部皮肤给以搔划刺激，可引起竖毛反应，毛囊处隆起如鸡皮状。刺激后7～10 s时最明显，15～20 s渐消失。轻刺激，竖毛反应扩展的范围小，强刺激可扩至较大范围，但在脊髓横贯性损害的平面处停止。

3. 卧立位试验

平卧姿势起立后，数一分钟脉搏增加超过10～12次，或直立位置改至卧位一分钟脉搏减少次数超过10～12次，提示自主神经兴奋性增高。

4. 皮肤划纹征

用钝竹、木签在皮肤上适度加压画一条线，数秒后先出现白线条，以后变为红条纹，为正常反应。如画线后的白色条纹持续较久，超过5 min，提示交感神经兴奋性增高；如红色条纹持续时间较久，而且逐渐增宽甚至隆起，提示副交感神经兴奋增高或交感神经麻痹。

（五）发汗试验

常用碘淀粉法，即以1.5%淡碘酊涂布全身，待干后再敷以淀粉，皮下注射毛果芸香碱10 mg，正常会引起全身出汗，出汗处淀粉变蓝色，无汗处，皮肤颜色无变化，可帮助说明交感神经功能障碍的范围。

头、颈和上胸交感神经支配来自 $C_8 \sim T_2$ 的脊髓侧角，节后纤维由颈上神经节（至头）及颈中神经节（至颈、上胸）发出。上肢交感神经支配来自 $T_{2 \sim 8}$，节后纤维由颈下神经节发出，躯干交感神经支配来自 $T_{5 \sim 12}$，下肢来自 $T_{10} \sim L_3$，但这种节段性分布在个体间存在着很大的差别。

第七节　反射检查

反射是神经系统检查中比较客观的指标。反射必须有完整的反射弧才能实现，而反射弧又受神经系统其他部分的影响，所以各种反射的检查对神经疾病的定位诊断有很大意义。检查反射时也应注意两侧对比，反射不对称比反射的增强或减弱更有意义。

一、浅反射

刺激皮肤或黏膜感受器所引起的反射称为浅反射。常用的浅反射及检查方法见表2-4。

表2-4　常用的浅反射检查

反射名称		检查方法	反应	肌肉	神经	节段定位
腹壁反射	上	以尖而不锐之器械从腹外侧缘沿肋缘向剑突轻划	上腹壁收缩	腹横肌	肋间神经	$T_{7 \sim 8}$
	$T_{9 \sim 10}$ 中	以尖而不锐之器械从腹外侧缘划向脐部	中腹壁收缩	腹斜肌	肋间神经	
	$T_{11 \sim 12}$ 下	以尖而不锐之器械从腹下部外侧缘划向耻骨联合	下腹壁收缩	腹直肌	肋间神经	
提睾反射		自上而下或自下而上轻划股内侧皮肤	同侧睾丸迅速上提经	睾提肌	生殖股神经	$L_{1 \sim 2}$
肛门反射		刺激肛门附近皮肤	肛门外括约肌收缩	肛门括约肌	肛尾神经	$S_{4 \sim 5}$

临床意义：因很多情况可使浅反射消失，所以只有浅反射不对称或逐日检查结果有所改变时才有意义。

二、深反射

深反射是通过刺激肌肉、肌腱、骨膜的本体感受器而引起的反射（图2-6 ～ 10）。

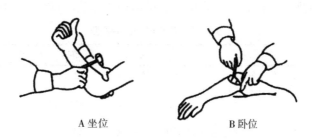

A 坐位　　　　　B 卧位

图2-6　肱二头肌反射的检查方法

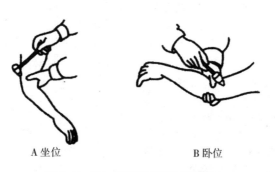

A 坐位　　　　　B 卧位

图2-7　肱三头肌腱反射的检查方法

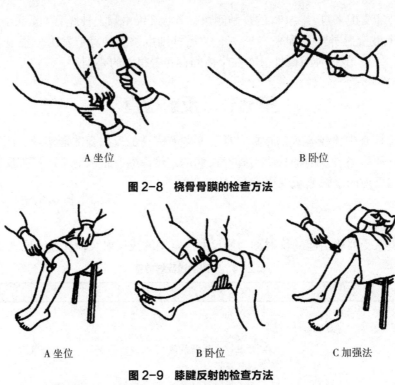

图 2-8　桡骨骨膜的检查方法

A 坐位　　　　　　　　　B 卧位　　　　　　　　　C 加强法

图 2-9　膝腱反射的检查方法

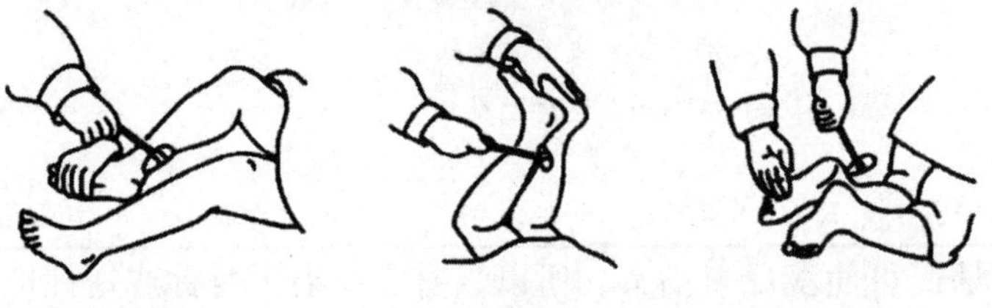

A 仰卧位　　　　　　　　B 俯卧位　　　　　　　　C 跪位

图 2-10　跟腱反射的检查方法

　　检查方法：检查深反射时应嘱患者精神安适、肌肉松弛，叩击力量要适度，部位要准确。判定反射时应注意反应的有无及幅度的大小。一般用下列方法表示反射的强度：消失（－），减退（＋），正常（＋＋），增强（＋＋＋），亢进并伴有阵挛（＋＋＋＋）。常用的深反射检查方法、反应、肌肉、神经及节段见表2-5。

表 2-5　常用的深反射检查

反射名称	检查方法	反应	肌肉	神经	节段定位
肱二头肌腱反射	患者坐或卧位，前臂屈曲90°，检查者以手指置于其肘部肱二头肌腱上，以叩诊锤叩击手指	前臂屈曲	肱二头肌	肌皮神经	$C_{5\sim6}$
肱三头肌腱反射	患者屈曲前臂，叩击肱三头肌腱下端或鹰嘴突起	前臂伸直	肱三头肌	桡神经	$C_{6\sim7}$
桡骨骨膜反射	前臂位于半屈，旋后位、轻叩桡骨茎突	前臂屈曲旋前，有时伴腕、手指屈曲	肱桡肌、肱二头肌、旋前圆肌、屈指肌	桡神经	$C_{5\sim6}$
膝腱反射	患者坐于椅上，小腿弛缓下垂与大腿成直角，或取仰卧位，检查者以手托起两侧膝关节，小腿屈成120°，然后用叩诊锤叩击膝盖下股四头肌腱，反应为小腿伸展。如患者对下腿注意过度不易叩出时，可一腿置于另一腿上，嘱其两手勾紧向两方用力牵拉，此为常用的加强方法	小腿伸直	股四头肌	股神经	$L_{2\sim4}$

续表

反射名称	检查方法	反应	肌肉	神经	节段定位
跟腱反射	患者仰卧位，股外展，屈膝近90°，检查者手握足，向上稍屈，叩击跟腱，反应为足向跖侧屈曲。如不能引出。令患者俯卧，屈膝90°，检查者手的拇指和其他各指分别轻压两足足跖的前端，而后叩击跟腱。也可嘱患者跪于凳上，两足距凳约20 cm，检查者用手推足使之背屈，再叩击跟腱	足部跖屈	腓肠肌	胫神经	$S_{1\sim2}$

临床意义：不论是消失或亢进均有意义。

1. 深反射消失

表示反射弧的中断或抑制，前者表示所在弧的传入或传出神经病变。后者在脊髓休克期、脑出血的急性期或深昏迷患者可见到。

2. 深反射亢进

表示上运动神经元病变。

三、阵挛

患者在锥体束病变、深反射极度亢进时出现的肌肉不自主的节律性收缩。

1. 下颌阵挛

检查者以左手示指横按患者的下颌上，嘱其口微张而后叩击示指背面。经叩击后下颌连续跳动不止者称为阳性。临床意义：表示三叉神经核以上锥体束病变。

2. 髌阵挛

患者仰卧，下肢放松，检查者以手按其髌骨上缘，突然用力下推而后维持下推的力量，股四头肌出现节律性收缩，髌骨随之上下跳动图2-11（A）。

3. 踝阵挛

患者仰卧，下肢放松，检查者以一手托其腘窝，使膝关节处于半屈位，另一手托足底，而后突然用力将足底上推使之背屈，并保持推力，踝关节呈节律性屈伸动作图2-11（B）。

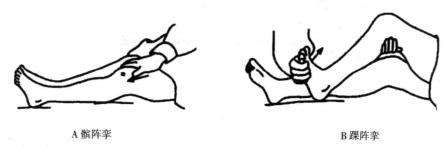

A 髌阵挛　　　　　　　　　　　　　B 踝阵挛

图2-11　阵挛的检测方法

临床意义：髌阵挛及踝阵挛均表示深反射的极度亢进。持续性阵挛绝大多数情况下有病理意义。

四、病理反射

病理反射是表示中枢神经系统功能异常的反射，临床上常用的病理反射、检出方法以及反射形式概括如表2-6和图2-12、2-13、2-14。

表2-6　常用的病理反射

反射名称	检出方法	阳性表现
巴宾斯基征（Babinski's sign）	轻划足趾外侧	踇趾上翘背屈，有时余四趾扇形展开
查多克征（Chaddok's sign）	由外踝下方向向前划至足背外侧	同 Babinski 征

续表

反射名称	检出方法	阳性表现
奥本海姆征（Oppenheim's sign）	以拇示两指沿胫骨前自上而下加压推移	同 Babinski 征
戈登征（Gordon's sign）	用手挤压腓肠肌	同 Babinski 征
Schäeffer's sign	以手用力捏紧跟腱	同 Babinski 征
Gonda's sign	用手紧压外侧二趾，使之强烈跖屈，数秒钟后突然放松	同 Babinski 征
霍夫曼征（Hoffmann's sign）	迅速弹刮中指指甲	诸指屈曲
特勒姆内征（Tromner's sign）	从掌面弹拨患者的中间三指指尖	各指屈曲

　　临床意义：出现病理反射表示锥体束或运动区皮层功能障碍，唯双侧霍夫曼征可在过劳或神经紧张时出现。霍夫曼征和特勒姆内征实际上是牵张反射，习惯上归为病理反射。

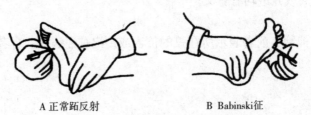

A 正常跖反射　　　　　　B Babinski征

图 2-12　Babinski 的检查方法

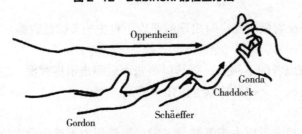

图 2-13　病理反射的各种检查方法

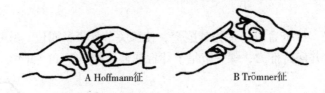

A Hoffmann征　　　　　　B Trömner征

图 2-14　Hoffmann 征和 Trömner 征的检查方法

第三章

●●●

神经外科疾病的定位诊断

第一节　大脑皮层病变的定位诊断

一、额叶病变的定位诊断

额叶控制机体的随意运动、语言、情感和智能，并与自主神经功能的调节和共济运动的控制有关，额叶前部与精神智能有关，额叶后部与运动有关。额叶损害的主要表现有以下几点：

（一）运动障碍

中央前回皮质运动中枢（4 区）受损，早期出现典型的运动障碍。毁坏性病变表现为以对侧上肢、下肢或颜面部为主的局限性的不全或完全性瘫痪（单瘫）。当双侧旁中央小叶受损时，可引起双下肢的上运动神经元性瘫痪，并伴有小便障碍。刺激性病变表现为以对侧上肢、下肢或颜面部损害为主的局限性癫痫发作，肌肉抽搐由身体某部位开始，逐渐向邻近或全身的肌群扩散，引起全身痉挛性大发作（Jackson 癫痫），继之出现 Todd 麻痹。

运动前区（6 区），位于中央前回前方，为锥体外系和部分自主神经的高级中枢。此区受损时出现对侧肢体共济运动障碍、肌张力增高、自主神经功能紊乱、强握反射及摸索现象等释放症状。额中回后部为额叶的同向侧视（凝视）中枢，此区受刺激时，出现眼和头向病灶对侧的痉挛性抽动或同向痉挛性斜视；如为毁坏性病变，则出现两眼向患侧偏斜和对侧凝视麻痹。优势半球的额中回后部为书写中枢，受损时出现书写不能（失写症）。

（二）语言障碍

优势半球的额下回后部（44 区，亦称"Broca 区"）为语言运动中枢，受损时产生运动性失语，完全丧失讲话能力。部分运动性失语者，具有一定语言功能，但词汇贫乏，言语迟缓而困难。

（三）精神障碍

额叶前部的额叶联合区（9、10、11、12 区）为精神和智能的功能区，与精神状态、记忆力、判断力和理解力等有密切的关系。当双侧额叶受损时，出现明显的额叶性精神障碍，表现为淡漠迟钝，记忆力和注意力减退，定向力不全，性格行为异常。情绪不稳定，常自夸、滑稽、幼稚、欣快、不洁、易冲动，尿便失禁，随地大小便，对自己所处状态缺乏认识，对疾病的严重性估计不足，出现智力衰退等。

二、顶叶病变的定位诊断

顶叶位于中央沟和顶枕裂之间，其下界为外侧裂，包括中央后回（3、2、1 区）、顶上小叶（5、7 区）、缘上回（40 区）、角回（39 区），与躯体感觉功能、自身位置觉的认识及语言功能有关，顶叶损害的主要表现如下：

（一）感觉障碍

中央后回的刺激性病变引起对侧身体发作性的感觉异常（感觉性 Jackson 癫痫），出现蚁走感、麻木感或串电感。破坏性病灶引起对侧身体的位置觉、震颤觉、压觉、实体觉、两点分辨觉严重障碍，而痛、温、触觉障碍较轻。

（二）失读症

优势半球顶叶角回为阅读中枢，受损后出现阅读能力的丧失，同时伴有书写能力障碍，并可出现词、字、句法和语法上的错误。

（三）失用症

优势半球顶叶缘上回为运用中枢，受损后出现双侧肢体失用，患者虽无瘫痪，但不能完成复杂而有目的的动作，自己不能穿衣，扣纽扣，对日常工具的使用亦行动困难。

（四）Gerstman 综合征

见于优势半球顶叶后下部的角回、缘上回及邻近枕叶的病损，出现手指认识不能、左右认识不能、计算力障碍和书写不能等症状。

三、颞叶病变的定位诊断

颞叶功能区是听觉、嗅觉中枢，亦是语言、声音和记忆的储存中枢，颞叶损害时可出现下列症状。

（一）感觉性失语

优势半球的颞上回后部（42 区）为感觉性语言分析中枢，此区受损后患者具有能听到声音和自动说话的能力，但丧失了语言理解的能力，听不懂别人的话语，也听不出自己话语中的错误（错语症）。

（二）命名性失语

优势半球颞叶后部和顶叶下部（37 区）损害时，患者对熟悉的物品只能说出其用途，而道不出其名称，丧失了对物品的命名能力。

（三）颞叶刺激征

颞叶各中枢受刺激后可出现幻听、幻嗅、幻味、幻视等现象，常为癫痫发作的先兆。钩回发作为海马沟回受刺激出现一过性嗅幻觉，如其邻近的味觉中枢受到刺激，可伴有幻味，幻视为视放射受损之症状，幻听为听觉中枢病损所致。

（四）精神运动性发作

颞前内侧部损害时常出现发作性的精神障碍，表现为一种特殊的意识混乱状态，出现狂躁、兴奋，甚至攻击行为，部分患者表现为自动症、睡梦或幻觉状态。

（五）视野缺损

颞后深部病变，累及视放射，出现病灶对侧的同向偏盲（半侧性或象限性偏盲），或对物体大小的错误认识。

第二节　间脑病变的定位诊断

间脑位于大脑和中脑之间，第三脑室位于其中央，其两侧壁即间脑之内壁，丘脑下沟将间脑分为上方的丘脑部和下方的丘脑下部。间脑系由许多不同的灰质块所组成。间脑包括丘脑部、丘脑下部和第三脑室。

一、丘脑病变的解剖生理与定位诊断

（一）丘脑的解剖生理

丘脑为一卵形的灰质核团块，两侧之间有一灰质横桥，称为中间块。其背面是侧脑室，外侧为尾状核和内囊，下侧通过丘脑底部与中脑相连接。丘脑后部有一隆起，称为丘脑枕，内藏枕核，其下方为内

侧膝状体和外侧膝状体。在丘脑后部的后方有缰三角、后连合及松果体，合称"丘脑上部"。

丘脑在水平断面上被 V 形的白质纤维板（名为内髓板）分隔成 3 个核团，即前核、外侧核及内侧核。

1. 前核

前核位于丘脑前方的背部，主要与嗅觉通路有关，嗅觉路径先和丘脑下部的乳头体产生联系，再由乳头丘脑束与前核联系；然后由前核发出纤维至大脑半球的扣带回，管理内脏活动。

2. 外侧核

外侧核分为背、腹两部，背部向后与丘脑枕连接，腹部向后与内、外侧膝状体连接。腹部又分为腹前核、腹外侧核、腹后核 3 部分。腹前核接受由苍白球来的纤维。腹外侧核接受由小脑经结合臂来的纤维，再发出纤维至大脑皮质运动区，与维持姿势有关。腹后核又分为腹后外侧核及腹后内侧核，腹后外侧核接受脊髓丘脑束及内侧丘系的纤维，腹后内侧核接受三叉丘系的纤维，由此二核再发出纤维至中央后回皮质感觉区。外侧核的背部又分为背外侧核及后外侧核，此二核接受上述各丘脑核发出的纤维，并与顶叶后部的顶上小叶及楔前叶发生联系。

3. 内侧核

内侧核又分背内侧核及中央核，发出一小部分纤维至丘脑下部，大部分接受其他丘脑核来的纤维，再发出纤维与额叶发生联系。

丘脑各核之间、丘脑与端脑（嗅脑、基底节、大脑皮质）之间及与皮质下结构之间，均有复杂的纤维联系。从进化程序上看，丘脑的核团可分为古、旧、新 3 部分，各有其特殊的纤维联系。

（1）古丘脑：丘脑的中线核、内髓板核、背内侧核的大细胞部（内侧部）、腹前核及网状核等是丘脑进化中较古老的部分，有人认为无直接进入大脑皮质的向心纤维，但与嗅脑、纹状体、丘脑下部、网状结构等都有往返的联系。有人认为它们接受来自网状结构的非特异性冲动的上行纤维，再发出纤维至大脑皮质的广泛区域。古丘脑又称"丘脑网织系统"，其功能似与完成躯体与内脏间复杂反射的整合作用有关。

（2）旧丘脑：在进化中较新，接受脊髓和脑干发出的外部感受和本体感受的冲动，它们又发出纤维经内囊至大脑皮质的特定区域，故丘脑各核团又称"驿站核"，包括以下诸核：

腹后外侧核：接受内侧丘系和脊髓丘系的上行纤维，投射到中央后回一般感觉区的腿区和臂区。

腹后内侧核：接受三叉丘系的纤维，投射到中央后回一般感觉的面区。

外侧膝状体核：接受视束的纤维，发出纤维投射到枕叶皮质的视区。

内侧膝状体核：接受外侧丘系的听觉纤维，发出纤维至颞叶皮质的听区。

腹外侧核：接受结合臂来的纤维，发出纤维至大脑皮质中央前回运动区。

（3）新丘脑：丘脑进化中最新的部分，与古、旧丘脑核均有联系，发出纤维投射到大脑运动皮质及感觉皮质以外的皮质区域，这些核团又称"联络核"。

外侧核背侧组核团：接受丘脑其他核团的纤维，发出纤维投射到顶上小叶。

枕核：接受内、外侧膝状体的纤维，发出纤维至顶下小叶、枕叶和颞叶后部皮质。

背内侧核小细胞部：接受丘脑其他核团的纤维，发出纤维至额叶前部皮质。

丘脑前核：接受乳头体来的纤维，发出纤维至扣带回皮质。

综上所述，丘脑有交替及传导痛、温、触觉冲动的功能，大脑皮质接受精细的感觉。

丘脑的血液供应：丘脑接受颈内动脉系统和椎基底动脉系统的血液供应，其中绝大部分来自椎基底动脉系统。①颈内动脉系统：脉络膜前动脉的丘脑支和枕支，大脑前动脉的丘脑前动脉，大脑中动脉的豆状核丘脑动脉，后交通动脉的丘脑结节动脉。②椎基底动脉系统：大脑后动脉的丘脑膝状动脉及丘脑穿动脉。

丘脑各部的血液供应：①丘脑外侧核，由丘脑膝状动脉、丘脑穿动脉和豆状核丘脑动脉供应。②丘脑内侧核，由丘脑穿动脉、脉络膜前动脉的丘脑支供应。③丘脑前核，由豆状核丘脑动脉、丘脑前动脉供应。④丘脑枕核，由脉络膜前动脉枕支、丘脑膝状动脉供应。⑤内髓板核，主要由丘脑穿动脉供应。

（二）丘脑病变的临床表现

1. 丘脑综合征

（1）对侧半身感觉障碍：①对侧半身感觉缺失。各种感觉均缺失，是丘脑外侧核，特别是腹后核的损害。②感觉障碍程度不一致。上肢比下肢重，肢体远端比近端重。③深感觉和触觉障碍比痛、温觉重。可出现深感觉障碍性共济失调。④实体感觉障碍。出现肢体的感觉性失认。

（2）对侧半身自发性剧痛：为内髓板核和中央核受累所致，病灶对侧上下肢出现剧烈的、难以忍受和形容的自发性疼痛。呈持续性，常因某些刺激而加剧，常伴感觉过敏和过度。疼痛部位弥散，难以定出准确位置，情感激动时加重。

（3）对侧半身感觉过敏和过度：丘脑病变的常见典型症状，尤其感觉过度更是丘脑病变的特征，患者对任何刺激均极为恐怖，还可出现感觉倒错。

（4）丘脑性疼痛伴有自主神经症状：如心跳加快、血压升高、出汗增多、血糖增高等。

（5）对侧面部表情运动障碍：为丘脑至基底节联系中断所致，病灶对侧面部表情运动丧失，但并无面瘫。

（6）对侧肢体运动障碍：在急性病变时出现瞬息的对侧偏瘫，亦可出现对侧肢体的轻度不自主运动。

2. 丘脑内侧综合征

病变位于丘脑内侧核群，为穿通动脉闭塞引起。

（1）痴呆及精神症状：为丘脑投射至边缘系的纤维中断所致。

（2）睡眠障碍：为上行网状激活系统经丘脑前核及内侧核向大脑皮质投射路径中断所致。

（3）自主神经功能障碍：出现体温调节障碍、心血管运动障碍、胃肠运动失调等。

（4）自发性疼痛：为内髓板核及中央核受损所致。

3. 丘脑红核综合征

病变部位在丘脑外侧核群的前半部，多为丘脑穿动脉闭塞所致。

（1）小脑性共济失调：为腹外侧核病变，小脑发出的结合臂纤维在此处中断，不能投射到大脑皮质中央前回运动区，使小脑失去了大脑皮质的支配所致。

（2）意向性震颤：发生机制同上。

（3）舞蹈徐动样运动：为腹前核受损所致，多为短暂性。

（三）丘脑病变的定位诊断和鉴别诊断

丘脑是皮质下感觉中枢，损害时感觉障碍是其最主要最突出的症状，其外侧核受损时更为明显，一切感觉均受损，故当发现患者有偏身感觉障碍时总应想到是否有丘脑的病变，偏盲、偏身感觉性共济失调及偏身感觉障碍等三偏征为丘脑病变的特征，有偏身自发性疼痛亦提示丘脑病变的可能，偏身感觉过度及过敏亦是丘脑病变的典型症状。因感觉障碍出现于偏身者可以是器质性的，也可以是功能性的，病变的部位也不单是在丘脑，因此根据一些感觉障碍特征在考虑丘脑病变同时，总得排除其他部位的病变甚至功能性疾病引起的偏身感觉障碍。如偏身感觉障碍，尤其是深感觉及实体觉障碍明显，仅伴有轻度的偏身运动障碍，则提示病变在丘脑的可能性最大，但也要排除顶叶的病变。内分泌及自主神经功能障碍通常为丘脑下部的病变所引起，也要注意是否为丘脑病变的影响。至于嗜睡、痴呆、精神症状等引起的病变部位很多，单凭这些症状不能确定病变的部位在丘脑，如合并一些感觉症状，则丘脑引起的可能性很大。丘脑与基底节及中脑有密切联系，部位接近，当出现中脑及基底节症状时也要注意是否有丘脑的病变。

二、丘脑下部病变的定位诊断

（一）丘脑下部的解剖生理

1. 外形

丘脑下部为间脑在丘脑下沟以下的结构，分为3个部分。

（1）丘脑下视部：为丘脑下部的前部，包括灰结节、漏斗、垂体、视交叉等。

（2）丘脑下乳头部：主要为两个乳头体，呈半球形，在灰结节后方。

（3）丘脑底部：为大脑脚和中脑被盖向前的延续，腹侧与丘脑下视部连接，其中有丘脑底核（路易氏体）、红核前核以及红核和黑质的延伸。

2. 内部结构及功能

（1）核团。分为4个区，从前向后为：①视前区。为第三脑室最前部的中央灰质，内有视前核。②视上区。在视交叉上方，内有视上核、室旁核及前核。③灰结节。在漏斗后方，内有腹内侧核、背内侧核。④乳头体区。在乳头体部，内有乳头体核、后核。

垂体主要分前叶和后叶，前叶为腺垂体部，是甲状腺、胰腺、肾上腺、生殖腺等靶腺的促成激素的分泌腺体。后叶是神经垂体部，为神经组织。在前叶与后叶之间有一中间叶。

（2）纤维联系：①传入纤维。海马有纤维至穹隆，由穹隆来的纤维终止于乳头体。额叶皮质、苍白球及脑干网状结构等均有纤维止于丘脑下部。②传出纤维。自乳头体发出乳头丘脑束，止于丘脑前核。自丘脑下部发出下行纤维至中脑被盖部，还有一些下行纤维止于脑干内脏运动核团。③与垂体的联系。视上核和室旁核分泌的垂体后叶素（包括抗利尿激素及催乳素）经丘脑下部垂体束输送到垂体后叶；根据身体生理需要再释放入血液。丘脑下部还有7种释放激素，刺激垂体前叶腺细胞分泌相应的激素，它们是促甲状腺素释放激素、促肾上腺皮质素释放激素、生长激素释放激素、促滤泡素释放激素、促黄体化素释放激素、促泌乳素释放及抑制激素、黑色素细胞扩张素释放激素等。丘脑下部与垂体前叶之间没有直接的神经纤维联系，而是通过垂体门静脉系统进行沟通。

（3）丘脑下部的功能：丘脑下部是人体较高级的内分泌及自主神经系统整合中枢，控制交感神经和副交感神经系统的活动。①水分平衡。视上核和室旁核根据生理需要分泌抗利尿激素，控制肾脏对水分的排出与再吸收；损害丘脑下部与垂体后叶的系统可引起尿崩症。②调节自主神经。丘脑下部前区和内侧区与副交感神经系统有关，丘脑下部后区和外侧区与交感神经系统有关，通过丘脑下部以调节交感和副变感神经的功能。③调节睡眠与糖的代谢。丘脑下部视前区损害后出现失眠，丘脑下部后方损害后出现睡眠过度，丘脑下部对血糖的高低有调节作用。④调节进食功能。丘脑下部腹内侧核的内侧部有一饱食中枢，腹内侧核的外侧部有一嗜食中枢，通过这两个中枢调节进食功能。腹内侧核损害时出现肥胖症。⑤调节体温。丘脑下部通过使散热和产热取得平衡而保持体温相对恒定，散热中枢位于丘脑下部的前部，产热中枢位于丘脑下部后部。⑥调节消化功能。丘脑下部与胃肠功能有密切关系，丘脑下部损害后可引起消化道出血。⑦调节内分泌功能。丘脑下部能产生多种促垂体素释放激素，丘脑下部能直接调节垂体的一些内分泌功能。

（二）丘脑下部病变的临床表现

丘脑下部解剖结构复杂，生理功能又极为重要，其重量虽只有4g左右，但其核团却多至32对，此处的病变多种多样。

1. 内分泌及代谢障碍

（1）肥胖症：丘脑下部两侧腹内侧核破坏时，可引起肥胖症，破坏室旁核也可引起肥胖，而且丘脑下部前部、背侧部、视交叉上部、视束前部都与肥胖的产生有关。引起肥胖的机制可能与3个方面有关：进食量异常增加，运动减少，脂肪沉积；基础代谢降低。

（2）水代谢障碍：视上核与室旁核病变时尿量显著增加，产生尿崩症，此部功能亢进时产生少尿症。

（3）盐类代谢异常：破坏腹内侧核可引起高钠血症，破坏室旁核时尿中排钠增多，并伴有多尿。

（4）性功能异常：可表现为性早熟及性功能不全。丘脑下部结节漏斗核与性功能有关，此核发出结节垂体束，影响垂体的性腺激素的排出量。

性早熟：临床上按性早熟的程度分为3种，即外观上类似性早熟、不完全性早熟、完全性早熟等。外观上类似性早熟表现为新生儿或儿童期乳房发育和子宫出血，早期生长阴毛；完全性早熟应有睾丸或卵巢发育成熟，有成熟的精子或卵胞，有月经排卵，有早熟妊娠，性激素达到成人水平。性早熟女性多于男性。

丘脑下部病变引起的性早熟主要为损伤了第三脑室底部及丘脑下部的后部，除性早熟表现外尚有精神异常、智力低下、行为异常、情绪不稳、自主神经症状等。松果体病变尤其是肿瘤常引起性早熟，是由于压迫了丘脑下部所致。

Albright 综合征：病因不明，临床上有四个特点：①弥散性纤维性骨炎。多为偏侧性，有骨质脱钙、骨纤维变性及囊肿形成。②皮肤色素沉着。在骨质变化的皮肤上出现色素沉着。③性早熟。多呈完全型，主要见于女性。④可合并甲状腺功能亢进、神经系统有锥体束征、先天性动静脉瘘、大动脉狭窄及肾萎缩等。

性功能发育不全：系指青春期生殖系统不发育或发育不完善而言，分为丘脑下部性、垂体性、性腺性等3种。

丘脑下部病变的性功能发育不全：伴有肥胖症，有两个综合征：① Frohlich 综合征。临床症状有性能低下，生殖系统发育不良，男性多见，伴有智力低下、肥胖、生长发育迟滞、多尿、其他发育畸形、头痛等。② Laurence-Moon-Biedl 综合征。表现有肥胖、外生殖器发育不良、生长障碍、尿崩症、智能障碍、视网膜色素变性及多指症或指愈合畸形等。此等症状可呈完全型或不全型。

垂体病变的性功能发育不全：表现为侏儒症、性功能发育不全、垂体功能失调等。男、女皆可发生。垂体促性腺激素特异性缺乏为促性腺激素不足所致。男性阴毛稀疏，类似女性，第二性征不明显，睾丸与外生殖器很小，无精子，此为肾上腺雄性激素分泌明显不足引起。在女性如雌性激素分泌明显不足时，表现乳头、乳晕、乳房、外阴、子宫等发育不良，呈女童型，阴毛发育正常。

性腺病变的性功能发育不全：表现为第二性征缺乏、先天畸形等。

（5）糖代谢异常：动物试验刺激室旁核、丘脑前核、腹内侧核、后核时血糖增高，丘脑下部肿瘤常有血糖升高，视交叉水平或视束前区损害时血糖降低。

2. 自主神经症状

（1）间脑性癫痫：其诊断依据主要为有发作性的自主神经症状，可伴有意识障碍；病史中或发作间歇期有某些丘脑下部症状；临床上有客观证据提示有丘脑下部损害，脑电图提示有癫痫表现。

（2）间脑病：包括下列四个方面。①代谢障碍：糖代谢障碍可出现糖尿、糖耐量试验和胰岛素敏感试验异常。脂肪代谢异常可出现肥胖、消瘦、血中脂肪酸增高。水代谢异常表现为口渴、多饮、多尿、少尿、浮肿等。②内分泌障碍：表现为性功能障碍、肾上腺功能障碍、甲状腺功能障碍等。此与代谢障碍有密切关系。③自主神经功能障碍：表现为体温调节障碍，心血管运动障碍，胃肠功能障碍，尿便排泄障碍，汗液、唾液、泪液、皮脂等分泌障碍。④精神与神经障碍；精神障碍可表现为情绪不稳、易激动、抑郁、恐惧、异常性冲动、梦样状态、神经官能症状态等，神经症状的出现均为丘脑下部附近脑组织损害引起。

（3）体温调节障碍：丘脑下部后区为产热中枢。前区为散热中枢，前区损害时产生持久高热，后外侧区损害时引起体温过低，丘脑下部病变引起的体温调节障碍，可表现为中枢性高热、发作性高热、中枢性低温、体温不稳等4种类型。

（4）循环调节障碍：丘脑下部前部损害时血压升高；后部破坏时血压下降，两处均损害或损害不均时血压不稳。

（5）呼吸调节障碍：刺激视前区的前部可使呼吸受到抑制，引起呼吸减慢及呼吸幅度变小，刺激丘脑下部中间部亦可出现呼吸抑制，甚至呼吸暂停。

（6）瞳孔改变：刺激丘脑下部后部时瞳孔散大，刺激丘脑下部前部时瞳孔缩小。

（7）消化道症状：可引起胃及十二指肠病变，主要表现为胃肠道出血。

三、丘脑下部病变的定位诊断和鉴别诊断

丘脑下部是一个内分泌及自主神经系统的中枢，丘脑下部损害的诊断依据主要根据有代谢、内分泌及自主神经功能障碍的存在。仅有其中某些临床症状，难以确定是丘脑下部病变引起；如这几方面的症状均有一些，同时又有精神意识障碍及一些神经系统的有关局灶体征，则诊断比较容易肯定。病变有些是原发于丘脑下部的，有些可能是原发附近脑组织，以后蔓延到丘脑下部的，也可能是丘脑下

部未受到直接侵犯，仅在功能上受到一定影响。这要根据临床症状出现的顺序，严重的程度及可能的病因来判断。如其他定位症状出现早，而且很突出，而内分泌自主神经症状出现较晚较轻，病情是逐渐加重的，则病灶原发于丘脑下部的可能性不大，而是由附近脑组织扩展而来的，病因很可能是肿瘤；如伴有颅内压增高，则肿瘤的可能性更大。反之，如内分泌自主神经症状出现很早很突出，而其他症状是次要的，则首先要考虑原发于丘脑下部的病变，如丘脑下部症状和其他脑症状同时出现，常提示两者同时受到侵犯，尤其在一些急性病变如血管病、炎症、外伤等，患者常有昏迷、局灶体征及明显的丘脑下部症状，此种情况提示病情非常严重。对单有内分泌自主神经症状的患者可进行一些脑部的辅助检查，以明确有无丘脑下部或垂体的病变。还可做一些内分泌功能的检查，以明确障碍的严重程度，同时还要进行有关靶腺的检查，以明确内分泌代谢障碍引起的部位。对丘脑下部的病变，还要根据其临床表现来判断病变的主要部位，因为丘脑下部病变本身无明确定位体征，它与整个神经系统及全身都有广泛而密切的联系，因此，在诊断丘脑下部有无病变时应进行综合考虑。

第三节　脑干病变的定位诊断

一、脑干的解剖生理

脑干位于小脑幕下的后颅凹内，上端与间脑相连，下端与脊髓相接，背侧为第四脑室和小脑。除第Ⅰ、Ⅱ脑神经外，其余脑神经核均位于脑干内。

脑干由三部分组成：延髓、脑桥和中脑。延髓在最下端于枕大孔水平与脊髓相连，脑桥居中间，中脑位于脑干顶端与间脑相邻。

（一）脑干的外形（图3-1，图3-2）

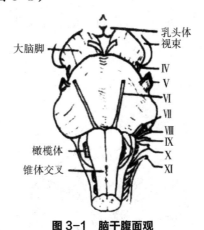

图3-1　脑干腹面观

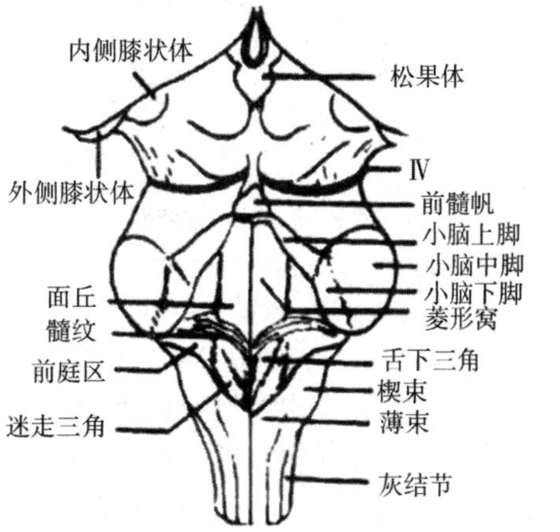

图3-2　脑干背面观

1. 延髓

延髓为脊髓的延续，为锥形，在枕大孔水平，以第1脊神经分界，全长2.8～3.0cm。最下端宽0.9～1.2cm，最上端横径可达2.4cm。其外形特征与脊髓外形十分相似，亦有前正中裂、后正中沟、前外侧沟、后外侧沟及中间沟，尾端也有脊髓中央管的延续。至延髓中部开始，中央管的背侧板向两侧延伸，至脑桥时则扩展成三角形的隐窝，构成第四脑室底的延髓部，后者表面覆盖有室管膜上皮与有丰富血管的软膜相融合。双侧外隐窝向下延伸到脑室下角相连处称为"闩"。由前后裂和沟使延髓分成左右对称的两半，在其尾端可见斜行交叉的纤维束，称为"锥体交叉"。在锥体的外侧为橄榄体（其内为下橄榄体），在前外侧沟有舌下神经出脑。在舌下神经的背外侧可见舌咽神经、迷走神经和副神经发出。在后正中沟与后外侧沟之间为后索，即薄束与楔束，其首端成棒状体及楔形结节，其内有薄束核及楔束核。此部再向上外延伸与小脑下脚（绳状体）相联接。

2. 脑桥

脑桥位于延髓上方，形如一条宽带，长2～3cm，宽为3～3.6cm，在两侧成粗索状为小脑中脚（脑桥臂），以桥上、下沟与延髓和中脑的大脑脚之间构成明显分界。腹侧面为宽阔的横行隆起称为基底部，背侧为延髓的延续称为"背盖部"，且与延髓共同成为菱形窝构成第四脑室底，在其上可见由外侧至中线的髓纹，亦为脑桥和延髓在背侧的分界线，底面中线为中央沟，其外侧有与之平行的外界沟。在腹侧之基底部下缘与延髓分界之沟内，自中线向外依次可见外展神经、面神经和听神经发出，三叉神经经小脑中脚出脑。

3. 中脑

中脑位于脑桥上方，全长1.5～2.0cm，其末端为脑桥的上部所遮盖，背部为顶盖，腹侧面变粗大为一对大脑脚，内有锥体束走行，两大脑脚之间为脚间窝亦称脚间池，动眼神经由大脑脚内侧的动眼神经沟出脑。背部有四叠体，为一对上丘和一对下丘。松果体卧于其中间。上丘为皮质下视觉反射中枢，下丘为皮质下听觉反射中枢。滑车神经在下丘下方出脑。在中脑顶盖部中央有大脑导水管连接第三脑室和第四脑室。

（二）脑干的内部结构

1. 脑神经核团

（1）延髓的脑神经团（图3-3）。

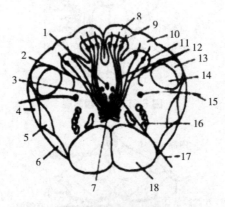

图3-3 延髓横断面

1. 中央管；2. 舌下神经核；3. 内侧纵束；4. 脊髓小脑后束；5. 外侧脊髓丘脑束；6. 脊髓小脑前束；7. 内侧丘系交叉；8. 薄束；9. 薄束核；10. 楔束；11. 楔束核；12. 内侧弓状纤维；13. 三叉神经脊髓束；14. 三叉神经脊髓核；15. 副神经脊髓根；16. 下橄榄核；17. 舌下神经；18. 锥体

舌下神经核：位于第四脑室底近中线旁，发出纤维组成舌下神经走向腹侧，在锥体外侧出延髓。

迷走运动运动背核：位于舌下神经核之背外侧，参与组成舌咽神经、迷走神经，在延髓背外侧出脑。

疑核：位于延髓背外侧，由此发出运动纤维参与组成舌咽神经、迷走神经和副神经。

三叉神经脊束核：位于延髓背外侧区内，接受来自迷走神经的感觉纤维及三叉神经的感觉支。

孤束核：位于迷走神经运动背核之前外侧，其纤维组成舌咽神经和迷走神经的感觉支。

下涎核：位于延髓上部中心附近，组成舌咽神经的一部分。

耳蜗神经核：位于延髓上部绳状体的外侧，耳蜗神经终止于此核，从此核发出的纤维由同侧及对侧上行组成外侧丘系。

前庭神经核：位于第四脑室底前庭区的深部，占据延髓、脑桥两部分，由4个亚核组成，即前庭神经上核、下核、内侧核和外侧核。由它们发出的纤维主要参与内侧纵束，并与小脑、脊髓及脑神经核发生联系。

（2）脑桥的脑神经核团（图3-4）。

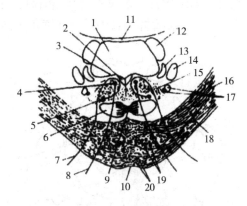

图3-4 脑桥横断面

1. 第四脑室；2. 内侧纵束；3. 面神经丘；4. 外展神经核；5. 面神经运动核；6. 内侧丘系，
7. 面神经；8. 外展神经；9. 斜方体；10. 基底动脉沟；11. 上髓帆；12. 小脑上脚；13. 前庭
核；14. 小脑下脚；15. 网状质；16. 小脑中脚；17. 三叉神经脊髓束核；18. 脑桥横行纤维；
19. 皮质脊髓束和皮质延髓束；20. 脑桥核

面神经核：位于三叉神经脊束核及脊束之内侧，发出纤维组成面神经，经背侧向上行，并绕过外展神经核，再外侧行出脑，支配面部表情肌。

孤束核（上部）：位于迷走神经背核外侧，组成面神经味觉支，专司舌前2/3的味觉。

上涎核：位于网状结构的外侧部，其下端在延髓为下涎核组成舌咽神经一部分，而此核之纤维参与组成面神经，支配泪腺、颌下腺和舌下腺，司泪液和唾液之分泌。

三叉神经运动核：位于脑桥中部背盖部外侧三叉神经感觉主核的内侧，其纤维组成三叉神经下颌支的运动支，支配咀嚼肌、颞肌和翼内外肌。

三叉神经感觉主核及三叉神经脊髓束核：在运动核之外侧组成三叉神经眼支、上颌支和下颌支，接受头面部皮肤黏膜、牙齿等部位的痛、温度觉和触觉。

外展神经核：位于脑桥中下部内侧隆起的外侧部，发出纤维组成外展神经，支配外直肌，司眼球外展。

前庭核：位于绳状体背侧，组成听神经的前庭纤维，接受内耳前庭及半规管的平衡功能。

耳蜗核：位于绳状体的外侧，分为耳蜗背核和耳蜗前核，组成听神经的耳蜗纤维，接受内耳螺旋器的听觉。

旁正中桥网状质：位于外侧神经核腹内侧，和眼快速扫视运动有关。

（3）中脑的脑神经核团（图3-5）。

动眼神经核：位于中脑上丘平面，大脑导水管腹侧，中央灰质中线旁；其纤维组成动眼神经之大部分，支配上睑提肌、上直肌、内直肌、下直肌和下斜肌。

缩瞳核：亦称 Edinger-Westphal 核（EW 核）。位于中央灰质前方，其纤维组成动眼神经的一部分，支配瞳孔括约肌，专司瞳孔的缩小与扩大。

玻利亚核（perlia 核）：位于中央灰质腹侧正中的单一核，发出纤维至两眼的内直肌，司双眼聚凑运动。

滑车神经核：位于中脑下丘平面中央灰质的前部，内侧纵束的背面，发出纤维组成滑车神经，支配上斜肌，专司眼球向下外方向注视。

黑质和红核：黑质为一色素层，位于大脑脚背侧，再背侧为红核。

2. 传导束

（1）延髓的传导束（图3-3）。

锥体束：为起于额叶中央前回经放射冠专司运动的下行性传导束，至延髓则位于腹侧面之锥体。锥体束行于脑干时分成皮质脑干束和皮质脊髓束两部分。皮质脑干束在下行之中分别依次止于双侧各个脑神经之运动核团，但在延髓的舌下神经核只接收对侧单侧之皮质脑干束支配。皮质脊髓束下行至延髓锥体交叉处大部分神经纤维交叉至对侧脊髓侧索，形成皮质脊髓侧束下行，终止于脊髓前角。小部分神经纤维在锥体交叉处不交叉，直接在脊髓前索下行，形成皮质脊髓前束，在各平面上陆续交叉终止于对侧脊髓前角。还有少数神经纤维始终不交叉，在脊髓侧索中下行陆续止于同侧脊髓前角。

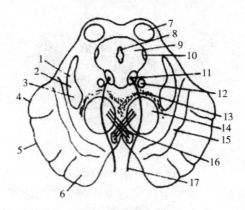

图3-5 中脑横断面

1. 三叉丘系；2. 脊髓丘系；3. 内侧丘系；4. 颞叶脑桥纤维；5. 皮质脊髓束和皮质延髓束；6. 额叶脑桥纤维；7. 上丘；8. 大脑导水管；9. 中央灰质；10. 三叉神经中脑核；11. 动眼神经核；12. 内侧纵束；13. 网状质；14. 红核；15. 黑质；16. 红核脊髓束交叉；17. 动眼神经

脊髓丘系：位于三叉神经脊髓束的腹侧，传导痛、温觉和部分触觉，系来自脊髓侧索中的脊髓丘脑束，和脊髓顶盖束组成脊髓丘系，途经脑干继续上行，止于感觉中枢中央后回。

内侧丘系：在锥体束背侧中线旁，传导深感觉，接受来自脊髓后索之薄束和楔束的上行纤维，止于延髓背部之薄束核和楔束核，再发出纤维在中央灰质腹侧交叉至对侧锥体束背侧中线旁，称内侧丘系，再继续上行至丘脑和感觉中枢中央后回。

其他延髓内纤维束：内侧束，位于延髓背内侧。此处尚有腹侧和背侧脊髓小脑束，内侧和外侧红核脊髓束，内和外侧前庭脊髓束和下行的交感神经通路。

（2）脑桥的传导束（图3-4）。

锥体束：位于脑桥腹侧面，纤维束由集中改成散在分布。皮质脑干束在下行至脑桥时依次分别止于双侧相应脑神经运动核团，但面神经核的下半部（其发出纤维支配下半部面部表情肌）只接受对侧的皮质脑干束支配。皮质脊髓束下行至延髓经过锥体交叉后大部分在脊髓侧索中继续下行。

脊髓丘系：为上行性纤维束，在脑干均位于周边部分，上行经丘脑腹后外侧核至感觉中枢中央后回，传导痛、温觉和部分触觉。

内侧丘系：亦为上行性传导束。起自延髓之薄束核及楔束核，发出纤维向腹侧形成弓状纤维在中线处交叉到对侧，在锥体束背侧上行，至脑桥则位于中线旁，上行经丘脑腹后外侧核至感觉中枢中央后回，传导深感觉。

三叉丘系：位于脑桥背外侧之三叉神经感觉主核及三叉神经脊髓束核发出纤维越过对侧组成三叉丘系，伴随脊髓丘脑束上行，经丘脑腹后内侧核再上行，至感觉中枢中央后回，传导面部（包括角膜、鼻腔黏膜、牙齿、口腔黏膜等）痛、温觉和触觉。

外侧丘系：起自绳状体外侧之耳蜗神经核（包括前核和背核），所发出纤维大部分通过斜方体交叉到对侧上行，小部分在同侧上行称外侧丘系，经内侧膝状体至颞横回，司听觉传导。

其他脑桥内纤维束：内侧束，位于背内侧。其他有：腹侧脊髓小脑束，外侧顶盖脊髓束、红核脊髓束和皮质 – 脑桥 – 小脑束。

（3）中脑的传导束（图3-5）。

锥体束：在大脑脚运动纤维的排列为：额桥束在最内侧的1/3，顶桥、颞桥、枕桥束位于外侧1/3，皮质脊髓束占中间的1/3 ~ 2/5，且支配面部的纤维在内侧，支配下肢的纤维在外侧。

脊髓丘系：实际是脊髓丘脑束通过脑干的部分。在中脑则位于红核之背外侧继续上行。

内侧丘系：在中脑位于脊髓丘系邻近。

外侧丘系：在中脑靠近周边，于内侧丘系之背侧再上行。

中脑束：包括齿状核 – 红核 – 丘脑束、内侧顶盖束、后联合等。

3. 脑干网状结构

脑干内有广泛的网状结构，主要位于脑干的中部，在解剖上的联系非常广泛，生理功能也十分重要。其含有大小不等的细胞，密集或分散排列，纤维交织成网，故称为"网状结构"。

（1）网状结构的核分为内侧部分和外侧部分。

内侧部：位于脑干被盖部中央偏腹内侧的部分，主要由大、中型细胞组成。包括腹侧网状核（在延髓下部）、巨细胞网状核（在延髓上部）、脑桥尾侧网状核（在脑桥下部）、脑桥嘴侧网状核（在脑桥前部）和中脑被盖核。

外侧部：位于脑干被盖部中央偏背外侧部，包括背侧网状核（在延髓下部）、小细胞网状核（在延髓上部和脑桥下部）、楔状核（在中脑顶盖腹外侧）等。

（2）网状结构主要的纤维联系：包括上行、下行和中间3部分。

上行部分：是网状结构向上与大脑皮质相联系的纤维。包括网状丘脑束、顶盖丘脑束和由脊髓上升的感觉束侧支与网状结构的联系（图3-6）。

中间部分：是网状结构与锥体外系核、脑神经核和上行感觉束等结构的纤维联系。为网状结构的小细胞，其联系很广泛，几乎所有通过脑干的传导束均以侧支与其联系。它与邻近的第Ⅴ ~ Ⅻ对脑神经核也有联系，参与各种反射，因此网状结构又成为许多反射路的中转站。

下行部分：是由网状结构向下传导到脊髓的纤维。网状结构内的大细胞接受来自红核和纹状体的纤维，于此更换神经元，发出的纤维为网状脊髓束，沿脊髓的侧索和前索下行，属于锥体外系的一部分。功能上与肌张力的调节有关，使肌肉保持一定的张力。

在脑干网状结构的前内侧部有纵行的条状区，称为"抑制区"。当其受刺激时可抑制或减弱脊髓反射，大脑皮质下行纤维的活动也可被此区的兴奋所抑制。

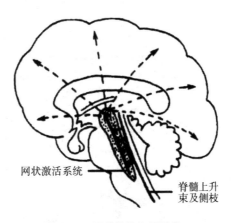

网状激活系统

脊髓上升束及侧枝

图3-6 网状结构上行部分

（3）网状结构的生理功能：生命中枢（图3-7）：脑干网状结构，特别是延髓的网状结构，有一些内脏的基本调节中枢，即生命中枢，包括心跳加速和血管收缩中枢、心跳减慢和血管舒张中枢、吸气中枢、呼气中枢、长吸中枢及呼吸调节中枢等。这些中枢的反射性调节活动，对维持机体的正常生命活动是十分重要的。如果延髓受损，破坏了这些生命中枢的生理活动，就可引起心跳、血压、呼吸的严重障碍，可导致死亡。

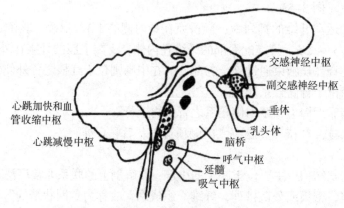

图 3-7　生命中枢

调节躯体运动（图 3-8）：脑干网状结构调节躯体运动功能主要是通过网状脊髓束对脊髓的反射活动调节来完成的。包括对躯体肌张力的易化和抑制两种作用，易化作用是通过间脑、中脑、脑桥和延髓的易化冲动来实现的。起自间脑和中脑易化冲动是通过多触突经络实现。起自脑桥和延髓的易化冲动，是通过网状脊髓束下行到脊髓来完成的。抑制作用有大脑皮质的抑制作用和小脑对肌张力的抑制作用，也都通过脑干网状结构抑制区来实现的。

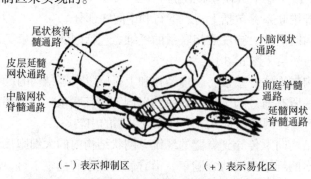

（－）表示抑制区　　　　　　　　（＋）表示易化区

图 3-8　网状结构对骨骼肌活动的作用途径（猫脑）

维持觉醒状态：脑干网状结构接受各种感觉的特异冲动，并将其转为非特异冲动，上达大脑皮质的广泛区域，以维持觉醒状态；这种特殊作用称为上行激活作用，其传导系统称为"上行激活系统"。

（三）脑干的血液供应

脑干主要接受椎－基底动脉系统的血液供应（图 3-9）。

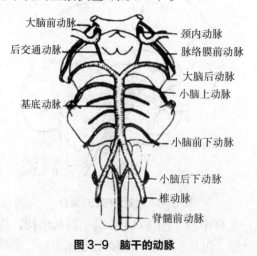

图 3-9　脑干的动脉

两侧椎动脉直径为 0.92 ~ 4.09mm，在脑桥沟处结合成基底动脉，走行在脑桥腹侧面基底动脉沟内。随年龄增长基底动脉常变得迂曲和延长而偏离中线，垂直行走者仅占25%，双侧椎动脉管径常不一致，左侧多大一些，有时发现一侧椎动脉细如丝状，甚至可闭锁，这时基底动脉血流主要来自对侧椎动脉；还可有一侧椎动脉至小脑后下动脉而终止，另一侧椎动脉延续为基底动脉。

1. 延髓的血液供应（图 3-10）

延髓的血液供应主要来自两侧椎动脉及其分支。

（1）脊髓前动脉：在两侧椎动脉结合成基底动脉处，同时向下发出脊髓前动脉，可下行至颈部脊髓、供应延髓内侧部的结构：锥体、锥体交叉、内侧纵束、顶盖脊髓束、舌下神经核、孤束、孤束核、迷走神经背核等。

（2）脊髓后动脉：多自小脑后下动脉发出，如此动脉缺如，则由小脑后下动脉直接供应，供应延髓的结构：薄束、楔束及其核团，绳状体的尾侧及背侧部。

（3）小脑后下动脉：为椎动脉的最大分支，位于延髓外侧与小脑二腹叶之间，并发出细小分支到延髓外侧及后外侧。约有 4% 的人小脑后下动脉缺如，此时血液直接由椎动脉供应。其供应的延髓结构有：脊髓丘系、三叉神经脊髓束核、三叉丘系、疑核、绳状体、前庭外侧核等。

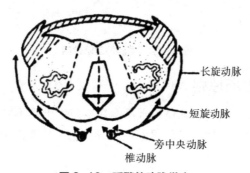

图 3-10　延髓的动脉供应

2. 脑桥的血液供应（图 3-11）

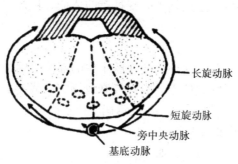

图 3-11　脑桥的动脉供应图

脑桥血液供应来自基底动脉桥支。

（1）旁中央动脉：供应脑桥中线旁结构，包括皮质脊髓束、内侧丘系、脑桥小脑束、内侧纵束及外展神经核等。

（2）短旋动脉：供应脑桥前外侧面的一个楔形区，包括面神经核、听神经核、三叉神经核及其纤维、前庭神经核、耳蜗神经核及脊髓丘脑束等。

（3）长旋动脉：发自基底动脉。与小脑上动脉及小脑前下动脉一起供应背盖部和脑桥臂大部分，包括三叉神经核、外展神经核、面神经核、内侧丘系、脊髓丘系、绳状体、小脑中脚和网状结构等。

3. 中脑的血液供应（图 3-12）

中脑的血液供应与脑桥相似。

（1）旁中央动脉：来自后交通动脉，也来自基底动脉上端分叉处和大脑后动脉的近端，在脚间窝形成广泛的血管丛，进入后穿质，供应脚间窝底，包括动眼神经核、滑车神经核、内侧纵束的缝隙区域、红核及脚底的最内侧部。前脉络膜动脉的分支也发出类似的血管供应脚间窝的最上部和视束的内侧。

（2）短旋动脉：一部分来自脚间丛，一部分来自大脑后动脉及小脑上动脉的近端部分，供应大脑脚底的中部和外侧部、黑质及被盖的外侧部。

（3）长旋动脉主要来自大脑后动脉，最重要的为四叠体动脉，主要供应上丘和下丘。还有来自下脉络丛动脉和小脑上动脉的长支参与顶部的血流供应。

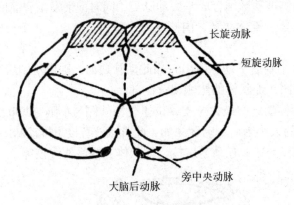

图 3-12　中脑的动脉供应

二、脑干病变的定位诊断原则

脑干的结构比较复杂，再加以病变的部位、水平及病变范围大小不同等因素，故定位有时较为困难。必须结合脑干的解剖、生理特点作为病变定位诊断的指导。脑干病变的定位诊断基本原则有下列几点：

（一）确定病变是否位于脑干

由于第Ⅲ至Ⅻ对脑神经核都位于脑干内，都由脑干发出纤维，而且脑神经核彼此又相当接近，因而在脑干损害时，至少有一个或一个以上的脑神经核及其根丝的受累。脑神经核或其根丝受损均在病灶的同侧，在另一侧有一个或几个传导束功能障碍，即所谓的"交叉性"病变。即病变同侧的脑神经麻痹，病变对侧传导束型感觉障碍或偏瘫，这是脑干病变特有的体征。具备"交叉"性的特点就提示为脑干的病变。

（二）确定脑干病变的水平

受损的脑神经核或脑神经足以提示这种病变在脑干中的部位。例如一侧动眼神经麻痹，另一侧偏瘫（包括中枢性面、舌瘫），则提示病变位于动眼神经麻痹侧的中脑大脑脚水平。一侧周围性面神经麻痹及外展神经麻痹，对侧偏瘫（包中枢性舌瘫），提示病变位于面神经、外展神经麻痹侧的脑桥腹侧尾端。

（三）确定病变在脑干内或是在脑干外

鉴别病变在脑干内或是在脑干外的要点如下。

（1）脑干内病变交叉征明显，而脑干外病变交叉征不明显，有时或不存在。

（2）脑干内病变脑神经麻痹与肢体瘫痪发生时间相近，而脑干外病变脑神经麻痹发生早而多，对侧肢体如有偏瘫也往往出现较晚，程度也较轻。

（3）鉴别脑神经麻痹是核性或是核下性有助于确定脑干内或是脑干外病变。例如动眼神经核组成复杂，故脑干内动眼神经核病变，表现动眼神经麻痹常属不完全性，而脑干外核下病变多为完全性，故可帮助鉴别。

（4）注意有无纯属脑干内结构损害的征象，如内侧纵束损害时出现眼球同向运动障碍等。

（5）脑干内病变病程较短，进展快，而脑干外病变病程较长、进展缓慢。

（6）脑干内病变常为双侧性脑神经受损，而脑干外病变常先是一侧单发性，渐为多发性脑神经损害。

（7）脑神经刺激性症状多见于脑干外颅底的病变，如面部神经痛为三叉神经干病变，耳鸣常常是耳蜗神经的刺激性征象。

三、脑干综合征及定位诊断

（一）延髓综合征及定位诊断

1. 延髓前部综合征（Déjérine 综合征）

延髓前部综合征常因脊髓前动脉或椎动脉阻塞，造成同侧锥体束、内侧丘系、舌下神经及其核的缺血性损害，产生下列症状。

（1）病灶侧舌下神经麻痹，引起同侧舌肌瘫痪，伸舌偏向病灶侧，舌肌萎缩和肌纤维震颤。

（2）病灶侧锥体束受损，引起对侧肢体偏瘫。

（3）病灶侧内侧丘系受损，引起对侧半身深感觉障碍，但痛、温度觉保留。若无此症状，即称"Jakson 综合征"。

2. 延体外侧综合征

延髓外侧综合征常因小脑后下动脉或椎动脉阻塞，造成延髓外侧和下小脑损害，产生下列症状：

（1）病灶侧三叉神经脊束核及束、脊髓丘脑束受损，引起病灶侧面部痛、温度觉减退（呈核性分布），对侧躯干和肢体痛、温度觉减退。

（2）病灶侧疑核受损，引起同侧软腭咽和声带麻痹，伴吞咽困难和声音嘶哑。

（3）病灶侧下行的交感神经受损，引起同侧的 Horner 综合征。

（4）病灶侧前庭神经核受损，出现眩晕，恶心及呕吐，眼球震颤。

（5）病灶侧小脑下脚和小脑受损，出现同侧小脑症状和体征。

（二）脑桥综合征及定位诊断

1. 脑桥腹侧综合征

（1）Millard-Gubler 综合征（图 3-13）为脑桥腹外侧单侧病损所致，累及脑桥基底部和外展神经、面神经两对脑神经，表现为以下几点：①由于病灶侧锥体束损害，引起对侧肢体偏瘫和中枢性舌瘫。②病灶侧外展神经麻痹，引起同侧外直肌麻痹，眼球不能外展，处于内收位，注视病灶侧可出现复视。③病灶侧面神经麻痹，引起同侧周围性面瘫。

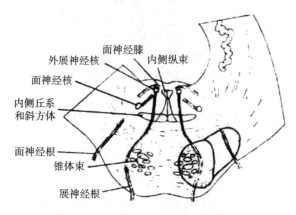

外展神经核　　面神经膝
面神经核　　　内侧纵束
内侧丘系
和斜方体
面神经根
锥体束
展神经根

图 3-13　Millard-Gubler 综合征

（2）Raymond 综合征，脑桥腹侧单侧病损，累及同侧外展神经束和锥体束，但面神经幸免，表现为"交叉性外展偏瘫"。①病灶侧外展神经束受损，出现同侧外直肌麻痹。②病灶侧锥体束受损，出现对侧肢体偏瘫和中枢性舌瘫。

（3）闭锁综合征（Locked-in Syndrome），双侧脑桥腹侧病变（梗死、肿瘤、出血、外伤等）引起，表现为以下几点。①由于双侧皮质脊髓束受损，出现四肢瘫。②由于支配后组脑神经的皮质脑干束受损，出现发音不能，吞咽困难（假性延髓性麻痹）。③由于中脑网状质和面神经正常，神志清醒，垂直眼球运动和眨眼正常。

2. 脑桥背侧综合征

常见的是 Foville 综合征（图 3-14），为脑桥尾端 1/3 背部的顶盖病损所致，表现为以下几点：

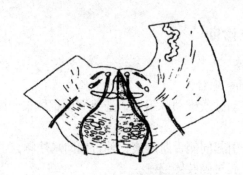

图 3-14　Foville 综合征

（1）由于皮质脊髓束和皮质延髓束受损，出现对侧肢体偏瘫和中枢性舌瘫。

（2）由于病灶侧面神经核和束受损，出现同侧周围神经面瘫。

（3）由于旁正中脑桥网状质和外展神经核受损，出现同侧外展神经麻痹，两眼向病灶侧的水平协同运动麻痹。

（三）中脑综合征及定位诊断

一侧中脑局限病变产生典型综合征如下：

1. 中脑腹侧综合征

一侧大脑脚中局限性病变引起动眼神经束和锥体束损害，产生病灶侧动眼神经麻痹和对侧中枢性偏瘫（包括中枢性面瘫和中枢性舌瘫），也称为"大脑脚综合征或 Weber 综合征"（图 3-15）。

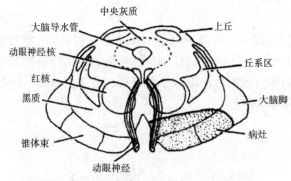

图 3-15　大脑脚底综合征（Weber 综合征）

2. 中脑被盖综合征

中脑被盖病变损害被盖中的动眼神经核或动眼神经束、红核、内侧纵束和内侧丘系，产生病灶同侧动眼神经麻痹和对侧肢体的不自主运动（震颤、舞蹈、手足徐动症等）及偏身共济失调。

由于临床表现的差异，而有不同的命名，若主要表现为病灶侧动眼神经麻痹和对侧偏身共济失调，称为"Nothnagel 综合征"。若主要表现为病灶侧动眼神经麻痹，对侧偏身共济失调及对侧不自主运动，称为"Claude 综合征"。若主要表现为病灶侧动眼神经麻痹和对侧不自主运动及轻偏瘫，称为"Benedikt 综合征"。

3. 中脑顶盖综合征

病变损及上丘或下丘，引起眼球垂直联合运动障碍。但病变可损害其他结构，合并出现中脑损害的其他征象而构成不同的综合征。

若病变在上丘水平，产生 Parinaud 综合征，表现为眼球向上或向下联合运动瘫痪。也可伴中脑的其他症状。

若病变在下丘，产生病灶同侧共济失调，Horner 征，对侧痛、温度觉或各种感觉障碍，听觉障碍。

若病变在大脑导水管，产生大脑导水管综合征，表现为垂直性注视麻痹，回缩性眼球震颤（眼球各方向注视时出现向后收缩性跳动）或垂直性眼球震颤，聚合运动障碍，瞳孔异常（双眼近点视时会聚不能，眼球分离，伴瞳孔扩大），眼外肌麻痹等。

第四章

●●●

头皮及颅脑损伤与颅骨骨折

第一节 头皮损伤

一、概述

头皮损伤是急诊外科中最常见的一种创伤，颅脑创伤时也多合并有头皮损伤。单纯的头皮损伤不会造成严重后果，但其损伤部位、类型和程度对判断颅脑创伤的伤情可提供一定的依据。根据头皮损伤的程度，临床上将其分为头皮擦伤、挫裂伤、撕脱伤和头皮血肿。需要早期和急诊处理的是头皮挫裂伤和撕脱伤。治疗上应遵循库欣（Cushing）所提出的"清洁、探查、清创和闭合"的原则。对有头皮损伤的患者，均应考虑是否伴有颅脑创伤和其他部位伴发伤的可能性。婴幼儿头皮血肿常会带来严重的全身反应。

二、诊断思路

1. 病史要点 有头部外伤史。注意致伤物形状、打击方向等致伤因素。
2. 查体要点 如下所述。
（1）疼痛：受伤局部疼痛明显。
（2）头皮肿胀：中心常稍软，周边较硬。
（3）头皮裂口：皮肤表面擦伤，头皮缺损，头皮内异物。
（4）出血及贫血貌：头皮伤易出血，严重时可致贫血貌甚至休克。
3. 辅助检查 如下所述。
（1）CT扫描：可见头皮软组织高密度肿胀影，并可提示颅骨连续性完整与否及颅内损伤情况。
（2）颅骨X线片：加摄切线位片可明确有无凹陷骨折。
4. 头皮损伤诊断标准 如下所述。
（1）头皮损伤分类
①头皮血肿：根据血肿发生的部位不同，可分为皮下血肿、帽状腱膜下血肿和骨膜下血肿。皮下血肿位于皮下组织层，局限、无波动，由于血肿周围的组织受伤后肿胀而增厚，故触之有凹陷感，易误为凹陷性骨折，可摄血肿区切线位X线片鉴别。帽状腱膜下血肿位于帽状腱膜与骨膜之间，由于该层系疏松结缔组织，血肿极易扩散，可蔓延及全头，不受颅缝限制，触之有明显波动感。若血肿继发感染，则

局部肿胀、触痛更加明显，并伴有全身感染症状。骨膜下血肿位于骨膜和颅骨之间，张力大，波动感不如帽状腱膜下血肿明显，血肿边界不超越颅缝。

②头皮挫裂伤：头皮挫伤和裂伤是两种不同的损伤，临床上常合并存在。头皮挫伤时，伤处及周围组织肿胀、瘀血、压痛明显，常有皮下血肿合并存在。头皮裂伤则属开放性损伤，伤口大小、形状和深度不一，出血较多，其凶猛者，短时间内即可休克。同时，伤口内常混有各种异物，也可能有头皮组织缺损。

③头皮撕脱伤：系指头皮大块自帽状腱膜下或连同骨膜一并撕脱所造成的损伤，分部分撕脱和全部撕脱两种，是头皮损伤中最为严重者。其特点是失血多，易感染，常因大量失血及疼痛而发生创伤性休克。

（2）鉴别诊断：头皮血肿常需与凹陷骨折相鉴别，后者在 CT 骨窗相或颅骨切线位 X 线片有明显骨折线。

三、治疗措施

对创口和创面的清创术，要求尽早、彻底。

1. 头皮血肿　通常不需特殊处理，可待其自行吸收。头皮血肿早期予以冷敷，以减少出血，24～48 小时后改热敷，促进血液自行吸收。若疼痛剧烈，可适当给予止痛药如散利痛 1 片，每日 3 次口服。预防感染给予口服抗生素，如头孢呋辛 0.25g，每日 1～2 次。围手术期用抗生素头孢曲松 2.0 g 静脉滴注，每日 1 次。有皮肤破损者术后肌内注射破伤风抗毒素 1 500U。一般较小的血肿需 1-2 周，巨大的血肿吸收时间较长可达 4～6 周。适当的加压包扎可阻止血肿扩大。对广泛性巨大血肿亦可对血肿进行穿刺抽吸并加压包扎，包扎应切实可靠，时间不短于 3 天，酌情予以抗生素防治感染。对小儿及年老体弱的患者，注意防治贫血和休克，必要时予以输血。

2. 头皮挫裂伤　应尽早清创缝合，细致探查伤口，彻底清除头发、泥土、玻璃等异物，剪除破碎失活的头皮组织。探查时如发现脑脊液或脑组织溢出，即应严格按开放性颅脑创伤处理。由于头皮组织血运丰富，清创缝合时间可放宽至 24 小时内。对伴有头皮损伤而缝合困难的患者，应根据缺损的大小、形状分别处理。一般通过潜行分离伤口两侧帽状腱膜下层使之松解后，即可闭合伤口；对有较大缺损的伤口，利用 "S、Z、Y" 等形状切口，亦可使伤口闭合；若缺损过大，可采用转移皮瓣进行闭合。涉及额面部的伤口，应使用小缝针，4～6 个 "零" 的缝线，运用美容、外科缝合技术，以期达到美观的目的。常规应用 TAT，给予抗生素防止感染。酌情予以止痛、镇静等对症处理。

3. 头皮撕脱伤　随着现代社会的发展，头皮撕脱伤已很少见，但一旦发生，则早期的急救措施，包括止血、抗休克、镇静止痛等处理，尤为重要。患者情况稳定后，尽早对伤口清创，并闭合创面是治疗的关键。对撕脱的皮瓣，应尽力采用显微外科技术吻合小血管，至少包括 1 支小动脉和 1 支小静脉，使皮瓣成活，达到最佳治疗效果。若无吻合条件，可将撕脱之皮瓣制成中厚皮片植于骨膜上，加压包扎。如皮瓣挫伤破损严重或明显污染而不能利用时，则伤口早期处理后，择期行游离植皮闭合创面。在上述措施无效或伤口暴露时间过长的情况下，可在颅骨上多处钻孔，待肉芽长出后植皮。治疗中应注意观察皮瓣或皮片的状况并及时处理。加强抗感染治疗和护理，注意改善患者的一般情况。

四、预后评价

头皮损伤预后与多种因素有关，如年龄、一般情况、损伤类型等。单纯头皮血肿，挫裂伤未感染及无异物残留者能达到一期愈合。若延误清创时间，且头皮挫裂伤严重甚至有缺损感染者则愈合较差。

五、最新进展

头皮因有特殊结构和丰富血供，具有相当自身保护功能，因而损伤后很少感染，较易愈合。须注意有无合并颅骨骨折和颅内损伤，CT 扫描及 X 线切线位摄片尤显重要。在处理上，重要的是对创口和创面的清创术，要求尽早、彻底。对头皮缺损，近来各具特色的带蒂皮瓣移植广泛应用及新材料被采用，大大改善了患者治疗结果。

第二节 原发性颅脑损伤

一、脑震荡

（一）概述

脑震荡为轻度颅脑损伤引起的一组综合征。特征是伤后短暂意识障碍，醒后伴发逆行性遗忘。近来研究发现脑震荡患者在脑细胞形态、传导功能及代谢、脑血流方面有改变，它不是单纯的短暂脑功能性障碍。

（二）诊断思路

1. 病史要点 有明确外伤史。伤后短暂意识障碍，时间大多不超过30分钟。其间可出现面色苍白、呼吸浅、脉搏弱，有头痛、头晕、恶心、呕吐、畏光、耳鸣、失眠、乏力等症状。有逆行性遗忘，患者清醒后不能回忆起受伤经过。

2. 查体要点 一般无神经系统阳性定位体征。

3. 辅助检查 CT扫描显示颅内无脑实质和脑室、脑池结构改变。

4. 诊断标准 主要以外伤史、伤后短暂意识丧失、逆行性遗忘、无神经系统阳性定位体征为主要临床表现。轻度脑挫伤与本病临床表现相近，但CT上常有点片出血及脑水肿带，腰穿压力增高，脑脊液可见红细胞。

（三）治疗措施

1. 一般治疗 卧床休息3～5天，注意观察意识状况及头痛等症状改变，减少外界刺激，减少脑力活动。

2. 药物治疗 镇痛可用罗通定口服，10mg每日3次；镇静可选安定（地西泮）每次5mg口服；改善记忆力可用思尔明10mg，每日2次，口服。

3. 高压氧治疗 有条件时可进行高压氧治疗，全面改善身体不适症状，提高生活质量。

（四）预后评价

脑震荡是脑损伤中最轻的一类。大多数患者经积极的休息、心理疏导、相应的药物治疗2～3周后逐渐恢复正常，预后较好。影响预后的主要因素有：年龄、性别、性格、知识层次和周围环境。

（五）最新进展

脑震荡不是一个简单的短暂性脑功能紊乱，它存在病理性、脑代谢性异常改变，临床表现多样化。治疗上采用积极态度缓解精神紧张及畏病心理，选用相应药物治疗，大多可取得良好治疗效果，少数患者因精神因素或迟发损害可使其症状长期存在或反复出现而影响预后。

二、脑挫裂伤

（一）概述

脑组织受暴力打击在颅腔内滑动、碰撞、变形或剪性力所引起的脑挫伤和脑裂伤，统称为脑挫裂伤。多发生在受力部位和对冲部位。损伤灶可见脑组织碎裂、坏死、水肿、出血。颅内高压、低血压和低氧血症可加重脑损害。3周后出血吸收、水肿消退、脑组织软化，出现胶质瘢痕及脑膜脑瘢痕灶。脑挫伤分轻、中、重和特重型，损伤越重，抢救和治疗不及时、不规范，致残率和病死率越高。

（二）诊断思路

1. 病史要点 有头部直接或间接外伤史。伤后即昏迷，持续时间长短不一，一般超过30分钟。醒后有头痛、恶心、呕吐。

2. 查体要点 如下所述：

（1）意识障碍明显、持续时间较长：患者伤后昏迷比较深，持续时间短者数小时或数日，长者数周至数月，有的为持续性昏迷或植物生存，个别昏迷数年直至死亡。

（2）有明显的神经损伤后定位体征：由于脑组织的破坏、出血、缺氧等损害不同部位（除某些"哑区"外），脑挫裂伤后常立即出现与损伤的部位和程度相应的体征。常见的有瞳孔散大、单瘫、偏瘫、情感障碍、失语、偏盲、局灶性癫痫、感觉障碍、一侧或两侧锥体束征等。

（3）颅内压增高症状：轻度局灶性脑挫裂伤患者颅内压变化不大，严重者发生明显脑水肿、脑肿胀等，颅内压随之增高，出现剧烈头痛和喷射性呕吐，伴有血压升高，脉搏洪大而慢，如治疗不力最终导致脑疝而死亡。

（4）生命体征变化常较明显：可出现高热或低温、循环与呼吸功能障碍、血压的波动，其中以脑干损伤或下丘脑损伤时最为突出。单纯闭合性脑损伤时患者很少发生休克，但如合并多发与多处创伤或闭合性脑损伤有头皮、颅骨或矢状窦、横窦伤引起大量外出血，以及脑干伤特别是脑干内有出血的患者易发生休克。

（5）脑膜刺激症状：脑挫裂伤常合并外伤性蛛网膜下腔出血，过多的红细胞及其破坏后形成的胆色素混杂在脑脊液内引起化学性刺激，造成患者头痛加重、恶心、呕吐、颈项强直及克氏征阳性等。

（6）癫痫：在伤后短时间即可发生，多见于儿童，常表现为大发作或局限性发作这两种情况。可发生在伤后数小时内，也可发生在伤后 1～2 日内，晚期出现的癫痫，多由于脑损伤部位形成瘢痕的原因。

3. 辅助检查　如下所述：

（1）常规检查

①CT 扫描：可清楚脑挫裂伤灶部位、程度及出血、水肿情况，还可通过颅内结构改变来判断颅内压是否增高。CT 复查还可发现某些迟发性改变。

②颅骨平片：不仅了解骨折状况，还可推断颅内伤情。

③MRI：作为对 CT 检查的补充。对微小病灶、早期缺血及小血肿演变的显示有其优势。

（2）其他检查

①腰椎穿刺：了解颅内压及可行脑脊液检验，并可适当引流血性脑脊液。颅内压增高者，谨慎选择。

②脑电生理检查：脑电图及诱发电位监测可用于判断脑损伤程度及预后。

③颅内压监测：用于评估脑挫裂伤程度，提示有无继发性损伤出现，并指导治疗。

④血、脑脊液生化检查：血糖及垂体激素测定可用于预后判断。

4. 诊断标准　根据外伤患者意识改变、有神经系统阳性定位体征结合头部影像学检查可作出定性、定位诊断。

（1）按伤情重分型

①轻型：指单纯性脑震荡伴有或无颅骨骨折。

②中型：轻度脑挫裂伤有或无颅骨骨折及蛛网膜下腔出血，无脑受压。

③重型：广泛颅骨骨折，广泛脑挫裂伤及脑干损伤或颅内出血。

④特重型：重型中更急更重者。

（2）按 GCS 评分分型

①轻型：13～15 分，伤后昏迷 30 分钟以内。

②中型：9～12 分，伤后昏迷 30 分钟至 6 小时。

③重型：3～8 分，伤后昏迷 6 小时以上或在伤后 24 小时内意识恶化再次昏迷 6 小时以上。其中 3～5 分为特重型。

（3）鉴别诊断

①脑震荡：昏迷时间较短，常在 30 分钟内，CT 检查阴性，腰穿无血性脑脊液。

②颅内血肿：意识障碍逐渐加重，常有定位体征。CT 及 MRI 可明确判断出血状况。

（三）治疗措施

轻、中型患者尽可能选择非手术治疗，保留残存脑功能，重型患者适合手术的应尽早、尽快手术，以挽救生命。

1. 一般治疗　如下所述：

（1）侧卧、床头抬高 15°～30°，加强生命体征监测。

（2）保持呼吸道通畅，昏迷深或气道分泌物多、口咽积血者宜气管切开，吸氧、抽痰。

2. 药物治疗　补液量适当，不可过多过快补糖。防消化道应激性溃疡，常用质子泵抑制剂奥美拉唑（洛赛克）40mg 静脉滴注，每日两次。躁动、高热、抽搐判明原因，予以镇静冬眠低温治疗。可予复方冬眠合剂 50～100mg 肌内注射，每日 2～3 次。降颅内高压，常用 20% 甘露醇每次 1.0～2.0g/kg，快速静脉滴注，每日 2～4 次，长期使用或老年患者注意肾功能改变；速尿（呋塞米）每次 0.5～2.0mg/kg，肌内注射，每日 2～4 次，可与甘露醇交替使用，需注意血电解质变化；地塞米松 10～15mg 静脉滴注，每日 1～2次，3 天后减量，1 周后停药；人血白蛋白 10g，静脉滴注，每日 1～2 次。防止脑血管痉挛，常用尼莫地平 10mg 静脉滴注，每日 1～2 次，10 天为一疗程。应用改善脑代谢及神经营养药，常用胞磷胆碱、活血素、神经节苷脂等。改善微循环，适当采用抗凝药、血稀释及提高血压等方法。

3. 手术治疗　如下所述：

（1）手术指征：①意识障碍逐渐加重，出现脑疝危象。②脑挫裂伤严重，经降颅压药物治疗无效，颅内压监护压力超过 30mmHg。③继发颅内出血，量在 40mL 以上，占位效应明显。

（2）手术方式：开颅清除碎裂失活脑组织，清除血肿，放置引流，或行去骨瓣减压，颞肌下减压术。

（3）术后处理：须监测生命体征及颅内压，有可能时应定期复查 CT。

4. 重型对冲性脑挫裂伤伴血肿手术时机　对冲性额颞部脑挫裂合并血肿者是一个进一步发展的病理生理过程，往往在伤后数小时或数天病情逐渐加重，因此，如何在病情变化早期把血肿及坏死脑组织对周围脑组织继发损害降至最低。以利神经机能恢复。掌握手术时机及手术方式对提高生存率及生存质量是一个较关键问题。

研究显示可根据严密观察患者的神志、瞳孔及 CCS 分级变化，伤后不同时间复查 CT 所显示脑挫裂与血肿的部位和量及患者瞳孔变化来决定。

（四）预后评价

重型脑损伤死亡率一般在 17.6%～41.7%，轻、中型脑挫裂伤死亡较少。脑挫裂伤的预后与多种因素有关，如年龄、有无并发症及休克、继发性损伤轻重、诊治是否及时及并发症的处理等。经积极正确的治疗，目前重型脑挫裂伤死亡率已降至 15%～25%，同时致残率也大大下降。

Jenneith 和 Bond 于 1975 年提出伤后半年至 1 年患者恢复情况分级作为评价效果标准被普遍采用，即格拉斯哥结果分级（GOS），见表 4-1。

表 4-1　脑挫裂伤格拉斯哥结果分级

Ⅰ级	死亡
Ⅱ级	植物生存，长期昏迷，呈去皮质强直状态
Ⅲ级	重残，需他人照顾
Ⅳ级	中残，生活能自理
Ⅴ级	良好，成人能工作、学习

（五）最新进展

脑挫裂伤治疗主要是打断脑损伤后继发性病理改变导致的脑缺血、缺氧、颅内压增高及脑疝的恶性循环。首先，给每个患者做出伤情评估，选择完整监护治疗措施，尤其是颅内压监护和 CT 扫描动态监测。轻、中型患者尽可能选择非手术治疗，保留残存脑功能，重型患者适合手术的，应尽早、尽快手术挽救生命，并尽可能细致手术，减少术后脑膨出和癫痫的发生机会，标准大骨瓣减压也重新被认同。近来亚低温（28～35℃）越来越广泛地被用于治疗重型脑损伤，提高了抢救成功率，但注意治疗时间窗（伤后越早越好）和降温、复温过程（镇静剂、肌松剂、呼吸机配合）细节处理。同时，强调正确使用激素、脑保护剂、脱水剂、钙拮抗剂。

病情监测和预后评估目前有以下几项客观指标：

1. GCS 法　该方法简单易行。CCS 积分越低，预后越差。入院后 3 天 GCS 积分递降至 3 分者，均告不治。

2. 颅内压监测　若经治疗后颅内压仍大于 40mmHg，预后不佳，死亡率和病残率明显增高。

3. 诱发电位监测　常用体感诱发电位（SEP）、视觉诱发电位（VEP）、听觉诱发电位（AEP），若 AEP 和 SEP 正常，VEP 消失，反映大脑半球功能障碍。若 AEP、SEP 和 VEP 均消失，表明全脑功能障碍，用该法估计严重脑损伤后精确度达 80% 以上。

4. 心肺功能监测　一旦出现心功能衰竭和呼吸功能衰竭，预后极差。

5. CT 扫描　动态观察不仅可发现迟发性病变，也可客观判定疗效。若发现脑池消失，中线结构移位 >9mm，提示有脑弥漫性损害，约 70% 以上患者预后不良。

6. 血及脑脊液中的活性物质测定　如垂体激素、内皮素测定也有助于预后判断。

（六）外伤后急性弥漫性脑肿胀

现阶段对于重型颅脑损伤合并广泛脑挫裂伤、弥漫性脑肿胀的患者的治疗及其手术治疗方式的争议较大。

外伤后急性弥漫性脑肿胀作为颅脑损伤后导致的一种严重病症，可单独发生也可与多种类型的颅脑损伤同时发生，有学者认为外伤后急性弥漫性脑肿胀是影响脑外伤患者的预后的重要影响因素。在临床中，外伤后急性弥漫性脑肿胀具有高死亡率以及高致残率，临床治疗难度相对较大。

研究显示外伤后急性弥漫性脑肿胀患者采用大骨瓣开颅术进行治疗，可有效改善患者预后，提高患者的治疗效果，同时可使患者继发性脑损伤有明显的减轻，而且其治疗疗效好，预后良好，同时降低患者病死率，值得在临床中推广。

手术方法：术前进行常规准备，对患者进行呼吸道准备，保证其具有良好的通气以及循环，同时给以患者 20% 的甘露醇以及呋塞米进行降低颅内压治疗。采用普鲁泊福对患者进行诱导麻醉，并对有脑疝的患者给以呼吸机换气治疗。患者均给以大骨瓣手术治疗。具体方法为：在患者颧弓上耳前 1cm 进行头皮切开，并向耳郭后上延伸，并直至顶骨结节，而后转向前方延伸至额头的发迹。而后根据患者情况进行钻 5～6 个骨孔，第 1 孔位在额骨颧突之后，从而保证其颞底、额底可充分减压，第 2 孔位在额突眉弓上，并使其尽量靠近中线，从而使额底充分暴露，第 3 孔位于耳前，并尽可能地靠近颞底，其余孔位均在切口内部，颞底的骨窗尽可能地扩大至中颅窝底。尽量咬除蝶骨嵴外的 1/3，硬脑膜进行悬吊，并认真对脑膜中动脉出血、前颅底、中颅底的出血进行控制，而后在颞部硬脑膜做一小切口，将血肿引流。放射状剪开硬脑膜，剪开时候尽量避免速度过快而致急性脑膨出，打开硬脑膜后完全暴露额叶、颞叶、顶叶，同时暴露前颅底以及中颅底，彻底清除脑挫裂伤的失活脑组织以及脑内血肿，进行彻底止血。术后将患者送至神经外科 ICU 进行生命体征监护，气管切开保证患者有良好的通气，并进行颅内压监护、同时加强患者脱水治疗，手术患者颅骨外常规放置引流管，并于引流后 2～3d 后拔除。

三、脑干损伤

（一）概述

不同的暴力作用点不同，所致脑干损伤部位也不尽相同。原发性脑干损伤占颅脑损伤的 2%～5%，10%～20% 的重型颅脑损伤伴有脑干损伤。病理改变常为挫伤伴点片状出血、水肿，多见于中脑被盖，其次为脑桥和延髓。继发性脑干伤常因颞叶钩回疝使脑干受压，导致出血和缺血改变。MRI 检查确诊率高。脑干伤极为凶险，后果极为严重。

（二）诊断思路

1. 病史要点　有脑外伤病史。多以枕后受力、甩鞭样或旋转样损伤易致脑干伤。

2. 查体要点　脑干损伤是指中脑、脑桥及延脑等处的损伤，虽有所谓"典型表现"，但在临床上对脑干损伤作出精确的节段定位有时相当困难，但常见的临床表现如下。

（1）意识障碍：伤后患者立即发生意识障碍。其程度随脑干损伤的部位和轻、重而异，重者立即陷入昏迷，并且持续时间较长，缺乏中间清醒期或中间好转期，轻者尚可保持部分反射或对疼痛刺激有一定的反应。但在脑干一侧的损伤其意识障碍可能不深或不持久，故无持续昏迷的患者，不能否定脑干损伤。

（2）瞳孔和眼球位置异常：因调节瞳孔变化的中枢和调节眼球运动的中枢部位在脑干，所以伤后患者的瞳孔改变与眼球活动障碍非常明显。可表现为双侧瞳孔大小不等并多变，极度缩小，双侧散大，对光反射消失，以及双眼同向凝视，眼球位置固定，两侧眼球分离和眼球震颤。双侧瞳孔缩小（如针尖样）对光反射消失，并伴双眼同向凝视是桥脑损伤的表现。初期双侧瞳孔大小不等，伤侧瞳孔散大，对光反射消失；以后患者出现双侧瞳孔时大时小，交替变化，并出现眼球固定或眼球分离，头眼反射消失，常是中脑损伤的表现。如双侧瞳孔散大、光反射消失，眼球固定，常见于病情晚期。

（3）去大脑强直：去大脑强直发作也称为"强直性抽搐"，是脑干上部（中脑）损伤的重要体征，典型表现为发作时两上肢伸直、内收和内旋，两下肢挺直，头后仰呈角弓反张状，可为阵发性或持续性强直。去大脑强直是病情危重预后不良的征兆之一，持续时间越长者预后越差，如突然转化为四肢肌张力消失，常是临终征兆。

（4）生命体征变化：脑干损伤后多立即出现呼吸循环功能的改变，以及中枢性高热。呼吸功能的紊乱表现为呼吸浅快，以后出现呼吸节律不规则，甚至呼吸停止，其中以延脑损伤最为显著，常很快发生呼吸停止。循环功能紊乱，早期表现为血压升高，脉搏缓慢有力，呼吸深快，然后逐渐转入衰竭，此时脉搏频速，血压下降，潮式呼吸，最终呼吸、心跳停止。颅脑损伤的患者一般都是先呼吸停止，然后心跳停止。

（5）交叉瘫痪：如脑干一侧损伤后，可引起病变同侧的脑神经麻痹，对侧的中枢性麻痹或传导束型感觉障碍，称为"交叉瘫"。中脑损伤出现动眼和滑车神经麻痹，对侧偏瘫。桥脑损伤出现外展和面神经、三叉神经、听神经损伤表现和对侧偏瘫。延脑损伤出现舌咽、迷走和副神经、舌下神经麻痹和对侧偏瘫。

3. 辅助检查 如下所述：

（1）CT：原发性损伤见脑干点片出血，脚间池、桥池、四叠体池内出血或受挤压消失。

（2）MRI：可准确显示脑干小出血灶及微小损伤。

（3）诱发电位：应用多方式诱发电位可确定脑干损伤部位。

4. 诊断标准 如下所述：

（1）有严重颅脑外伤、脑干不同受损平面定位表现和MRI、CT等辅助检查可确诊。

（2）鉴别诊断

①原发性脑干伤与脑挫裂伤或颅内出血的鉴别：有时临床表现较难区分，前者昏迷时间更长，程度更深，腰穿压力多正常，后者明显增高。CT、MRI检查可明确。

②脑干伤和原发性动眼神经损伤的鉴别：后者往往神志清楚，无交叉性瘫痪，生命体征稳定，MRI有助于鉴别。

（三）治疗措施

对原发性脑干损伤适宜非手术治疗，具体措施如下：

（1）一般治疗：保持呼吸道通畅，纠正呼吸功能紊乱，可给予机械通气。加强护理及支持治疗，鼻饲营养。

（2）药物治疗：予以冬眠低温疗法以降低代谢，保存残留脑干功能。脱水、大剂量激素冲击试验治疗。促醒药物或神经营养药物治疗。中药可选用醒脑静40mL静脉滴注，每日1次。防止并发症治疗，如预防性应用抗生素及抗应激反应药物等。

（3）高压氧促醒治疗。

（四）预后评价

脑干损伤死亡率极高，死亡率几乎占颅脑损伤死亡率的1/3，且损伤越接近延髓平面则死亡率越高。但如果度过急性期，则生存可能性大大增加。

（五）最新进展

脑干损伤死亡率极高。脑干反射与脑干损害平面有对应关系，如间脑-中脑平面以额眼轮匝肌反射为代表；中脑平面以瞳孔对光反射为代表；脑桥平面以角膜反射为代表；延脑平面以眼心反射为特征。

通过脑干反射观察用于指导临床，推测预后。脑干诱发电位对定位诊断、预后估计也十分有意义。治疗上多采用综合治疗，精心护理，力争渡过急性期，减少并发症致死因素。目前以高压氧为主的结合多种感觉刺激技术、多种促醒药物的综合治疗措施已使脑干伤预后有了较大改善。

四、弥漫性轴索损伤

弥漫性轴索损伤（diffuse axonal injury，DAI）是近年来才被认识的一种原发性脑损伤，过去通常把它看成是弥漫性脑挫裂伤或脑干损伤。在 CT 与 MRI 问世以前，DAI 仅是病理学家在颅脑损伤病理解剖时发现的一种病理变化，很难做到临床诊断。该损伤有自身特点，不同于一般局限性脑损伤，下面作详细介绍：

（一）病因

临床多见于交通事故伤、坠落伤、有回转加速暴力病史，颜面部骨折多见。由于脑外伤后脑组织本身加速、减速程度上的差异而产生的力偶作用，造成广泛白质的损伤与变性等。

（二）病理生理

主要损伤脑的中轴及其邻近结构，如脑干、胼胝体、基底核区及第三脑室周围。组织学变化为脑白质纤维广泛损害。轻者轴膜折损，轴浆流动中断，轴索水肿；重度轴索断裂，其后轴索回缩呈球状，这个过程至少需 12 ~ 16 小时。损伤早期，轴索近端出现小芽呈现再生现象，损伤后期如无细胞架断裂，部分神经功能可能恢复。轻度的轴索损伤可表现为仅仅是功能上的改变，而重度的轴索损伤则有严重的临床症状，预后不良。

（三）临床表现

轻度弥漫性轴索损伤的临床表现与脑震荡相似，故目前有些学者已将脑震荡归类于弥漫性脑损伤。严重弥漫性轴索损伤的患者伤后立即出现意识障碍，昏迷时间超过 24 小时，严重时一直昏迷至植物状态。有学者将 DAI 分为高颅压型和非高颅压型，后者又分为脑干损伤型和大脑损伤型。高颅压型往往合并有局灶型脑损伤，常伴有弥漫性脑肿胀，病情发展快。常出现一侧或双侧瞳孔散大。脑干损伤型除昏迷外以瞳孔变化、双侧肌张力增高、病理反射阳性、呼吸不规则、患者呈去皮质状态为多见。大脑损伤型除昏迷外，多无占位效应，无颅内压增高。

（四）诊断

DAI 的确定诊断只能依靠组织学检查，但由于 CT 和 MRI 的普遍应用为临床诊断提供了影像学依据，诊断主要依赖于病史、临床表现与辅助检查，标准如下：①头部外伤后立即昏迷，GCS >8 分，且昏迷时间逾 6 小时，伤后无中间清醒期。②伤后 CT 检查表现为大脑半球皮质和髓质交界处，基底核内囊区域，胼胝体、脑干或小脑有一个或多个直径 ≤ 2cm 的出血灶，或为脑室内出血及急性弥漫性脑肿胀，但中线结构移位不明显，多小于 2mm。

（五）早期处理

和严重脑挫裂伤患者类似，如有条件尽可能在急诊 ICU 内进行抢救。在条件允许情况下尽快行头颅 CT 检查，以明确诊断。

（六）治疗

目前虽然 DAI 没有特定治疗方法，但积极的综合性治疗可减少轴索的损伤范围和程度，避免出现继发性脑损伤和并发症。在治疗上应注意以下几个方面：①密切观察病情，对生命体征及神经系统体征进行动态观察。②保持呼吸道通畅，早期做气管切开，使 $PaCO_2$ 维持于 30mmHg，PaO_2 不低于 80mmHg。③药物治疗，常规应用止血剂、抗生素、维生素 C、维生素 B、能量合剂及神经细胞代谢药物。适当补充水和电解质，防止发生紊乱。④降低颅内压，甘露醇的应用与激素疗法。⑤降低肌张力，控制脑干损伤症状和癫痫发作。⑥积极的营养支持。⑦降温治疗，伤后早期使用亚低温（33 ~ 35℃）头部降温。⑧早期高压氧治疗。⑨并发症处理，如感染、呼吸功能衰竭、急性肾功能衰竭、应激性溃疡。⑩手术治疗，对于伴有颅内血肿或出现脑疝者应手术清除血肿并去骨瓣减压。

（七）预后

弥漫性轴索损伤（diffuse axonal injury，DAI）是颅脑损伤后致死致残率极高的疾病，是颅脑外伤后植物状态、重残和死亡的最常见原因，预后较差。

多数学者认为导致弥漫性轴索损伤患者预后较差的因素有：①老年患者；②入院时 GCS 评分低者；③入院时瞳孔改变者；④脑深部出血者；⑤伴有急性弥漫性脑肿胀者；⑥伴有其他类型脑损伤者。

研究显示 GCS 评分与预后的关系提示昏迷程度越深，持续时间越长，预后越差；早期合并有生命体征紊乱，去大脑强直及下丘脑症状者，预后极差。DAI 患者 GCS 评分对判断 DAI 患者的预后具有指导意义，是判断预后的重要指标。

第三节　继发性颅脑损伤

一、外伤性硬膜外血肿

外伤性硬膜外血肿（traumatic epidural hematomas）占外伤性颅内血肿的 30% 左右。在闭合性颅脑损伤中，其发生率约 2% ~ 3%，急性外伤性硬膜外血肿占 86.2%，亚急性血肿占 10.3%，慢性占 3.5%。硬膜外血肿多为单发，多发者少见，但可合并其他类型血肿，构成复合型血肿。硬膜外血肿可见于任何年龄患者，以 15 ~ 40 岁青壮年较为多见，儿童硬膜外血肿少见。

（一）急性硬膜外血肿

1. 病因与病理

急性硬膜外血肿（acute epidural hematomas）的常见原因是颅骨骨折致脑膜中动脉或其分支撕裂出血，于颅骨内板和硬膜之间形成血肿，以额颞部及颞顶部最为常见。急性硬膜外血肿的出血来源依次是脑膜中动脉及其分支、筛前动脉及其分支、脑膜中静脉、静脉窦、板障静脉或穿通颅骨的导血管等。另外，硬膜与颅骨分离，硬膜表面微小血管破裂出血也可形成硬膜外血肿。

血肿量与出血速度是影响患者病情的两大因素。出血速度快、血肿迅速形成者，即使血肿量较小，因颅内压增高来不及代偿，早期也可出现脑受压及颅内压增高的症状。亚急性与慢性血肿可因颅内血液与脑脊液的减少，以代偿颅内压的缓慢增高，即使血肿较大，仍可无脑疝形成。血肿的位置也影响患者的病情，大脑半球颞部急性血肿，向下向内挤压脑组织，易形成颞叶钩回疝。横窦急性硬膜外血肿，由于影响静脉回流，即使血肿量很小，也会出现明显的颅内压增高表现。

2. 临床表现

（1）意识障碍：急性硬膜外血肿患者"中间清醒期"最为常见。"中间清醒期"出现的原因是急性硬膜外血肿原发脑损伤比较轻，伤后短暂昏迷并短时间内清醒，而后血肿形成并逐渐增大，颅内压增高及脑疝形成，出现再昏迷。原发性脑损伤严重时，伤后持续昏迷或仅表现意识好转后又进行性加重，无典型中间清醒期。

（2）颅内压增高：在昏迷或再昏迷之前，患者有剧烈头痛、恶心、呕吐、躁动不安、血压升高、脉压增大、心跳及呼吸缓慢等表现。

（3）神经系统定位征：幕上硬膜外血肿压迫运动区、语言中枢、感觉区等脑功能区而出现相应的偏瘫、失语、肢体麻木等。小脑幕切迹疝形成后，出现昏迷、血肿侧瞳孔散大、对光反应消失、对侧肢体瘫痪、肌张力增高、腱反射亢进、病理反射阳性等。脑疝晚期，表现为双瞳孔散大、病理性呼吸、去大脑强直等。幕下血肿出现共济失调、眼球震颤、颈项强直等。幕下血肿因颅后窝体积狭小，容易发生枕骨大孔疝突然出现呼吸、心跳停止而死亡。

3. 辅助检查

（1）颅骨 X 线平片：约 95% 显示颅骨骨折。

（2）脑血管造影：显示典型的双凸镜形无血管区。

（3）CT 扫描：表现为呈双凸镜形密度增高影，边界清楚，同侧脑室系统受压，中线结构向对侧移位，骨窗位可显示血肿部位颅骨骨折，同时也能显示其他颅脑合并伤。

（4）MRI：急性期少用，形态与 CT 表现相似，边界锐利。急性血肿表现为 T_1 加权像等信号，其内缘可见低信号的硬脑膜，T_2 加权像为低信号。

4. 诊断

依据头外伤史，着力部位及受伤性质，伤后"中间清醒期"等临床表现，早期 X 线颅骨平片等，可对急性硬膜外血肿做出初步诊断。出现剧烈头痛、呕吐、躁动、血压增高、脉压加大等颅内压严重增高，或偏瘫、失语、肢体麻木等体征时，应高度怀疑颅内血肿，尽快行 CT 检查明确诊断。

5. 治疗

急性硬膜外血肿原则上确诊后应尽快手术治疗。早期诊断，在脑疝形成前手术清除血肿并充分减压，是降低死亡率、致残率的关键。部分症状不明显、意识清醒的小血肿可保守治疗。

（1）手术方式：如下所述：

①骨瓣或骨窗开颅硬膜外血肿清除术：适用于脑膜中动脉或其分支破裂的急性硬膜外血肿或已经出现严重颅内压增高症状和体征或早期颞叶钩回疝者。若患者已处于脑疝晚期，为了迅速减压，可先行血肿穿刺放出血肿的液体部分，再进行开颅血肿清除术。

②穿刺抽吸液化引流术：适用于位于颞后及顶枕部的部分急性硬膜外血肿。配合纤溶治疗可于 2 ~ 5 天内完全清除。穿刺治疗急性硬膜外血肿应密切观察病情变化，及时复查 CT，若经抽吸及初次液化后血肿减少低于三分之一或症状无明显缓解，应及时改用骨瓣开颅清除血肿。

（2）保守治疗：幕上低于 30mL 的急性硬膜外血肿，若仅有头痛、头晕、恶心等颅内压增高症状，无明显神经系统体征，可在 CT 动态观察下，应用脱水、激素、止血等保守治疗。保守治疗期间行动态 CT 监测，血肿量超过 30mL 可行穿刺治疗。亚急性及慢性期，血肿多已部分或完全液化，穿刺治疗能抽出大部分血肿，可显著缩短临床过程。

（二）亚急性硬膜外血肿

CT 广泛应用以后，亚急性硬膜外血肿（subacute epidural hematomas）的发现率明显增加，约占全部硬膜外血肿的 10.5%。

1. 病因与病理

亚急性硬膜外血肿的出血来源主要是静脉、板障血管及脑膜表面渗血等。外伤暴力多较轻。着力点处轻微线形骨折，致局部轻微渗血，逐渐形成血肿；亦可无骨折，在受伤的瞬间颅骨轻微变形，然后靠其弹性迅速复原，但已造成颅骨与硬膜剥离，致使颅骨内面与硬膜表面微小血管损伤出血，形成血肿并逐渐增大。脑膜中动脉及其分支因外伤产生假性动脉瘤破裂也是亚急性硬膜外血肿形成的可能原因之一。因血肿形成缓慢，颅内压可通过降低脑脊液分泌量、减少颅内血液循环总量进行代偿，出现临床症状较慢且相对较轻。

亚急性硬膜外血肿早期为血凝块，一般在第 6 ~ 9 天即出现机化，逐渐在硬膜面形成一层肉芽组织，血肿出现钙化现象是慢性血肿的标志。较大的血肿，CT 可显示其包膜及其中心液化。

2. 临床表现

①性别、年龄：男性、青壮年多见。

②部位：多发于额、顶、颞后及枕部。

③症状、体征：慢性颅内压增高，表现为头痛、头晕、恶心、呕吐等，并逐渐加重，后期可出现意识障碍、偏瘫、失语等。

3. 辅助检查

①CT 扫描：表现为梭形稍高、等或低密度区，增强 CT 扫描可有血肿包膜强化。

②MRI：亚急性硬膜外血肿在 T_1、T_2 加权像均为高信号。

4. 诊断

根据外伤史、临床表现，结合 CT、MRI 可做出诊断。

5. 治疗及预后

对有明显颅内压增高、意识障碍、偏瘫、失语的患者，应及时手术治疗。CT 显示血肿壁厚，有包膜增强及钙化者，应行骨瓣开颅血肿清除术。血肿液化良好者，可行血肿穿刺冲洗引流术。少数症状轻微、意识清楚、幕上血肿量低于 30mL 的患者，可在动态 CT 监测下行非手术治疗。

亚急性硬膜外血肿患者若处理及时得当，预后良好且无后遗症。

（三）慢性硬膜外血肿

慢性硬膜外血肿（chronic epidural hematomas）占全部硬膜外血肿的 3.6%。

1. 发病机制

慢性硬膜外血肿的发生机制目前尚不明确，但与慢性硬膜下血肿发生机制不同。多数人用出血速度来解释血肿形成过程。血肿的部位、血肿大小、颅腔容积的代偿作用、颅骨骨折及个体耐受差异是慢性硬膜外血肿形成的主要因素，而出血源则是次要的。因为 52% ~ 67% 的慢性硬膜外血肿位于额顶部，此部位的出血源多为静脉窦、骨板障静脉出血，缓慢出血过程所致的颅内压增高可因脑脊液的排出而代偿，此处膜粘连紧密，不易迅速形成血肿。另外，硬膜外出血可通过颅骨骨折缝透入骨膜下或帽状腱膜下而减少或吸收。颅骨骨折造成硬膜剥离而发生的渗血形成慢性硬膜外血肿可解释部分病例术中找不到出血源的原因。另外，有人提出外伤性假性脑膜中动脉瘤破裂也是发生慢性硬膜外血肿的原因之一。

2. 临床表现

（1）性别、年龄：男女之比为 4∶1；年龄 7 ~ 73 岁，平均 30 岁；两个高发年龄段分别为 11 ~ 20 岁占 22.5%，31 ~ 40 岁占 21.1%。

（2）病程：慢性硬膜外血肿可以无症状或中间清醒期长达数月、数年，甚至数十年。病程一般在 14 ~ 180 天，平均 25 天。

（3）症状与体征：幕上慢性硬膜外血肿常表现为进行性头痛，恶心呕吐，轻度嗜睡，动眼、滑车神经麻痹，视盘水肿以及偏瘫、行为障碍等。幕下者则以颈部疼痛和后组脑神经、小脑受累为主要表现。

3. 辅助检查

（1）CT 扫描：慢性硬膜外血肿几乎均发生在幕上，且主要发生在额、顶部。多数慢性硬膜外血肿在 CT 平扫中呈双凸透镜形低密度区的脑外病变表现，亦可呈等密度、混杂密度或低密度影。强化 CT 扫描可减少漏诊率。强化 CT 中慢性硬膜外血肿呈周边高密度影，周边强化除血肿部位硬膜本身强化外，还与硬膜外层表面形成富含血管的肉芽组织有关。血肿亦可有钙化或骨化。绝大多数患者合并有颅骨骨折，其发生率要比急性硬膜外血肿更高。慢性硬膜外血肿合并颅骨骨折的发生率在 75% ~ 100% 之间，平均为 93%。

（2）MRI：对小而薄的慢性硬膜外血肿，MRI 发现率比 CT 要高。典型表现为 T_1 及 T_2 加权像上均是硬膜外高信号。

4. 诊断

一般认为以头外伤 14 天以上诊断为慢性硬膜外血肿最为合理，因为此时显微镜下才能发现有血肿机化或钙化，而在亚急性硬膜外血肿（伤后 48 小时至 13 天）中则没有血肿机化这种组织学改变。

5. 治疗

慢性硬膜外血肿可以自行机化、吸收。因此，对于症状轻微、意识清醒、血肿小于 3cm×1.5cm 的病例可在 CT 动态观察下保守治疗。但是，保守治疗病例中偶有数月、数年后病情恶化或发生迟发性癫痫或再出血者。

对已液化的慢性硬膜外血肿可行钻孔引流术，但多数情况下，为了清除机化的血凝块或寻找出血源应行开颅清除血肿。术中可见机化的血凝块或发生液化形成血肿。

6. 预后

慢性硬膜外血肿的预后与诊断和治疗是否延误及恰当密切有关。绝大多数患者预后良好。

二、外伤性硬膜下血肿

外伤性硬膜下血肿（traumatic subdural hematomas）是指外伤后颅内出血并血肿形成在硬脑膜下腔，占外伤性颅内血肿的 40% 左右，是最常见的继发性颅脑损伤。临床上分为复合性硬膜下血肿和单纯性硬膜下血肿。前者与脑挫裂伤、脑内血肿或硬膜外血肿合并存在，脑皮质动静脉出血，血液积聚在硬脑膜和脑皮质之间；这类硬膜下血肿多因减速性损伤所致，即头部在运动中损伤，尤其是对冲性损伤所致的硬膜下血肿，一般原发性脑损伤较重，病情恶化迅速，伤后多持续昏迷，并且昏迷程度逐渐加深，易发生脑疝，预后不良，死亡率较高。单纯型硬膜下血肿系桥静脉损伤所致，受伤暴力轻，合并轻微脑损伤或无原发脑损伤；血液积聚于硬脑膜和蛛网膜之间，出血缓慢，多呈亚急性或慢性表现，预后较好。临床上根据血肿出现症状的时间将硬膜下血肿分为急性、亚急性和慢性三种类型。

（一）急性硬膜下血肿

急性硬膜下血肿（acute subdural hematomas）是常见的继发性脑损害，约占颅脑损伤的 5%，占外伤性颅内血肿的 30% 左右，常与脑挫裂伤、脑内血肿并存。

1. 发病机制

外伤性急性硬膜下血肿最常见的损伤机制是减速性损伤引起的对冲性脑挫裂伤，发生在受伤部位的对侧；加速性损伤所致的硬膜下血肿多在同侧。枕部着力的减速性损伤可致前额颞部脑挫裂伤及血管撕裂发生复合性硬膜下血肿；头部侧方着力时，同侧多为复合性硬膜下血肿或硬膜外血肿，对侧可致复合性或单纯性硬膜下血肿；前额部的着力损伤，极少出现对冲性损伤及对冲部位的硬膜下血肿；老年人因脑萎缩、血管脆性增加，额部着力外伤易发生硬膜下血肿；单纯性硬膜下血肿少见。

2. 临床表现

（1）意识障碍：急性硬膜下血肿多合并较重的脑挫裂伤，伤后原发昏迷多较深。复合性硬膜下血肿中间清醒期少见，多表现意识障碍进行性加重，部分有中间意识好转期，少部分出现中间清醒期。单纯性急性硬膜下血肿多有中间清醒期。在脑挫裂伤的基础上，随着血肿形成出现脑疝进入深昏迷。

（2）颅内压增高：呕吐、躁动比较常见。

（3）生命体征变化：血压升高、脉压增大、呼吸及脉搏缓慢、体温升高等。

（4）神经系统体征：中枢性面舌瘫及偏瘫、失语、癫痫等；出现小脑幕切迹疝时出现同侧瞳孔散大、眼球固定，对侧肢体瘫痪；晚期出现双侧瞳孔散大、去大脑强直及病理性呼吸，进入濒危状态。

3. 辅助检查

（1）CT 扫描：是诊断急性硬膜下血肿首选的辅助检查。表现为脑表面的新月形高密度影，可见合并的脑挫裂伤点片状出血灶，脑水肿明显，同侧侧脑室受压变形，中线向对侧移位。

（2）MRI：一般不作为急性期颅脑损伤首选检查。可清晰显示血肿及合并损伤的范围和程度。

4. 诊断

根据头外伤史、受伤机制、原发昏迷时间较长或意识障碍不断加深，并出现颅内压增高的征象，特别是早期出现神经系统局灶体征者，应高度怀疑有急性硬膜下血肿的可能，应及时行 CT 检查确诊。

5. 治疗

（1）手术治疗：急性硬膜下血肿患者，病情发展迅速，确诊后应尽快手术治疗。迅速解除脑受压和减轻脑缺氧是提高手术成功率和患者生存质量的关键。

①手术指征：a. 意识障碍进行性加重。b. 幕上血肿量大于 40mL，幕下血肿量大于 10mL，血肿厚度大于 10mm。c. 中线移位大于 5mm。d. 血肿量虽不大，但原发性脑损伤较重，已发生脑疝需去骨瓣减压者。e. 血肿压迫致明显神经功能障碍，颅内压增高者。f. 开放性脑损伤。

②手术方式：a. 骨窗或骨瓣开颅血肿清除术：是治疗急性硬膜下血肿最常用的手术方式，适用于病情发展快，血肿定位明确，血肿以血凝块为主，钻孔探查难以排出或钻孔冲洗引流过程中新鲜血液不断流出者。b. 内减压术：适用于严重的复合性硬膜下血肿，术前已经形成脑疝者。急性硬膜下血肿伴有严重的脑挫裂伤和脑水肿或脑肿胀时，经彻底清除血肿及破碎的脑组织，脑压仍不能缓解，常需切除颞极及额极，进行内减压。c. 颞肌下减压术：一般多行单侧减压，必要时可行双侧颞肌下减压。咬除颞骨鳞部及部分额骨及顶骨，骨窗可达 8 ~ 10cm，然后放射状剪开硬膜达骨窗边缘，颞肌筋膜不予缝合，以充分减压。d. 去骨瓣减压术：即去除骨瓣，敞开硬脑膜，仅将头皮缝合以便减压。大骨瓣去除后，由于脑膨出导致的脑移位、变形和脑脊液流向紊乱，早期可致局部水肿加重，脑结构变形，增加神经缺损，晚期可导致脑软化、积液、穿通畸形及癫痫等并发症，应严格掌握指征。大骨瓣减压的指征为：特重型

颅脑损伤，急性硬膜下血肿伴有严重的脑挫裂伤、脑组织肿胀，清除血肿后颅内压仍很高；急性硬膜下血肿时间较长，术前已形成脑疝，清除血肿后减压不满意者；弥漫性脑损伤，严重的脑水肿，脑疝形成，CT、扫描硬膜下薄层血肿或无血肿；术前双侧瞳孔散大，对光反应消失，去大脑强直。

（2）非手术治疗：下列情况可在密切观察病情变化、动态 CT 监测下，采用非手术治疗：①意识清楚，病情稳定，无局限性脑受压致神经机能受损，生命体征平稳。② CT、扫描血肿 30mL 以下，中线移位小于 0.5cm，脑室、脑池无显著受压。③颅内压监护压力在 25 ~ 30mmHg 以下。④高龄、严重的心肺功能障碍、脑疝晚期双侧瞳孔散大、无自主呼吸者。

6. 预后

由于急性硬膜下血肿常与脑挫裂伤、脑内血肿并存，病情发展快，伤情重，治疗效果差，死亡率高达 50% 以上。

（二）亚急性硬膜下血肿

亚急性硬膜下血肿（subacute subdural hematomas）约占硬膜下血肿的 5%，合并原发性脑损伤较轻，出血来源多为皮层静脉性出血。

1. 临床表现

伤后很快清醒，主诉头痛，伴有恶心、呕吐，第 4 天后上述症状加重，可出现偏瘫、失语等局灶性神经受损的症状、体征，眼底检查可见视神经盘水肿。

2. 诊断

若病情发展较缓，外伤后短暂意识障碍，4 天后出现症状加重，并有眼底视神经盘水肿及颅内压增高症状，应考虑到有亚急性硬膜下血肿的可能。颅脑 CT、扫描显示脑表面的月牙形稍高密度影或等密度区。MRI 可发现 CT 上显示为等密度期的血肿，表现为 T_1、T_2 加权像均为高信号，有确诊意义。

3. 治疗和预后

亚急性硬膜下血肿的手术治疗分：①骨窗或骨瓣开颅血肿清除术。②血肿穿刺引流术。由于亚急性硬膜下血肿多液化较完全，大部分适合穿刺引流术治疗。也可配合血肿的纤溶治疗，即向血肿腔内注入尿激酶 1 ~ 2 万国际单位，每日 1 ~ 2 次，将凝固血肿液化后引出。

亚急性硬膜下血肿病情较缓，脑损伤较轻，多预后良好。

（三）慢性硬膜下血肿

慢性硬膜下血肿（chronic subdural hematomas）占颅内血肿的 10% 左右，占硬膜下血肿的 25%，10% 是双侧血肿。

1. 发病机制

自 1857 年 Virchow 首先报道慢性硬膜下血肿以来，人们对该病已有了长足的认识，但是，其发生机制仍然不清楚，有以下几种学说：

（1）渗透学说：硬膜下血凝块溶解，囊内液体渗透压增高，脑脊液透过包膜进入血肿腔，使血肿形成并增大。

（2）急性硬膜下血肿演变学说：CT 动态观察发现部分慢性硬膜下血肿可由急性硬膜下血肿演变而来。

（3）硬膜下积液演变学说：外伤性硬膜下积液可演变为慢性硬膜下血肿。

（4）血肿外膜出血学说：血肿包膜与硬脑膜粘连形成的外膜富含窦状毛细血管，血管内皮细胞分泌纤维蛋白溶解酶原激活因子，激活嗜酸粒细胞释放纤维蛋白溶解酶原，转化为纤维蛋白溶解酶而溶解纤维蛋白，抑制血小板凝集，诱发慢性出血。

（5）脑萎缩学说：老年人由于脑萎缩，脑组织在颅腔内的移动度较大，容易撕破汇入上矢状窦的桥静脉，导致慢性硬膜下血肿。

2. 病理

血肿大部分位于额颞顶部的表面，位于硬脑膜与蛛网膜之间，血肿的包膜多在发病后 5 ~ 7 天开始出现，到 2 ~ 3 周基本形成，为黄褐色或灰色的结缔组织包膜。电镜观察，血肿内侧膜为胶原纤维，没有血管，外侧膜含有大量毛细血管网，其内皮血管的裂隙较大，基膜结构不清，通透性增强，内皮细胞间隙可见红细胞碎片、血浆蛋白、血小板，提示有渗血现象，导致血肿不断扩大。血肿外膜中有大量嗜酸性粒细胞浸润，并在细胞分裂时有脱颗粒现象，这些颗粒基底内含有纤维蛋白溶解酶原，激活纤维蛋白溶解酶而促进纤维蛋白溶解，抑制血小板凝集，诱发慢性出血。

3. 临床表现

常见于老年人及小儿，以老年男性多见。多数头部外伤轻微，部分外伤史缺乏，起病缓慢，无特征性临床表现，临床表现早期症状轻微，血肿达到一定量后症状迅速加重。临床上，在经影像检查确诊之前，易误诊为颅内肿瘤、缺血或出血性急性脑血管病。按症状、体征分为颅内压增高型、精神障碍型、偏瘫失语型和混合型。

（1）颅内压增高型：主要表现为慢性颅内压增高的症状，如头痛、恶心呕吐、复视、眼底视神经盘水肿等。

（2）精神障碍型：主要表现为智力障碍及精神症状，如记忆力减退、理解力差、反应迟钝、失眠多梦、易疲劳、烦躁不安、精神失常等。

（3）偏瘫失语型：主要表现为偏瘫、失语、同向偏盲、偏侧肢体麻木、局灶性癫痫等。

（4）混合型：可表现为上述几种类型的复合症状、体征。

4. 辅助检查

（1）CT 扫描：多表现为颅骨内板下方新月形、半月形或双凸透镜形低密度区，也可为高密度、等密度或混杂密度。单侧等密度血肿应注意侧脑室的受压变形及移位、同侧脑沟消失以及蛛网膜下腔内移或消失等间接征象。增强扫描可显示出血肿包膜。血肿的形态和密度随血肿的时期不同而异，伤后 21 ~ 30 天血肿呈混杂密度或等密度，高密度呈点片状，1 ~ 2 个月呈双凸形的低密度，2 个月以上呈新月形低密度。

（2）MRI：对诊断慢性硬膜下血肿极为可靠，尤其是双侧等密度的慢性硬膜下血肿，也利于低密度的慢性硬膜下血肿与硬膜下积液鉴别。MRI 的 T_1、T_2 加权像上均高信号。由于反复出血，血肿信号可不一致。

5. 诊断

（1）诊断标准：①硬膜下血肿症状出现在头外伤 3 周以后。②血肿 CT 值大于 20Hu。③ CT 表现为新月形的混杂、等、低密度影，一侧出血时中线结构移位明显，可出现包膜强化。④ MRI 显示早期 T_1、T_2 加权像上均为高信号，后期 T_1 加权像为高于脑脊液的低信号，T_2 加权像为高信号。

（2）诊断：多数患者有头部轻微受伤史，部分患者因外伤轻微，至数月后出现颅压高症状时外伤已难回忆。在伤后较长时间内无症状或仅有轻微头痛、头晕等症状，3 周以后出现头痛、呕吐、复视、偏瘫、精神失常等应考虑慢性硬膜下血肿。确诊可行 CT、MRI 检查。

6. 治疗

对于有症状的慢性硬膜下血肿原则上均应行手术治疗。有以下几种手术方式：

（1）钻孔血肿冲洗引流术：是治疗慢性硬膜下血肿的首选方式。方法简单、损伤小，局麻下进行，血肿液化良好者多采用细孔钻颅。

（2）骨瓣开颅血肿清除术：适用于血肿内分隔、血肿引流不能治愈者、穿刺治疗术后复发者及血肿壁厚或已钙化的慢性硬膜下血肿患者。

（3）前囟侧角血肿穿刺术：适合于前囟未闭的小儿慢性硬膜下血肿。若为双侧应左右交替反复穿刺。穿刺有鲜血抽出或经多次穿刺血肿无明显减少甚至增大者，应该行骨瓣开颅血肿清除术。

7. 预后

由于老年患者有程度不同的脑萎缩、慢性硬膜下血肿长时间压迫脑组织、术后脑膨起困难、血肿壁厚硬膜下腔不能闭合以及慢性出血等原因可导致血肿复发，所以，应行动态 CT 监测。若临床症状明显好转，即使脑不能完全复位，硬膜下仍有少量积液也可出院随诊，大部分患者硬膜下积液可完全消失。

绝大多数患者预后良好，80% 的患者能恢复正常的神经功能。

三、外伤性脑内血肿

外伤性脑内血肿（traumatic intracerebral hematomas）占颅内血肿的 1.1% ~ 13%，常见于对冲性闭合性颅脑损伤。外伤性脑内血肿可发生在脑组织的任何部位，80% 位于额叶及颞叶前部，其余分别位于脑基底节区、顶叶、枕叶、小脑、脑干等处。

（一）急性外伤性脑内血肿

1. 发病机制与病理

急性外伤性脑内血肿（acute traumatic intracerebral hematomas）约占全部外伤性脑内血肿的 80%。单纯性急性外伤性脑内血肿十分少见，多与脑挫裂伤及硬膜下血肿并存。其中以枕部着力对冲伤导致额极、颞极和额颞叶底面严重脑挫裂伤，皮层下动静脉撕裂出血，形成额叶、颞叶前部和底侧脑内血肿最为常见，而着力点处冲击伤或凹陷骨折所致的脑内血肿较少见，约占 10%。因脑受力变形或因剪力作用致脑深部血管撕裂出血所致基底节区、脑干及脑深部血肿少见。

急性外伤性脑内血肿在血肿形成初期为一血凝块，形状多不规则，或与挫伤、坏死脑组织混杂；位于脑深部、脑干、小脑的血肿形状多相对规则，周围为受压水肿、坏死脑组织包绕。脑深部血肿可破入脑室系统，形成脑室内出血。

2. 临床表现

（1）急性颅内压增高症状：额叶、颞叶血肿多因合并严重脑挫裂伤或硬膜下血肿，表现为颅内压增高症状及意识障碍，而缺少定位症状与体征。

（2）定位体征：脑叶血肿及挫裂伤累及主要功能区或基底节区血肿可表现偏瘫、偏身感觉障碍、失语等，小脑血肿表现同侧肢体共济及平衡功能障碍，脑干血肿表现严重意识障碍及中枢性瘫痪。

（3）意识障碍：顶枕及颞后着力的对冲性颅脑损伤所致脑内血肿患者，伤后意识障碍较重且进行性加重，部分有中间意识好转期或清醒期，病情恶化迅速，易形成小脑幕切迹疝。颅骨凹陷骨折及冲击伤所致脑内血肿，脑挫裂伤相对局限，意识障碍少见且多较轻。

（4）合并损伤表现：有时脑内血肿的表现被合并的硬膜下血肿、脑挫裂伤引起的症状、体征所掩盖。

3. 辅助检查

（1）CT 扫描：表现为脑实质内圆形或不规则形均一高密度影，CT 值多在 50Hu ~ 90Hu 之间，周围有低密度水肿带，伴有脑室变形、中线结构移位等占位效应。常伴有脑挫裂伤、蛛网膜下腔出血及硬膜下／外血肿。

（2）MRI：少用于诊断急性外伤性脑内血肿。多表现为 T_1 加权像等信号，T_2 加权像低信号；以 T_2 加权像更易显示病变。

4. 诊断

在 CT 问世之前，急性外伤性脑内血肿难以与脑挫裂伤、局限性脑水肿、硬膜下血肿等鉴别。CT 应用于临床以后，使外伤性脑内血肿的诊断与鉴别诊断变得快速、准确。因此，急性外伤性脑内血肿的诊断有赖于 CT 检查。

5. 治疗及预后

急性外伤性脑内血肿常合并硬膜下／外血肿和脑挫裂伤，颅内压增高与脑受压十分明显，因此，往往需要手术治疗。脑组织肿胀明显者需去骨瓣减压。血肿破入脑室者，术后保持脑室引流。脑深部的血肿，可采用 CT 定位血肿穿刺引流治疗或立体定向血肿穿刺排空术。血肿量低于 30mL，临床症状轻，位于非主要功能区，无神经系统体征，意识清楚，颅内压监测压力低于 25 mmHg 者，可采用非手术治疗。

急性外伤性脑内血肿的预后与合并伤的类型、轻重，血肿的大小、位置，以及治疗是否及时、恰当有关。脑内血肿量大或合并损伤严重、病情迅速恶化者，死亡率高达 50%；单纯性脑内血肿、病情进展较慢者，及时手术或穿刺治疗，预后多较好。

（二）亚急性外伤性脑内血肿

亚急性外伤性脑内血肿（subacute traumatic intracerebral hematomas）临床上较少见，多位于额叶、基

底节区、脑深部、颞叶等处，而顶枕叶、小脑、脑干罕见。原发伤多较轻且不合并硬膜下血肿。

1. 发病机制与病理

相对较轻对冲性及冲击性损伤造成亚急性外伤性脑内血肿。外伤时脑组织各部分相对运动产生的剪力作用损伤脑深部小血管，致其撕裂，出血缓慢，形成血肿并逐渐增大，于亚急性期内出现临床症状。

脑内血肿形成 4～5 天以后开始出现液化，血肿逐渐变为酱油样或棕褐色陈旧液体，周围为胶质增生带；2～3 周后血肿变为黄褐色囊性病变，表面有包膜形成，周围脑组织内有含铁血黄素沉着，皮层下血肿局部脑回增宽、平软。老年人血管脆性增加，易破裂出血形成血肿。

2. 临床表现

亚急性外伤性脑内血肿多见于老年人。伤后多有短暂意识障碍，以后逐渐出现头痛、头晕、恶心、呕吐、视神经盘水肿、血压升高、脉搏与呼吸缓慢等颅内压增高的表现；基底节区血肿早期可出现偏瘫、失语；额、颞叶皮层下血肿可出现癫痫大发作。

3. 辅助检查

（1）CT 扫描：血肿初期表现为高密度影，以后血肿密度逐渐降低，3 周左右为等密度影伴周围水肿，2～3 个月后变为低密度影。

（2）MRI：亚急性外伤性脑内血肿在 MRI 上 T_1、T_2 加权像多为高信号。

4. 诊断

头外伤后 4 天至 3 周内出现颅内压增高症状及体征，应考虑到亚急性外伤性脑内血肿的可能，及时 CT 扫描可以确定诊断。

5. 治疗与预后

亚急性外伤性脑内血肿临床表现多不危重，因脑内血肿常单独存在，且有不同程度的液化，所以，仅行血肿穿刺抽吸或立体定向穿刺血肿排空即可。CT 显示血肿量低于 30mL，临床症状轻微，也可采用非手术治疗。

由于亚急性外伤性脑内血肿一般不合并其他脑损伤或血肿，只要诊断及时、治疗正确，预后绝大多数良好。死亡病例多与患者年老、合并其他严重疾病有关。

（三）慢性外伤性脑内血肿

慢性外伤性脑内血肿（chronic traumatic intracerebral hematomas）一般不是由于外伤直接损伤脑血管所产生的血肿。其发病率约为 1.75%～8.2%，可见于任何年龄，以中老年人多见。

1. 发病机制

慢性外伤性脑内血肿的发生机制主要有以下学说：

（1）血管舒缩功能障碍：外伤时暴力经脑组织或脑脊液传递，产生深部脑组织挫伤和软化，引起毛细血管麻痹、扩张、充血，代谢产物积聚，血管通透性增加，血管周围水肿。或由于血管痉挛致使局部组织缺血、软化血管破裂出血，逐渐融合扩大，在脑内形成血肿。此类血肿多见于减速性脑损伤。

（2）凝血机制异常：脑组织内含有丰富的凝血因子，当脑组织受到损伤后，这些因子大量释放入血，启动凝血和纤溶作用，引起局部消耗性凝血障碍，最终导致外伤性慢性脑内血肿。

（3）脑血管畸形和颅内肿瘤：颅脑外伤使畸形血管或异常的肿瘤破裂出血形成慢性脑内血肿。

2. 临床表现

外伤后隐匿发病，病程进展缓慢，发病初期常不引起患者注意。随着疾病的发展常可出现头痛、恶心、呕吐及视盘水肿等颅内压增高的症状、体征或出现肢体无力、麻木、失语、癫痫或精神症状等刺激症状，也可出现病理征，甚至意识障碍。其首发症状与其发病部位有关。因慢性脑内血肿多发于大脑半球，故以颅内压增高最为常见，其次为进行性肢体无力或癫痫发作。发生于小脑者，则可见共济失调。

3. 辅助检查

（1）CT：慢性外伤性脑内血肿的 CT 表现多为圆形或类圆形高密度、混杂密度、低密度、强化示环状、强化伴有周围水肿。酷似囊性胶质瘤和脑脓肿。

（2）MRI：对本病具有重要的诊断价值，明显优于CT，但因出血多为慢性过程，不同时期的出血同时存在，其信号改变较为复杂。T_1和T_2加权像或质子像平扫，病灶均呈大片高信号改变，符合慢性出血的MRI信号特点，血肿的纤维性包膜在T_2加权像上表现为低信号或无信号带是其特征性表现。

4. 诊断

单靠临床表现诊断较为困难，即使借助CT检查，有时也容易误诊。MRI检查有助于正确诊断。

5. 治疗和预后

大多数患者需要手术治疗。可选择开颅血肿清除术及血肿包膜切除术或单纯血肿穿刺引流术。小的慢性血肿，可在CT动态观察下，保守治疗。保守治疗过程中，一旦发现血肿增大，应转为手术治疗。

患者的预后取决于治疗是否及时、恰当。绝大多数经过治疗后恢复良好，能够恢复正常生活和工作。但少部分患者可致残，或死于并发症。

四、迟发性外伤性颅内血肿

迟发性外伤性颅内血肿（delayed traumatic intracerebral hematoma）是指头外伤后首次检查（脑血管造影或CT扫描）未发现颅内血肿，经过一段时间后再次检查发现的颅内血肿，或清除外伤性颅内血肿一段时间后，又在颅内不同部位发现血肿者。可为硬膜外、硬膜下、脑内、脑室内或多发性血肿。

迟发性外伤性颅内血肿的发病率为1.37%～30%，迟发性外伤性硬膜外血肿的发病率为9%～30%。

（一）发病机制

迟发性外伤性颅内血肿的发病机制目前尚不清楚，一般认为是多种因素相互作用而形成，可能与血管麻痹、低氧血症、低血压等全身因素或脑挫裂伤本身有关。发病机制有以下3种常见的学说：

1. 血管舒缩功能障碍

外伤后引起血管麻痹，出现血管收缩功能障碍，局部二氧化碳和酸性物质蓄积，导致血管扩张，血细胞渗出，形成血管周围血肿。外伤导致血管反射性痉挛，脑血管痉挛引起脑组织缺血、坏死、水肿，脑组织压力增高压迫止血，而当开颅术后或急剧减压后，血管破裂出血形成迟发性血肿。损伤区释放出的酸性物质对血管的软化与破坏也起了一定作用。

2. 低血压、低血氧等全身因素

低血压是颅内血肿形成的最大的"保护机理"，对于低血压患者，当其血压上升后可发生迟发性外伤性颅内血肿。低血氧可使动脉压升高，因脑受损区血管自主调节丧失，有利于血细胞外渗形成血肿。脑损伤区释放组织凝血激酶，引起局部凝血异常、全身性弥漫性凝血障碍或局部纤维蛋白溶解，可在骨与板障静脉破损处形成迟发性外伤性颅内血肿。

3. 脑挫裂伤与迟发性外伤性颅内血肿

脑挫裂伤后毛细血管、小静脉扩张、充血，血细胞外渗形成点状出血，最后融合成血肿。临床表明迟发性外伤性颅内血肿多数伴有脑挫裂伤，因此，认为脑挫裂伤是迟发性外伤性颅内血肿的发病基础。脑挫裂伤引起局部血管调节机制障碍，产生脑组织缺氧、高碳酸血症，加重脑水肿和肿胀，促进血细胞外渗，形成血肿。

（二）临床表现

1. 年龄与性别

可发生于任何年龄，但以中老年多见，男性明显多于女性。

2. 发生时间

头外伤至迟发性外伤性颅内血肿发生的时间最短为6小时，最长11年，80%发生在伤后2周之内，多发生在伤后72小时内或清除其他颅内血肿之后。

3. 起病方式

可为急性、亚急性或慢性，症状和体征逐渐发生。

4. 迟发血肿部位

以额颞部最多见，这与颅中窝、颅前窝的生理解剖特点及头部的减速损伤易引起对冲伤有关。

5. 受伤方式

绝大多数为减速性损伤，损伤不一定很重。

6. 临床表现

入院时一般症状较轻，而意识障碍进行性加重，逐渐出现局限性神经症状。

7. 促发因素

低血压、脑脊液外引流、过度换气或强力脱水是其促发因素。

8. 术后变化

手术后苏醒慢或清醒后又昏迷，切口局部张力增高，引流管不通畅。

（三）CT 复查

早期诊断及时手术是降低迟发性外伤性颅内血肿死亡率的关键，而能否早期诊断取决于对该病的临床征象及 CT 复查必要性的正确认识。是否复查 CT 应考虑到以下几点：①凡具备上述某些临床表现特点的急性颅脑损伤患者，均应立即或 3 天内常规复查 CT。②由于脑挫裂伤及蛛网膜下腔出血是引起迟发性外伤性颅内血肿的主要先决条件，因此，对这类患者应 24 小时内复查 CT，不应等到出现明显的临床症状、体征恶化时。③继发性癫痫患者应立即复查 CT。④颅内血肿清除术后意识无好转或恶化，骨窗压力增高，应立即复查 CT。⑤伤后立即 CT 扫描的头外伤患者，应在 6 ~ 7 小时后常规复查 CT。

（四）诊断

迟发性外伤性颅内血肿目前尚无统一诊断标准。Bollinger 提出迟发性外伤性颅内血肿的诊断标准为：①既往无脑血管病。②有明显的头外伤史。③有中间无症状期。④卒中样发作。1979 年，Diaz 提出如下诊断标准：①头部在运动中受伤，有短暂或持久的意识丧失，有局限性神经症状或颅骨骨折。②头外伤距出现颅内血肿的时间少于 2 周。③多次 CT 确诊首次 CT 扫描的无血肿区发生了血肿。

（五）治疗

迟发性外伤性颅内血肿原则上应手术治疗。对于迟发性外伤性颅内血肿占位效应不明显、血肿小于 35mL、中线结构移位小于 1cm 且患者清醒者，可保守治疗，但必须严密观察病情变化及 CT 动态观察，有条件者应行颅内压监护。

对于占位效应明显的迟发性外伤性颅内血肿，幕上血肿量大于 35 mL 或颅后窝血肿、中线结构移位大于 1cm，应积极手术治疗。无 CT 复查条件者，若出现以下情况应积极开颅探查：①头外伤后，经确切治疗意识障碍无改善或恶化或局限性神经系统体征加重或出现癫痫者。②血肿清除后症状无改善或一度好转又恶化或出现对侧瞳孔散大者。③年轻患者血肿清除术后，对侧有颅骨骨折。④首次 CT 扫描不能解释临床症状和体征。⑤麻醉时或治疗时进行过度换气治疗的患者。⑥多发伤伴有低血压，虽首次 CT 扫描正常，但不久血压明显升高者。

（六）预后

迟发性外伤性颅内血肿的预后比急性或慢性外伤性颅内血肿均差。以往迟发性外伤性颅内血肿的死亡率为 44% ~ 77%，其中迟发性外伤性脑内血肿的死亡率为 35% ~ 50%，迟发性外伤性硬膜外血肿为 42%。目前由于诊疗水平的提高，迟发性外伤性颅内血肿的死亡率已降至 10% ~ 20%。原发性脑损伤的程度、年龄、瞳孔变化、确诊时间、术前意识水平是影响其预后的主要因素。即原发性脑损伤越重、年龄超过 60 岁、诊断时间延误、术前意识障碍越重，预后越差。

五、外伤性脑室内出血

外伤性脑室内出血（traumatic intraventricular hemorrhage）是指外伤因素导致颅内出血，血液进入脑室系统。CT 时代，外伤性脑室内出血占颅脑损伤的 0.4% ~ 4%。

（一）分类

外伤性脑室内出血可根据脑室内的出血来源与机制分为以下 5 类：

1. 原发性脑室内出血

出血来自脑室壁、脉络丛或脑室旁区，出血部位位于脑室内。脑室内结构如脉络膜动脉末梢及室管膜下曲张静脉受到外力损伤所致。单纯性外伤性原发性脑室内出血极为少见。

2. 继发性脑室内出血

为外伤性脑内血肿破入脑室。该类常合并脑挫裂伤、弥漫性轴索损伤或其他类型的颅内血肿，临床较为常见。

3. 混合性脑室内出血

为脑室系统原发性出血和附近血肿破入脑室系统同时存在。

4. 逆流性脑室内出血

系外伤性蛛网膜下腔出血经脑脊液循环通路，逆流入脑室系统。

5. 迟发性脑室内出血

属于迟发性外伤性颅内血肿的一种，常在外伤后一段时间后发生脑室系统出血，可能是由于脑室内微型动脉畸形、动脉瘤破裂或严重脑损伤后凝血机制异常等原因所致。

（二）发病机制

1. 脑挫裂伤出血或脑内血肿破入邻近脑室系统

外伤性脑室内出血大多伴有广泛性脑挫裂伤及脑内血肿，脑室邻近的血肿穿破脑室壁进入脑室，形成脑室内出血。

2. 剪力作用

外力使脑组织前后移位、瞬间变形并随即复原，猛烈运动使脑室壁产生剪力或变形，脑室壁室管膜受到负压吸引，同时脑脊液强力冲击室管膜亦可引起损伤，造成室管膜下血管、潜在血管畸形破裂出血；矢状方向的外力作用使靠中线部位的胼胝体、穹隆、室管膜及脉络丛静脉血管受剪力作用而致血管破裂出血；外力作用使脑白质产生弥漫性剪力伤，剪力使脑室壁破裂、室管膜下血管破裂出血。

3. 切割力作用

外伤使大脑镰对中线结构产生切割损伤，导致出血，形成脑室内出血。

4. 穿通伤

直接暴力损伤脑室内或其周围血管。

（三）临床表现

外伤性脑室内出血的临床表现缺乏特异性，其临床表现与出血时间、出血量的多少、合并颅脑损伤的类型和程度有关。由于外伤性脑室内出血常常合并其他颅脑损伤，因此，两者症状、体征常重叠。常有以下表现：

1. 意识障碍

均有不同程度的意识障碍。昏迷程度与脑室内出血量、是否有脑积水、合并的颅脑损伤类型及程度有关。

2. 高热

伤后早期可出现中枢性高热，体温常达39℃以上。

3. 瞳孔变化

早期瞳孔变化表现为时大时小，光反射迟钝，多为对称性改变。

4. 脑膜刺激征

伤后出现颈项强直、克氏征阳性。

5. 自主神经功能紊乱

表现为面色苍白或青紫、急性消化道出血、尿崩以及高钠或低钠综合征等下丘脑损伤症状。

6. 局部体征

多缺乏局部体征，少数患者可有偏瘫、锥体束征阳性等其他颅脑损伤的表现。

（四）CT检查

CT检查能准确显示是否有脑室内出血、出血部位、出血量、类型以及合并颅脑损伤的程度和类型。

外伤性脑室内出血的CT表现为脑室内的高密度影。如果是脑内血肿破入脑室，可见脑实质内的血肿。当血肿较大造成脑室梗阻时，可见双侧脑室扩大。

（五）诊断

CT 问世之前，术前诊断脑室内出血十分困难。多在钻颅和／或开颅探查中，穿刺脑室时才能确诊。CT 的出现，使脑室内出血的诊断变得简单、准确而又迅速。

（六）治疗

1. 合并颅脑损伤的治疗

合并伤的治疗原则同无脑室内出血的患者。

2. 脑室内出血的治疗

除药物治疗外，外科治疗措施主要有脑室持续引流术、腰椎穿刺脑脊液持续引流术及脑室内出血的纤溶治疗。后期出现脑积水者，应及时进行分流手术。

（七）预后

由于外伤性脑室内出血常伴有严重的原发性脑损伤，因此，预后较差，死亡率在 31.6% ~ 76.6% 之间，存活者常遗留不同程度的神经功能障碍。单纯性外伤性脑室出血，预后相对良好。

六、外伤性颅后窝血肿

外伤性颅后窝血肿（traumatic hematoma of posterior fossa）较为少见，约占外伤性颅内血肿的 2.1% ~ 9%。其类型有硬膜外血肿、硬膜下血肿、小脑内血肿、多发血肿、迟发性血肿等，其中以硬膜外血肿最常见。由于颅后窝狭小，易引起颅内压急骤升高而发生小脑扁桃体疝，直接或间接压迫延髓而出现中枢性呼吸、循环衰竭。因此，病情凶险。由于出血来源多属静脉，所以，以亚急性为多，急性次之，慢性少见。

（一）发病机制

颅后窝血肿主要见于枕部着力伤，常因枕骨骨折损伤静脉窦或导静脉而致。因此，以硬脑膜外血肿最多见，血肿多位于骨折侧。少数可越过中线累及对侧，或向幕上发展，形成骑跨性硬脑膜外血肿。当小脑皮质血管或小脑表面注入横窦的导静脉撕裂时，可形成硬脑膜下血肿，发病急骤，更易形成脑疝。小脑内血肿为小脑半球脑挫裂伤、小脑内血管损伤而形成的血肿，常合并硬脑膜下血肿。颅后窝血肿可直接或间接梗阻脑脊液循环通路使颅内压急剧升高而形成脑疝，或直接压迫脑干，造成患者呼吸、循环衰竭。颅后窝血肿多因枕部着力的冲击伤而致，在对冲部位额极额底，颞极与颞底等部位易发生对冲性脑挫裂伤及硬脑膜下血肿或脑内血肿。

（二）临床表现

1. 头皮损伤

多见于枕部着力伤，着力点处皮肤挫裂伤或形成头皮血肿，数小时后可发现枕下部或乳突部皮下瘀血（Battle 征）。

2. 急性颅内压增高

剧烈头痛，喷射性呕吐，烦躁不安，Cushing 反应，出现呼吸深慢、脉搏变慢、血压升高等；亚急性及慢性者，可有视盘水肿。

3. 意识障碍

伤后意识障碍时间较长，程度可逐渐加重。或有中间清醒期后继续昏迷。少数患者早期意识障碍较轻，尤其是儿童患者可无明显意识障碍。

4. 局灶性神经系统体征

小脑受累可出现眼球震颤、共济失调、伤侧肌张力减低等；脑干受累可出现交叉瘫痪、锥体束征、去大脑强直等。

5. 颈项强直

一侧颈肌肿胀，强迫头位为其特征性表现。

6. 脑疝征

生命体征紊乱，呼吸骤停可较早发生。瞳孔可两侧大小不等，伴小脑幕切迹疝时可有瞳孔散大、对光反射消失等。

（三）辅助检查

1. CT 扫描

急性、亚急性期可显示高密度血肿，骨窗可发现骨折，尤其是枕骨骨折最常见。及时复查 CT 对于发现迟发性血肿或血肿的变化是必不可少的。外伤性颅后窝血肿以急性硬膜外血肿最常见。

2. MRI 扫描

MRI 扫描可清楚地显示颅后窝亚急性和慢性血肿。

（四）诊断

有枕部着力的外伤史，出现颈项强直、强迫头位、Battle 征、头痛、剧烈呕吐等临床表现时，应怀疑颅后窝血肿存在，需进一步行 CT 扫描予以确诊，必要时行 MRI 检查。

（五）治疗

一旦明确诊断，应积极手术治疗。颅后窝血肿伴有额、颞部脑挫裂伤或硬脑膜下血肿，可开颅清除碎裂组织及血肿。对于血肿量在 10mL 以下，临床症状及生命体征平稳，头颅 CT 检查无明显占位效应者，可在严密观察及 CT 动态监测下行保守治疗。如 CT 显示血肿量大于 10mL，应积极手术治疗，尤其是靠近枕骨大孔区或幕上下骑跨型硬膜外血肿，容易压迫横窦阻碍脑血流回流致颅内压增高，引起后组颅神经损伤及枕骨大孔疝。保守治疗中病情加重者，应考虑手术治疗。

（六）预后

外伤性颅后窝血肿的预后与术前 GCS 评分、伤后手术时间、血肿量、血肿部位及有无合并其他颅内损伤等因素有关。死亡率一般在 10% ~ 30%。

七、外伤性脑干血肿

单纯性外伤性脑干血肿（traumatic hematoma in the brain stem）临床上较少见，受伤机制为弥漫性轴索损伤。深度持久昏迷、高热、去脑强直、双侧病理征阳性为主要表现。

确诊需要 CT 及 MRI 检查。CT 扫描可显示脑干内高密度出血灶。MRI 可较清楚地显示脑干血肿，急性期 T_2 加权像呈低信号，较易识别。MRI 信号随血肿内血红蛋白的变化而变化，进入亚急性期，T_1 加权像呈高信号，T_2 加权像亦从低信号转变为高信号。

脑干血肿多不需手术治疗，治疗措施同脑干损伤。继发脑积水者，可行脑室体外引流。死亡率一般在 20% ~ 60%。

八、外伤性硬膜下积液

外伤性硬膜下积液（traumatic subdural hydroma）由 Mayo 于 1894 年首先报道，是指头外伤时蛛网膜撕破，脑脊液在硬膜下腔积聚。一般将硬膜下积液分为急性与慢性两型。急性型常发生在伤后 72 小时内，无包膜形成；慢性型多在伤后数月形成，有包膜包裹。外伤性硬膜下积液约占颅脑外伤的 0.5% ~ 10%，占外伤性颅内血肿的 10%。

（一）发病机制

外伤性硬膜下积液的发病机理至今尚未完全清楚，有以下几种学说。

1. 蛛网膜破裂学说

头外伤时外侧裂、视交叉区与蝶骨嵴紧密粘连的蛛网膜撕裂，导致脑脊液流出积聚在硬膜下腔，这可以解释硬膜下积液好发于颞额部的原因。

2. 蛛网膜活瓣形成学说

颅脑损伤造成脑表面的蛛网膜损伤，形成单向活瓣，使脑脊液经蛛网膜损伤的单向活瓣流向硬膜下腔，积液逐渐增多。

3. 血脑屏障破坏学说

颅脑损伤后血脑屏障受到破坏，毛细血管通透性增加，血浆成分渗出，积聚在硬膜下腔，因积液蛋白含量高，渗透压也升高，使周围脑组织、蛛网膜下腔的水分渗入到积液内，积液逐渐增多。

4. 脑萎缩学说

正常情况下，硬膜下腔为一潜在的腔隙，脑萎缩发生后，硬膜下腔增大。颅脑损伤时蛛网膜破裂使脑脊液积聚在硬膜下腔内，这可解释为什么外伤性硬膜下积液易发生在老年人的双侧额部。

（二）临床表现与分型

1. 年龄

可发生于任何年龄，但以老年人最多见。

2. 部位

好发生在幕上大脑半球表面的额顶颞部，约 50% 的患者为双侧，颅后窝极少见。

3. 发生时间

绝大多数发生在伤后 72 小时或 1 周之内。

4. 症状、体征

由于常无脑损伤或脑损伤轻微，所以主要表现为颅内压升高、精神障碍与脑受压的局限性体征，意识障碍少见。

5. 分型

根据临床表现及动态 CT 观察结果，将外伤性硬膜下积液分为：①进展型：CT 动态观察积液逐渐增多，且脑受压或相应的临床症状。②稳定型：CT 动态观察积液无增多或减少，脑受压或相应的临床症状无明显变化者。③消退型：CT 动态观察积液逐渐减少，临床症状好转。④演变型：硬膜下积液演变为硬膜下血肿。

（三）辅助检查

1. CT 扫描

表现为新月形低密度影，CT 值 7Hu 左右，近于脑脊液密度，有轻中度占位效应。但硬膜下积液发展为硬膜下血肿时，其 CT 值可升高。

2. MRI

无论急性或慢性硬膜下积液，在 MRI 上均呈新月形长 T_1 与长 T_2 信号，信号强度接近于脑脊液。

（四）诊断

1. 诊断

根据轻度头外伤后继而出现的颅内压增高、脑受压征象及脑 CT 扫描或 MRI 的特征性表现，一般不难做出定位、定性诊断。

2. 诊断标准

外伤性硬膜下积液的诊断标准包括：①积液出现在伤后 10 天之内。②硬膜下腔有与脑脊液类似的均匀的低密度区。③病变区 CT 值小于 20Hu。④没有硬膜的强化。

（五）治疗与预后

进展型，需手术引流或分流治疗；稳定型，脑受压或相应的临床症状明显者应手术治疗，否则非手术治疗；消退型，无须手术治疗；演变型，手术钻孔引流。

本病预后一般良好。合并脑实质损伤者，死亡率可达 12% ~ 25%。

九、外伤性硬膜下积液演变为慢性硬膜下血肿

自从 1979 年 Yamada 首先报道 3 例硬膜下积液转变为慢性硬膜下血肿（evolution of traumatic subdural hydroma into chronic subdural hematoma）以来，随着 CT 扫描在头外伤诊断中的广泛应用，硬膜下积液演变为慢性硬膜下血肿的报道逐渐增多。

外伤性硬膜下积液演变为慢性硬膜下血肿概率一般在 11.6% ~ 58%，平均 16.7%。

（一）发病机制

外伤性硬膜下积液演变为慢性硬膜下血肿的机理单靠一种理论不能完全解释，目前有以下几种观点：

①硬膜下积液是慢性硬膜下血肿来源，这是因为硬膜下长期积液形成包膜并且积液逐渐增多，导致桥静脉断裂或包膜壁出血，并且积液中纤维蛋白溶解亢进，出现凝血功能障碍，使出血不止而形成慢性血肿，这也可以解释为什么外伤性硬膜下积液演变为慢性硬膜下血肿常发生在积液1个月以后（包膜形成后）。②慢性硬膜下血肿由急性硬膜下出血转变而来，其理由是仅根据CT上的低密度不能完全排除急性硬膜下出血而诊断为硬膜下积液，从而误认为慢性硬膜下血肿是由硬膜下积液演变而来，但这不能解释发生外伤性硬膜下积液与急性硬膜下血肿变为低密度区时间上的差异，因为硬膜下积液常发生在伤后1周之内，而急性硬膜下血肿变为低密度灶慢性血肿往往需要2周以上。③硬膜下积液发生性状改变，其蛋白质含量高或混有血液成分，易导致外伤性硬膜下积液演变为慢性硬膜下血肿。④再次头外伤导致积液内出血，发展为慢性硬膜下血肿。

（二）临床表现

外伤性硬膜下积液演变为慢性硬膜下血肿的病例具有以下临床特点：①发病年龄两极化，常发生在10岁以下小儿或60岁以上老人。这可能与小儿、老人的硬膜下腔较大有关。②常发生在积液量少、保守治疗的慢性型病例中。这是因为在少量积液的保守治疗过程中，积液可转变为水瘤，包膜形成后发生包膜出血而导致慢性血肿；而早期手术打断了积液转变为水瘤及包膜形成的过程，故外伤性硬膜下积液演变为慢性硬膜下血肿不易发生在手术治疗的病例中。③致病方式常为减速损伤。④合并的颅脑损伤常常很轻微。

（三）治疗与预后

从临床恢复过程来讲，多主张早期手术钻颅引流治疗。对于症状不明显的少量慢性硬膜下血肿可在CT动态观察下保守治疗。只要及早正确治疗，一般预后良好。

第五章
●　●　●
颅内肿瘤

第一节　脑胶质瘤

胶质瘤来源于神经上皮，是颅内最常见的恶性肿瘤，占颅内肿瘤的 40% ~ 50%。随着对脑胶质瘤研究的深入，许多新的诊疗方法逐渐出现并不断完善，如射频热疗、基因治疗、光动力学治疗、免疫治疗、神经干细胞治疗等。

一、临床表现

胶质瘤患者常有头痛、呕吐、视盘水肿等一般症状，局部症状因肿瘤侵犯部位不同而表现不同，如癫痫、视力视野改变、偏瘫、共济失调、生命体征改变等。其中，胶质母细胞瘤及髓母细胞瘤恶性程度较高，病程较短，颅内压增高症状较明显；少突胶质细胞瘤常以癫痫为首发症状，也是最常见症状；室管膜瘤，恶心、呕吐、头痛是最常见的症状，而在患儿中，视盘水肿是最常见的体征。

二、影像学检查

1. MRI 和 MRS 联合应用　单一代谢形式对肿瘤类型诊断依然有限，而在常规 MRI 影像的基础上借助于 MRS 信息而诊断正确的病例不断增加。对于患者来说，MRI 的增强对比、水肿、异质性、囊肿或坏死皆为评估要素，且成为 MRS 的分组标准，再依据 MRS 数据计算每个代谢物在病变和侧体素之间的比值，相对 IRS 定量线性判别分析，将诊断正确率由 87% 提升至 91%。MRS 通过检测特定代谢变化，可帮助 MRI 影像进一步精确诊断颅内病变的性质，合理地应用 MRS 能在临床实践中提高诊疗效率，同时可避免不必要的手术，减少手术并发症的发生。

2. PET-CT　[18]FDG-PET-CT 是一种能够检测胶质瘤复发的技术，它能有效地区分反射性坏死与治疗导致的其他损伤。FDG-PET 可确认机体代谢活动的损害情况，故能鉴别复发肿瘤和放射后或手术后的改变。有研究显示，[18]FDG-PET-CT 的准确度（80.85%）高于增强 MRI（68.09%），且 [18] FDG-PET-CT 对 WHO Ⅲ级复发肿瘤有较高的诊断准确度（91.43%）和特异度（94.74%），但这仍需要增大亚组样本量，做进一步研究。[18] FDC-PET-CT 的优点还在于早期描述肿瘤的活动情况，有效地指导手术及放疗。虽然 [18] FDG-PET-CT 诊断的效果很明显，但临床上还要考虑其较高的假阳性率，而且，因脑组织对 FDG 摄取率高和 CT 缺乏明确的病灶，故有遗漏病灶的可能。[18]FDG-PET-CT 的敏感度较低，不建议作为检查复发的初级筛选手段，但可在 MRI 检查出病灶后，再行 [18]FDG-PET-CT 作一定的特性描述。

三、治疗

1. 外科手术治疗　手术是治疗胶质瘤最基本、最直接的方式，是最关键的一步，也是首选治疗方法。尽管显微手术技术在不断进步，但术后早期 MRI 复查证实，仅 60% 左右的脑胶质瘤可达到影像学全切除。近年来，随着显微神经外科与功能影像学技术的迅速提高，胶质瘤手术治疗正由"解剖模式"向"解剖–功能"模式加速转化，向着"保障功能的前提下最大程度切除肿瘤"进一步迈进。目前已经采用的手术新技术主要有：①术前应用功能影像学技术，包括功能性磁共振成像（fMRI）、磁共振波谱（MRS）、磁共振弥散张量成像（DTI）等；②以神经导航为主的影像学引导手术（IGS）的手术计划制定及术中应用；③唤醒麻醉技术在术中的安全应用；④术中成像技术，包括术中超声、术中 MRI 等；⑤以直接皮质电刺激技术为代表的术中脑功能定位；⑥术中荧光造影及荧光显微镜的使用。

2. 射频热疗技术　射频（RF）热疗技术的出现已经有一百多年历史，目前，已应用于临床治疗的多个方面，如实体肿瘤、心血管系统、骨骼系统、妇科疾病、疼痛医学及医学美容等领域，但在神经外科肿瘤方面，尤其是对发病率最高、预后差的脑胶质瘤的治疗，还处于试验摸索阶段。

（1）热疗与放化疗的协同作用：热疗联合放疗具有协同增敏作用，可增强对肿瘤细胞的杀伤效应，临床效果显著。热疗联合化疗也可增强灭活肿瘤细胞效果，有研究显示，单独通过动脉内用药可延长生存期，但单独通过静脉内化疗无效，联合热疗则可增强静脉内及动脉内化疗的效果。

（2）联合应用热感受性脂质体：脂质体是一种人工生物膜，作为抗癌药物载体，能降低药物毒性，保护被包封药物，且具有良好的天然通透性及靶向性，临床上已逐渐开展应用。热敏脂质体是脂质体靶向研究领域的一个热点，并一开始就与肿瘤热疗结合起来。应用温度敏感脂质体载药，结合病变部位升温，以实现药物的靶向投递，成为一种全新的脂质体靶向策略。将抗癌药封入热敏脂质体，在恶性脑胶质瘤热疗过程中，肿瘤部位被加热到设定温度以上，在加热杀死肿瘤的同时，脂质体打开并释放抗癌药，靶向性地在加热肿瘤部位高浓度释放抗癌药。

随着射频消融技术的改进、对脑胶质瘤发病机制研究的深入，以及对热敏脂质体的不断探索，以射频热疗技术联合热敏脂质体为基础的靶向热化疗技术有望成为一种有效治疗脑胶质瘤的新方法。

3. 免疫治疗　以树突状细胞（DC）为基础的肿瘤疫苗是目前免疫治疗研究的热点。DC 疫苗可激活免疫细胞，且激活的免疫细胞能精确、特异地监测整个中枢神经系统，并于首次治疗后获得免疫记忆功能，具有潜在的持久反应能力。目前，国际上正有十几项应用 DC 疫苗治疗胶质瘤的临床研究。部分已结束的研究表明，DC 疫苗治疗脑胶质瘤是安全的，在诱导抗肿瘤免疫的同时没有诱发自身免疫性疾病；部分临床研究结果显示，肿瘤疫苗延长了患者的生存时间。但免疫治疗的具体机制仍未完全明晰，并缺乏标准、有效的监测疗效的免疫学指标，且自身免疫性破坏、选择性免疫抵抗，以及患者的免疫调节之间的平衡问题有待于进一步的研究。

4. 分子靶向治疗　恶性胶质瘤的靶向治疗是全新的治疗理念。2009 年，美国 FDA 批准贝伐单抗用于在常规治疗条件下病情仍继续恶化的多形性胶质细胞瘤患者，但目前关于贝伐单抗治疗复发胶质母细胞瘤的研究仍仅限于少数几项 II 期临床试验，大型随机对照研究尚在进行中，缺乏有力的临床数据表明其可显著缓解病情或明显延长患者生存期，而国内推荐使用贝伐单抗同样是基于美国 FDA 的标准，尚存在争议。有个别研究者认为，应用贝伐单抗后肿瘤缩小可能是一种影像学上的假象，实际上肿瘤并未缩小，而是正在"积极"地向远处播散。

5. 氩氦刀冷冻消融治疗　目前，氩氦刀仅作为手术治疗的辅助手段，肿瘤经冷冻消融后术中出血减少，便于肿瘤切除，在提高了手术安全性的同时减少了术后并发症。术中 CT 和 MRI 可清晰地显示病变范围，实时监控冷冻消融形成冰球的大小，也可提供三维图像。MRI 对冰球的实时监测优于 CT，冷冻过程中的实际坏死范围与 MRI 监测图像接近，MRI 还可通过恰当的模拟软件预测并绘区。对于病灶较小或难以耐受开放性手术者，可选 CT 及 MRI 引导下微创氩氦刀冷冻消融治疗，手术可在局部麻醉下进行，肿瘤消融较为彻底，术后患者恢复快，可明显提高患者生存质量。虽然氩氦刀冷冻消融治疗恶性胶质瘤具有诸多优势，但疗效仍难以令人满意。

氩氦刀作为一种新型、有效的治疗手段，正逐渐为神经外科医生所重视。大量的基础及临床研究已经证实了氩氦刀外科辅助治疗和立体定向微创介入治疗的有效性和可行性。氩氦刀与化疗、放疗、基因治疗等其他治疗联合应用是冷冻治疗胶质瘤的未来发展方向。

第二节　脑膜瘤

脑膜瘤多为良性，只有极少数为恶性，发病率占颅内肿瘤的第 2 位，仅次于胶质瘤。2007 年，WHO 将脑膜肿瘤分为 4 大类：脑膜上皮细胞肿瘤、间叶性肿瘤、原发性黑色素细胞性病变、血管网状细胞瘤。各大类肿瘤再细分，共有脑膜肿瘤 40 余种。脑膜肿瘤占颅内原发肿瘤的 14.4% ~ 19.0%，平均发病年龄为 45 岁，男女发病率之比为 1：1.8，儿童较少见。

一、临床表现

脑膜瘤多为良性，生长缓慢，病程较长，瘤体积较大。头痛和癫痫常为首发症状，老年患者尤以癫痫发作为首发症状。因肿瘤生长部位不同，还可出现相应的视力视野改变、嗅觉、障碍、听觉障碍及肢体运动障碍等。虽瘤体较大，但大多数患者，尤其是老年患者，颅内压增高等临床症状并不明显，即使出现视神经萎缩，头痛也不剧烈，也没有呕吐。但生长于哑区的肿瘤体积较大且脑组织已无法代偿时，患者可出现颅内压增高症状，病情会突然恶化，甚至短时间内出现脑疝。脑膜瘤可致邻近颅骨骨质改变，骨板受压变薄或被破坏，甚至肿瘤穿破骨板侵犯致帽状腱膜下，此时头皮可见局部隆起。肿瘤还可致颅骨增厚，增厚的颅骨内可含肿瘤组织。

二、特殊检查

1. 脑电图　一般无明显慢波，当肿瘤体积较大时，压迫脑组织引起脑水肿，则可出现慢波。多为局限性异常 Q 波，以棘波为主，背景脑电图改变轻微。血管越丰富的脑膜瘤，其 δ 波越明显。

2. X 线平片　脑膜瘤导致局限性骨质改变，出现内板增厚，骨板弥漫增生，外板呈针状放射增生。无论肿瘤细胞侵入与否，颅骨增生部位都提示为肿瘤中心位置。约 10% 的脑膜瘤可致局部骨板变薄或破坏。

3. 脑血管造影　脑膜瘤血管丰富，50% 左右的脑膜瘤血管造影可显示肿瘤染色。造影像上脑膜小动脉网粗细均匀，排列整齐，管腔纤细，轮廓清楚，呈包绕状。肿瘤同时接受颈内、颈外或椎动脉系统的双重供血。血液循坏速度比正常脑血流速度慢，造影剂常于瘤中滞留，在造影静脉期甚至窦期仍可见肿瘤染色，即"迟发染色"。

4. CT　平扫可见孤立、均一的等密度或高密度占位病变，边缘清楚，瘤内可见钙化。瘤周水肿很轻，甚至无水肿，富于血管的肿瘤周围水肿则较广泛，偶可见瘤体周围大片水肿，需与恶性脑膜瘤或其他颅内转移瘤相鉴别。肿瘤强化明显。约 15% 脑膜瘤伴有不典型囊变、出血或坏死。

5. MRI　大多数脑膜瘤信号接近脑灰质。在 T_1WI 图像上常为较为均一的低信号或等信号，少数呈稍高信号，在 T_2WI 上呈等信号或稍高信号。脑膜瘤内，MRI 信号常不均一。MRI 还可显示瘤体内不规则血管影；呈流空效应。因脑膜瘤血供丰富，在增强扫描时呈明显均匀强化效应，但有囊变、坏死时可不均匀，其中 60% 肿瘤邻近脑膜发生鼠尾状强化，称为"硬膜尾征"或"脑膜尾征"，是肿瘤侵犯邻近脑膜的继发反应，但无特异性。瘤周常有轻、中度的脑水肿，呈长 T_1、T_2 信号影，无强化效应，这是典型脑膜瘤 MRI 信号特征，具有一定的诊断价值。不典型脑膜瘤多为 Ⅱ ~ Ⅲ 级脑膜瘤，肿瘤较大，形态多不规则，边缘毛糙，信号常不均匀，瘤周有水肿，MRI 表现多样，容易误诊。

三、治疗原则

1. 手术治疗　手术切除是最有效的治疗方法，多数患者可治愈，切除的越多，复发的概率越小。切除的范围受肿瘤的位置、大小、肿瘤与周围组织的关系、术前有无放疗等因素影响。

（1）体位：仰卧位、侧卧位、俯卧位都是常用的体位，应根据患者肿瘤的部位选择最佳体位。

（2）切口：手术入路应尽量选择距离肿瘤最近的路径，同时避开重要的血管和神经。位于颅底的肿瘤，入路的选择还应当考虑到脑组织的牵拉程度。切口设计的关键在于使肿瘤位于骨窗中心。

（3）手术要点：在显微手术镜下分离肿瘤，操作更细致，更有利于周围脑组织的保护。血供丰富的肿瘤，可在术前栓塞供血动脉，也可在术中结扎供血血管。受到肿瘤侵蚀的硬脑膜和颅骨应一并切除，以防复发。经造影并在术中证实已闭塞的静脉窦也可切除。

（4）术后注意事项：术后应注意控制颅内压，予以抗感染、抗癫痫治疗，还应预防脑脊液漏的发生。

2. 非手术治疗　对于不能全切的脑膜瘤或恶性脑膜瘤，应在术后行放疗；对于复发而不宜再行手术者，可做姑息治疗。

四、诊疗进展

1. 鞍区脑膜瘤的治疗进展　如下所述：

（1）手术治疗：鞍区脑膜瘤占颅内脑膜瘤的 4% ~ 10%。目前最主要的治疗方法仍然是手术治疗。80% 以上的鞍区脑膜瘤患者存在视力障碍，保留或改善视觉功能是鞍区脑膜瘤治疗的主要目的。鞍区脑膜瘤的手术入路有很多，如额底入路、翼点入路、额外侧入路、纵裂入路，以及眶上锁孔入路、经蝶窦入路等。各种手术入路各有其优、缺点，在此不做赘述。

近几年兴起的眶上锁孔入路避免了常规手术入路的开颅过程，选择直接而精确的路径，微创或无创地到达病变部位。若有合适的病例实施手术，眶上锁孔入路可取得满意的疗效，但对于侵入鞍内的肿瘤及大型鞍区肿瘤切除较困难。

经蝶窦入路可避免开颅手术对脑组织的牵拉及损伤，对视神经和视交叉的干扰最小，可较早显露垂体柄，在直视下处理病灶，最大限度地避免了损伤。该入路对于局限于中线生长的，没有重要血管、神经包裹粘连的，以及蝶窦内侵犯的鞍区脑膜瘤具有明显优势。

近 10 年来，微创技术备受青睐，神经内镜经蝶窦入路技术不断成熟，而各种锁孔入路如眶上锁孔入路、翼点锁孔入路、额外侧锁孔入路等也不断涌现。有分析表明，与其他入路相比，采用眶上锁孔入路及神经内镜经蝶窦入路治疗鞍结节、鞍膈脑膜瘤的患者，其术后视力恢复更好。

（2）放射治疗：随着放射外科、神经放射学的发展，放射治疗正向着高剂量、高精准、高疗效、低损伤的方向不断发展，立体定向放射外科（SRS）、分次立体定向放射治疗（FSRT）、三维适形放射治疗、调强适形放射治疗等技术也不断成熟。

（3）生物学治疗：目前，分子靶向治疗成为肿瘤治疗的研究热点。分子靶向治疗利用肿瘤细胞与正常细胞之间的生化及分子差异作为靶点，并依此设计靶向的抗肿瘤药物，其选择性更强，毒副作用更低。有研究表明，脑膜瘤的发生和生长与内皮生长因子、血管内皮生长因子、血小板源性生长因子、转化生长因子 – β 以及胰岛素样生长因子等因子的高表达及其相关受体上调密切相关，而这些都可以作为潜在的靶点进行分子靶向治疗。

2. 非典型性脑膜瘤诊疗进展　非典型性脑膜瘤是 WHO Ⅱ级脑膜瘤，介于良性脑膜瘤和恶性脑膜瘤之间。

（1）影像学进展：除了 CT 及 MRI，越来越多的学者在诊断中尝试应用一些新的影像学技术，如磁共振波谱（MRS）、磁共振弥散加权成像（DWI）、正电子发射断层显像（PET）等。研究发现，脑膜瘤 MRS 胆碱 / 肌酸比值、脂质 / 胆碱比值在不同级别的脑膜瘤中有明显的差异性；通过 DWI 评估一些表观弥散系数，也可提示脑膜瘤的分级；通过 PET 可观察到氟脱氧葡萄糖在高级别的肿瘤中高度聚集。

（2）治疗进展：关于手术，许多研究中心都认为全切除术可单独作为Ⅱ级脑膜瘤治疗的首选手段，但最近有研究结果显示，单独采用全切除术结果较差，特别是对于侵袭静脉窦或颅底等部位者，术后复发率往往更高。因非典型脑膜瘤手术后复发率高，许多学者推荐行早期放疗，对非典型脑膜瘤次全切除术患者给予辅助性放射治疗。对于采取全切除术的患者，有些学者提倡放疗；但也有学者建议观察，并将放疗作为复发后的补救措施。新的治疗措施还包括立体定向放射外科（SRS）、低分次立体定向放射治疗（HFSRT）、外部照射放射治疗（EBRT）等。对于立体定向放射治疗的报道，多为在肿瘤残余或复发的治疗上，大部分是后者。美国放射治疗肿瘤学组和欧洲癌肿研究治疗机构在非典型性脑膜瘤治疗的Ⅱ期临床试验中，采用外部照射放射治疗。HFSRT通常采用光子治疗更大、定位更准的脑膜瘤，可减少脑膜瘤治疗后水肿的发生。

3. 岩斜区脑膜瘤手术治疗进展　岩斜区位于颅底中央，位置深，与脑干相邻，周围血管、神经丰富。岩斜区脑膜瘤是岩斜区常见肿瘤，约占颅后窝脑膜瘤的50%，肿瘤基底位于颅后窝上2/3斜坡和内听道以内岩骨嵴，瘤细胞起源于蛛网膜细胞或帽细胞。目前，岩斜区脑膜瘤的手术治疗尚存在一些争议。随着手术显微镜、神经内镜、神经导航及神经电生理监测等技术的应用，以及放射神经外科的兴起，岩斜区脑膜瘤的手术策略向着多元化发展，手术风险及术后残死率均显著下降。

（1）显微外科手术

①额－眶－颧入路，由Hakuba等于1986年最早提出，其后又经Francisco等改良，适用于肿瘤主体位于幕上，并累及颅中窝、海绵窦、蝶骨，且向眶壁侵犯的岩斜区脑膜瘤。该入路优点在于距肿瘤近，颞叶牵拉轻，安全性较好；缺点是对于中下岩斜及桥小脑角区暴露不佳，且手术创伤较大，耗时较长，对术者要求较高。此入路目前已很少单独使用，仅作为其他入路的补充。

②颞下入路及其改良入路，为早期颅底手术经典入路。该入路优点在于手术操作位于硬膜外，避免过分牵拉颞叶，减少血管、神经损伤，降低了手术风险。

③经岩骨乙状窦前入路，又称迷路后入路。Sammi于1988年提出该入路，后经改良。优点在于暴露范围大，手术距离短，小脑及颞叶牵拉轻；缺点在于手术创面较大，且在磨除岩骨后部时易损伤乙状窦、内耳及听神经。此外，因桥小脑角区血管神经遮挡严重，故肿瘤暴露及手术切除较困难。

④部分迷路切除入路，又称经半规管脚入路，于迷路后入路基础上，在前半规管及后半规管壶腹部向总脚处分别开窗，并磨除部分骨迷路，完整保留膜迷路。缺点在于易损伤听神经而导致听力丧失，中耳破坏广泛致术后发生脑脊液漏，手术时间较长，风险较大。

⑤枕下乙状窦后入路及其改良，经桥小脑角暴露岩斜区，视野可达岩斜区外侧部。深部及幕上因血管、神经、岩尖以及小脑幕遮挡，暴露不佳。Sammi等于2000年对该入路进行了改良，即乙状窦后内听道上入路，该入路磨除内听道上嵴，并切开小脑幕，以暴露幕上岩斜区及颅中窝，但脑干腹侧及深部斜坡的暴露仍不佳。另外，岩尖磨除及小脑幕切开过程中易损伤滑车神经、三叉神经、岩静脉以及岩上窦，且对于侵犯海绵窦及与第三脑室、中脑紧密粘连的肿瘤，该入路不适用。

⑥枕下远外侧入路，经侧方达颅颈交界，显露椎动脉入硬膜处，切除枕骨大孔后缘至枕骨髁或其背内侧，暴露下斜坡及脑干腹外侧部。该入路优点在于：下斜坡、枕骨大孔至C_5的脑干及高位延髓腹侧区域显露良好，不需牵拉脑干及颈髓；手术距离短，术野良好，可直视后组脑神经及大血管，肿瘤切除率高，且手术创伤显著降低；较易确认基底动脉、椎动脉及其分支，较易阻断或控制肿瘤血供；于冠状面显露肿瘤与延髓、颈髓的界面，可明确肿瘤与后组脑神经及血管的关系；可同时处理硬膜内、外病变，一期全切、哑铃形肿瘤，其缺点在于：中上斜坡显露欠佳；易损伤脑神经、椎动脉、颈内静脉及颈静脉球，可致乙状窦出血及栓塞；手术时间较长。

⑦联合入路，根据颅底解剖特点可将颅底外科联合入路大致分为横向联合和纵向联合。横向联合包括前方及后方横向联合，前者如各岩骨侧旁入路联合额－眶－颧入路，可使术野前移，扩大暴露范围；后者如岩骨侧方入路联合枕下远外侧入路或乙状窦后入路，可使术野下移达下斜坡及枕骨大孔区域。纵向联合，即小脑幕上下联合，可使岩斜区暴露良好，通过进一步改良，又可暴露鞍上、海绵窦及颅中窝，并将术野扩大至岩斜区以外区域。联合入路的缺点为：因术区解剖结构复杂，手术步骤繁多，对手术者要求较高；鞍上部分显露时有颞叶过度牵拉的可能；术野仍存在如三叉神经麦克囊到海绵窦后部等死角区；手术时间较长。

（2）神经导航技术在显微手术中的应用：自1986年第一台神经导航仪应用于临床以来，导航下显微手术发展迅速。应用神经导航辅助暴露颅底术区，可在保证手术安全前提下显著增加肿瘤全切率。导航的优点在于实时反馈功能，可对肿瘤实时定位，术前利于优化切口及骨窗设计，术中可准确定位肿瘤，并避开重要血管、神经。在显微手术过程中注重以下操作技巧，可有效降低手术风险，减少并发症。

①分离肿瘤前，应先放出脑池内脑脊液以降低颅压，再牵拉脑组织。

②分离肿瘤时，应暴露肿瘤与正常组织间蛛网膜界面，并沿此界面操作。术中常见肿瘤与重要血管神经粘连紧密，以及蛛网膜界面模糊的情况，需确认软脑膜界面，若此界面存在，可继续分离；若肿瘤已侵犯重要结构，而软脑膜界面已经消失，则不宜强行切除。

③切除肿瘤时，应先做包膜内处理，缩小肿瘤体积，以获得充足空间处理肿瘤基底部，切断供血动脉，最后处理肿瘤包膜。

微信扫码
◆临床科研
◆医学前沿
◆临床资讯
◆临床笔记

第六章

脑血管疾病

第一节 颅内动脉瘤

颅内动脉瘤是引起自发性蛛网膜腔出血最常见的原因。

一、临床表现

（一）发病年龄

多在 40 ~ 60 岁，女多于男，约为 3：2。

（二）症状

1. 动脉瘤破裂出血　主要表现为蛛网膜下隙出血，但少数出血可发生于脑内或积存于硬脑膜下，分别形成脑内血肿或硬膜下血肿，引起颅内压增高和局灶性脑损害的症状。颅内动脉瘤一旦出血以后将会反复出血，每出一次血，病情也加重一些，死亡率也相应增加。

2. 疼痛　常伴有不同程度的眶周疼痛，成为颅内动脉瘤最常见的首发症状；部分患者表现为三叉神经痛，偏头痛并不多见。

3. 抽搐　比较少见。

4. 下丘脑症状　如尿崩症、体温调节障碍及脂肪代谢紊乱。

（三）体征

1. 动眼神经麻痹　是颅内动脉瘤所引起的最常见的症状。可以是不完全的，以眼睑下垂的表现最为突出。

2. 三叉神经的部分麻痹　较常见于海绵窦后部及颈内动脉管内的动脉瘤。

3. 眼球突出　常见于海绵窦部位的颈内动脉瘤。

4. 视野缺损　是由于动脉瘤压迫视觉通路的结果。

5. 颅内血管杂音　不多见，一般都限于动脉瘤的同侧，声音很微弱，为收缩期吹风样杂音。

二、辅助检查

（一）腰穿

腰穿用于检查有潜在出血的患者，或临床怀疑出血而 CT 蛛网膜下隙未见高密度影患者。

（二）影像学检查

1. 头颅 CT　在急性患者，CT 平扫可诊断 90% 以上的出血，并可发现颅内血肿、水肿、脑积水。

2. 头颅 MRI 和 MRA　可提供动脉瘤更多的资料。可作为脑血管造影前的无创伤筛选方法。

（三）脑血管造影

脑血管造影在诊断动脉瘤上占据绝对优势，可明确动脉瘤的部位和形状，评价对侧循环情况，发现先天性异常以及诊断和治疗血管痉挛有重要价值。

三、诊断

既往无明确高血压病史，突然出现自发性蛛网膜下隙出血症状时，均应首先怀疑有颅内动脉瘤的可能，如患者还有下列情况时，则更应考虑颅内动脉瘤可能。

（1）有一侧动眼神经麻痹症状。

（2）有一侧海绵窦或眶上裂综合征（即有一侧Ⅲ、Ⅳ、Ⅵ等颅神经麻痹症状），并有反复大量鼻出血。

（3）有明显视野缺损，但又不属于垂体腺瘤中所见的典型的双颞侧偏盲，且蝶鞍的改变不明显者，应考虑颅内动脉瘤的可能，应积极行血管造影检查，以明确诊断。

四、鉴别诊断

（一）颅内动脉瘤与脑动静脉畸形的鉴别（表 6-1）

表 6-1　颅内动脉瘤与脑动静脉畸形的鉴别

	颅内动脉瘤	脑动静脉畸形
年龄	较大，20 岁以下，70 岁以上少见，发病高峰为 40～60 岁	较小，50 岁以上少见，发病高峰 20～30 岁
性别	女多于男，约 3：2	男多于女 2：1
出血症状	蛛网膜下隙出血为主，出血量多，症状较重，昏迷深、持续久，病死率高	蛛网膜下隙出血及脑内出血均较多，脑脊液含血量相对较少，症状稍轻，昏迷较浅而短，病死率稍低
癫痫发作	少见	多见
动眼神经麻痹	多见	少见或无
神经功能障碍	偏瘫、失语较少	偏瘫、失语较多
再出血	相对较多，间隔时间短	较少，间隔时间长
颅内杂音	少见	相对较多
CT 扫描	增强前后阴性者较多，只有在适当层面可见动脉瘤影	未增强时多数可见不规则低密度区，增强后可见不规则高密度区，伴粗大的引流静脉及供血动脉

（二）有动眼神经麻痹的颅内动脉瘤

应与糖尿病、重症肌无力、鼻咽癌、蝶窦炎或蝶窦囊肿、眼肌麻痹性偏头痛、蝶骨嵴内侧或鞍结节脑膜瘤及 Tolosa-Hunt 综合征鉴别。

（三）有视觉及视野缺损的颅内动脉瘤

应与垂体腺瘤、颅咽管瘤、鞍结节脑膜瘤和视神经胶质瘤鉴别。

（四）后循环上的颅内动脉瘤

应与桥、小脑角的肿瘤，小脑肿瘤及脑干肿瘤作鉴别。

五、治疗

（一）手术治疗

首选手术治疗，由于外科手术技术的不断进步，特别是显微神经外科的发展，及各种动脉瘤夹的不断完善，使其手术效果大为提高，手术的病残率与死亡率都降至比其自然病残率及死亡率远为低的程度。因此，只要手术能达到，都可较安全地采用不同的手术进行治疗。

（二）非手术治疗

颅内动脉瘤的非手术治疗适用于急性蛛网膜下隙出血早期，病情的趋向尚未能明确时；病情严重不允许作开颅手术，或手术需要延迟进行者；动脉瘤位于手术不能达到的部位；拒绝手术治疗或等待手术治疗的病例。

1. 一般治疗　卧床应持续 4 周。
2. 脱水药物　主要选择甘露醇、呋塞米等。
3. 降压治疗　药物降压须谨慎使用。
4. 抗纤溶治疗　可选择 6- 氨基己酸（EACA），但对于卧床患者应注意深静脉栓塞的发生。

第二节　脑动静脉畸形

脑动静脉畸形（arteriovenous malformations，AVM）是颅内血管畸形中最常见的一种，属于高发病率的先天性脑血管疾病，发病高峰期一般认为在 20 ～ 40 岁之间，在颅内各部位均有可能发生，主要存在颅内异常扩张的动静脉直接交通，无中间的毛细血管床，包括供血动脉、畸形血管团和引流静脉 3 个部分，发病率约为颅内动脉瘤的 1/10。

一、病因

据估计，AVM 出现在胚胎发育期的第 4 周和第 8 周，也有假说认为，AVM 在出生后会继续生长。AVM 确切的病因尚不清楚，目前有以下几种说法：① AVM 是在毛细血管丛内的永存的动静脉直接相通；② AVM 是动态变化的，源于无序的血管生长，如"增生性毛细血管病"；③ AVM 源于毛细血管和和静脉之间结合部再塑形的功能异常；④ AVM 可能代表着瘘性的脑动脉瘤。

二、流行病学

以人群为基础的统计数据非常有限，AVM 的总发病率为 0.005% ～ 5%，有尸检证据表明人群中总检出率约为 4.3%，另有对 3 200 例脑肿瘤患者的尸检检出率约为 1.4%，其中 12.2% 为症状性的。AVM 的性别差距不大，男性略多见（约 55%），好发于 20 ～ 40 岁的年轻人，平均发病年龄大概在 31.2 岁。AVM 多为单发，幕上的额叶、颞叶、顶叶、枕叶都是高发部位。AVM 可合并其他脑血管疾病，最常见的是脑动脉瘤，有报道大约 50% 的 AVM 患者同时患有脑动脉瘤，通常这样的患者更容易发生出血、癫痫和神经功能异常。

与 AVM 有关的疾病包括：①遗传性出血性毛细血管扩张症，是一种血管结构的常染色体显性遗传性疾病，常累及脑、鼻、皮肤、肺、胃肠道；②家族性脑动静脉畸形，病例少见，大多数为自发性；③ Wyburn-Mason 综合征，比较少见，特点是脑和视网膜存在动静脉畸形；④ Sturge-Weber 综合征，是一种神经皮肤病，常累及软脑膜、视网膜和面部等。

三、病理与病理生理

（一）病理

1. 从解剖上来看　AVM 可在双侧半球分布，更多累及大脑半球或功能区。AVM 的供血动脉主要有终末供血、穿支供血和过路供血 3 种类型。AVM 的畸形血管团可致密存在，也可弥散分布，小则几厘米，大至整个脑半球；相邻的脑组织因既往出血的含铁血黄素沉着所染色，表面的脑膜可增厚并纤维化，也可以表现为胶质增生和钙化。多发的 AVM 占 90%，常伴有相关的血管综合征（遗传性出血性毛细血管扩张症）。

2. 从组织学上来看　AVM 的动脉异常扩张，管壁存在变薄、退变或缺少中膜、弹力板。以往观点认为畸形血管团内部不存在正常脑组织，而目前研究认为 AVM 中可有正常脑组织，但一般不具有功能。畸形血管团内部可散在动脉瘤或硬化的脑组织，血管壁可存在中膜肥大，无法分辨是动脉或是静脉；静脉"动脉化"，管壁增厚，但缺乏弹力板，不是真正的动脉结构。

（二）病理生理

AVM 多数是高排低阻型,供血动脉和引流静脉的压力逐渐增高(尤其是流出道狭窄)与出血直接相关。

有的观点认为，AVM 的"盗血"导致周围脑组织局部 CBF 降低，周围脑组织的自动调节引起症状出现，但也有前瞻性研究否认了这种说法。AVM 的发育可使功能区脑组织结构重组，增粗供血动脉、巨大畸形血管团和粗大引流静脉、静脉球等可产生占位效应，导致周围脑组织受压移位。

四、自然病程

AVM 最常见的临床表现是脑出血，约占出血性卒中的 1%，年出血率为 2% ~ 18.7%，出血风险高低取决于既往有无出血病史，无出血病史的每年大约为 2% ~ 4%，首次出血后再出血风险显著增加，出血后第一年的再出血率约为 7%，然后逐年下降，大概第 3 年可降至基线水平。

AVM 出血的风险差异很大，关于高风险因素争论较多，尚无明确结论，一般认为高危因素包括以下几点：①出血病史；②畸形团大小，对此尚无统一意见；③深部静脉引流；④单一静脉引流；⑤静脉引流不畅，静脉流出道狭窄或是反流；⑥幕下的病变；⑦脑深部的病变；⑧脑室周围病变；⑨血流相关性动脉瘤；⑩大脑中动脉穿支参与供血；⑪高血压；⑫炎性因子 IL6 多态性。

AVM 的自然好转的极为少见。AVM 出血的总死亡率为 5% ~ 30%，低于颅内其他疾病导致的出血死亡率，主要是由于 AVM 是先天性疾病，部分病变的相邻脑组织的逐渐适应性调节。

五、临床表现

AVM 绝大多数表现为脑出血或癫痫后才被发现，一部分患者为隐匿性，伴随终生而无症状，此外头痛和局灶性神经功能异常也很常见，少部分患者还有耳鸣症状。2 岁以下的儿童常表现为充血性心力衰竭，大头症和癫痫。

1. 出血　最常见症状，超过一半以上表现为颅内血肿，其次是蛛网膜下腔出血和脑室出血。与畸形相关严重的血管痉挛偶尔被提及，但并不常见。

2. 癫痫　可表现为局灶性的或是全身性的，表现方式，常可提示病变所在部位，病变位于颞叶和顶叶的更易发生癫痫，其中病变位于顶叶的癫痫多表现为局灶性的，而额叶的动静脉畸形更多的是引起广泛性的癫痫。

3. 头痛　未破裂的脑动静脉畸形也可以引起头痛。曾有报道 AVM 与偏头痛和其他头痛综合征有关。头痛部位与病灶位置无明确相关。

4. 局灶性神经功能异常　包括视觉、听觉异常，肌张力障碍，锥体束征阳性，进展性理解力、记忆力下降等。这可能与 AVM 引起的盗血现象和脑组织重构、移位相关。

六、辅助检查

主要是影像学检查，包括 CT、MRI、CTA、MRA 和 DSA。影像学资料必须结合临床表现和神经系统查体结果才能做出 AVM 的诊断。

1. CT　为诊断急性出血的最佳影像学检查。未出血的 AVM 的 CT 平扫常为阴性，粗大的供血动脉、引流静脉或静脉球可表现为高血管信号，巨大的 AVM（广泛的供血动脉、畸形血管团和粗大的引流静脉、静脉球）可造成局部脑组织移位、脑室受压或脑积水。

2. MRI　对微小病变的检出率明显高于 CT，可精确定位病变的解剖位置，可检出相关动脉瘤，对开颅切除手术的指导意义很大。

3. CTA/MRA　敏感性高于 CT 和 MRI，无创、便捷，但对于手术治疗的指导性不如 DSA。

4. DSA　敏感性最高，微创、低风险，是诊断脑动静脉畸形的"金标准"，可准确分辨供血动脉（含血流相关性动脉瘤）、畸形血管团和引流静脉（含静脉球），对指导治疗可提供最有价值的信息。

七、治疗

脑动静脉畸形（AVM）治疗的目的是尽可能完全切除或栓塞畸形血管团，消除或者减少 AVM 破裂出血风险，控制癫痫发作，减少局灶性神经功能损害，改善盗血，恢复脑组织正常血供。目前 AVM 的治疗方法主要包括显微外科手术切除畸形血管团、血管内栓塞畸形血管团及立体定向放射治疗 3 种治疗方法，每种治疗方法既可以作为单一的治疗方式，也可以与其他治疗方式结合使用。临床工作中，影响手术方式及效果的因素较多，包括 AVM 大小、位置、供血动脉（来源和数量），引流静脉（是否存在深部引流），是否合并动脉瘤及脑出血，患者全身状况等。因此，AVM 的治疗应结合具体情况采取个体化治疗方案，目前临床上结合 Spetzler-Martin（S-M）分级，AVM 推荐治疗原则为（表 6-2）：

表 6-2 AVM 推荐处理原则

S-M 分级	深部穿支	大小	首选处理方法	次选处理方法
Ⅰ－Ⅱ级			外科手术	放疗
Ⅲ级	无		外科手术	放疗
	有	＜3cm	放疗	观察
	有	＞3cm	观察	放疗后手术或栓塞
Ⅳ－Ⅴ	无		外科手术和栓塞	观察或放疗
	有		观察	放疗后手术或栓塞

1. Spetzler-Martin Ⅰ~Ⅱ级 AVM 首选显微外科手术治疗，次选放射治疗，因为外科手术后产生永久性神经功能障碍的风险较小，但是否考虑外科手术还要考虑到神经外科医生是否具有丰富的经验。

2. Spetzler-Martin Ⅲ级 AVM 的治疗效果主要取决于是否有深部穿支供血，若无深部穿支供血，处理原则同Ⅰ~Ⅱ级 AVM；若有深部穿支供血，则需要考虑 AVM 的大小，直径小于 3cm 的 AVM 首选放射治疗，直径大于 3cm 的 AVM 处理原则同Ⅳ~Ⅴ级 AVM。

3. Spetzler-Martin Ⅳ~Ⅴ级 AVM 治疗上存在着巨大挑战，一般采取先栓塞再外科手术，残余病变进行放疗的方案。大于 3cm 的 AVM，采取放射治疗的治愈率很低，外科手术效果也不理想，并可能导致一定程度的永久性神经功能缺失及较高的死亡率，因此，不进行手术而动态临床观察也是一种选择。

（一）一般治疗

对于年龄较大、仅有癫痫症状且能通过药物有效控制、位于脑重要功能区、脑深部或病变广泛的患者，可以考虑临床随访观察及保守治疗。加强医患沟通，让患者了解 AVM 的自然史并正确认识该疾病，消除患者紧张情绪，指导患者保持良好的生活习惯，避免过度疲劳和心情激动，积极控制血压，必要时给予抗癫痫药物治疗。

（二）血管内栓塞治疗

AVM 的血管内栓塞治疗是通过栓塞材料闭塞畸形血管团达到治疗目的的治疗方法。

1. 血管内栓塞治疗目的 如下所述：

（1）治愈性栓塞：完全栓塞畸形血管团，使畸形血管团和早期静脉引流不再显影，从而达到解剖学治愈，且有远期影像学（脑血管造影）随访证据。远期造影随访的意义在于：①可以发现术后即刻造影未能发现的少量残余病灶；②供血动脉侧支吻合形成或血管再通。一旦静脉出口处血栓形成，且再无新引流静脉形成而获得治愈，一般而言，当远期造影证实畸形团无造影剂显影而完全闭塞、无动静脉分流、病灶内无造影剂滞留，则可以认为以后不会发生再通。临床上，体积小、位置表浅、单一动脉来源终末支供血动脉的 AVM 较易达到治愈性栓塞。

（2）选择性部分栓塞：治愈性栓塞困难的 AVM，如体积大，多支动脉供血、过路型供血，细小的脑膜侧支供血，治疗上可以闭塞血管构筑上的薄弱环节，主要针对病灶内伴发的假性动脉瘤、供血动脉末端动脉瘤、动静脉瘘致静脉压力增高（静脉瘤形成），从而以恢复脑组织正常血液循环，减少盗血、控制癫痫发作，降低 AVM 发生破裂出血的概率，同时也可以为其他治疗创造有利条件。

（3）联合治疗的组成部分：显微外科手术或放射治疗前，通过选择性部分栓塞 AVM 中的深部供血动脉、闭塞高流量动静脉瘘、闭塞伴发动脉瘤，从而缩小病灶体积、降低术中出血风险，提高治疗安全性、降低患者的致残率和死亡率。巨大型、高流量的 AVM 外科手术切除宜在血管内栓塞治疗 1~3 周后进行，放射治疗宜在血管内栓塞治疗 2~3 个月内进行。

2. 血管内栓塞材料　为了达到理想的栓塞效果，人们曾经尝试过多种栓塞材料进行 AVM 的栓塞，栓塞材料包括硅胶球、凝血块、丝线段、聚乙烯醇（PVA）颗粒、酒精、硬膜切片、吸收性明胶海绵等，但均受限于栓塞效果不可靠、材料可控性差、再通率高等原因而仅用于外科手术前栓塞，而不能作为治愈性栓塞的理想材料。1970 年代末至 1980 年代，初先后问世的新型液体栓塞材料有：氰基丙烯酸异丁酯（IBCA）和氰基丙烯酸正丁酯（NBCA），由于该材料在与血液接触后就能发生聚合，从而起到永久性栓塞的效果被广泛应用于临床，其中 NBCA 因为其使用的安全性、有效性，是美国食品药品监督管理局（FDA）批准的栓塞材料。随着材料学的进步，NBCA 由于其可控性差、易随血流漂移、易与微导管粘连等缺点，近年来正逐渐被一种新型的液体栓塞材料 Onyx 胶所替代。与以往的液体栓塞材料相比，Onyx 具有如下特点：①Onyx 黏附性低，能有效控制注胶速度，术中粘管发生率低，治疗结束后撤除微导管更容易且安全；②借助压力梯度效应，后续注入的 Onyx 胶可以推动前面注入的 Onyx 胶继续向前移动和弥散，到达更细小、微导管无法到达的分支血管中，从而使病灶达到尽可能完全栓塞；③Onyx 对病灶渗透能力很强，注入病灶后变成海绵状膨胀物并闭塞畸形团，达到永久性栓塞；④透视下显影良好，但是，过度不透射线也是 Onyx 的不足之处，使得在栓塞过程中，畸形团栓塞程度不能很准确地被估测出来。

3. 血管内栓塞疗效影响因素　如下所述：

（1）微导管与畸形团的接近程度：如果微导管无法有效接近畸形血管团，栓塞材料则可能进入微导管与病灶间的正常分支血管，从而引起正常脑组织缺血和脑功能受损。影响微导管与病灶接近程度的因素包括供血动脉的来源（软膜动脉、硬膜动脉、穿支动脉和脉络膜动脉）、位置、弯曲程度和管径。其中硬膜动脉血管来源的 AVM 因易于发生血管再通或侧支循环的建立而容易复发，而穿支动脉和脉络膜动脉来源的 AVM 栓塞风险显著增加。

（2）病灶大小：Yasargil 将畸形血管团分为：①隐匿型（血管造影和外科手术不能发现病变）；②隐蔽型（血管造影和外科手术不能发现病变，但组织学可见）；③微型（血管造影可见）；④小型（1 ~ 2cm）；⑤中型（2 ~ 4cm）；⑥大型（4 ~ 6cm）；⑦巨大型（大于 6cm）。通常情况下，只有供血动脉明确的小型 AVM 较易在不引起手术并发症的条件下达到永久性完全栓塞，而较大畸形血管团因多伴有硬膜动脉和穿支动脉双重供血，完全栓塞难度较大。

（3）血流动力学特征：AVM 内动静脉分流的数量、形态、速度决定了栓塞材料能否在畸形血管团内选择性沉积。因此可以将 AVM 分为丛状、瘘管状和混合型 3 种类型，其中丛状 AVM 动静脉分流数量较多、直径较小、流速较慢；瘘管状 AVM 动静脉分流数量较少、直径较大、流速较快；在较大的 AVM 多为混合型。栓塞材料在丛状 AVM 中使用较为安全，治愈率高。

总之，AVM 很少能够达到治愈性完全栓塞，一般而言，结构相对简单、单支供血的小型 AVM 易于解剖治愈；位置较深、多支供血（尤其是穿支供血、侧支供血）中 – 大型 AVM 多采取选择性部分栓塞病变中出血高危因素的方式达到治疗目的；复杂型 AVM 的治疗策略则应充分考虑到治疗的风险效益比。

4. 在 AVM 血管内栓塞治疗中 Onyx 胶的使用技巧　如下所述：

（1）尽量选择粗大、迂曲小而又允许适当反流的供血动脉为靶血管。

（2）微导管尽量进入或尽可能接近 AVM 畸形血管团内。

（3）选择最佳治疗工作角度，以便很好观察 Onyx 的弥散情况和及时发现反流。

（4）利用 Onyx 胶的压力梯度特性，采用"堵塞 / 前推"技术，实现 Onyx 在畸形团内的充分灌注。

（5）结合反流长度和反流时间，判断拔除微导管的时机，防止粘连、留置微导管。

（6）巨大型脑 AVM 不应力求一次完全栓塞，因为可能增加灌注压瘤壁破裂致脑出血的风险，多采取分次或者分期栓塞。

（7）栓塞较大 AVM 后应控制性降压 24 小时或以上。

5. 血管内栓塞治疗并发症　AVM 血管内栓塞治疗的并发症主要包括：①误栓（栓塞材料误入正常供血动脉）；②黏管和断管（微导管被栓塞材料黏附于血管内、撤管时发生断裂致部分微导管留置体内）；③脑血管痉挛；④正常灌注压突破致术后脑出血。

临床上一般认为，如下 AVM 病变不适合进行血管内栓塞治疗：①动静脉分流量高、流速快的瘘管状 AVM；②仅有细小的深部重要穿支供血的 AVM，如脑干 AVM；③部分脊髓 AVM。

（三）显微外科手术治疗

显微外科手术因其可以切除病灶、合并出血时可以清除血肿，减少血肿对周围脑组织的压迫损伤，目前仍是治疗 AVM 的重要方法。

1. 手术适应证　如下所述：

（1）既往或近期有颅内出血，Spetzler-Martin Ⅰ～Ⅲ级的 AVM，除非累及下丘脑、基底核区、脑干等区域的病灶，可行手术切除。

（2）无颅内出血史，AVM 位于表浅非功能区，直径在 6cm 以下，可行手术切除。

（3）药物难治的顽固性癫痫，切除病灶有助于控制癫痫发作。

（4）进行性神经功能损害。

（5）改善盗血，恢复正常脑组织血流。

（6）颅内血肿急性期，脑疝倾向，挽救生命。

2. 手术治疗指征影响因素　如下所述：

（1）患者因素：①年龄：年轻患者手术耐受性好、神经修复能力强；②基础身体状况：基础疾病会增加麻醉、手术风险；③症状：有进行性神经功能障碍、癫痫发作难以控制、反复出血的患者比无症状患者更能接受手术治疗；④心理因素。

（2）病灶因素：关于 AVM 病灶的诸多分类方法中，Spetzler-Martin 分级标准可以进行初步的手术难度估计和术后神经功能情况评估，因此在临床中被广泛采用。一般认为，小型 AVM 较大型 AVM 具有更高的出血发生率，分析原因是小型 AVM 供血动脉压远高于大型 AVM 供血动脉压所致。根据统计学分析，Spetzler-Martin 分级 Ⅰ～Ⅲ级 AVM 的自然出血危险性高于外科手术干预的危险性，手术治疗对该级别 AVM 有明显优势，应积极采取手术治疗。Ⅳ～Ⅴ级 AVM 外科手术危险性高于自然出血危险性，应根据具体情况决定行综合治疗或保守治疗。

（3）医生因素：具有丰富 AVM 治疗经验的神经外科专科医生手术治愈率较高、并发症率较低。

3. 手术时机　急诊（破裂出血）AVM 和择期（未破裂出血）AVM 的手术治疗策略应区别对待，遇到危及生命的急诊 AVM 应紧急处理，除非病灶较小可以一并切除外，治疗目标旨在清除血肿、彻底止血、充分减压、最大限度地保护正常脑组织，对于未处理或残留病灶可于患者病情稳定 3 周至半年后择期处理。

4. 显微外科手术切除 AVM 的步骤　如下所述：

（1）辨别病灶：认真比对脑血管造影影像与镜下观察到的实际情况，动脉化的引流静脉是辨别病灶最重要的线索，对于深部的病灶往往可以循着引流静脉逆向寻找。此外，术中超声和神经导航均可以帮助确定病灶的位置。

（2）阻断表浅供血动脉：仔细辨别病变的供血动脉和病变附近的正常血管，原则上，只有进入畸形血管团的血管才是供血动脉，应小心分离、阻断。有时很难区分供血动脉和动脉化的引流静脉，鉴别方法可临时夹闭该血管，畸形血管团以远的血管如果塌陷了则是引流静脉，如果继续搏动则是供血动脉。对于紧邻甚至穿过病灶供应正常脑组织的动脉，小的、供应非功能区的可予以切断，但务必应保留其主干。

（3）环形切除畸形血管团：手术的关键在于尽量紧贴畸形血管团边缘实施环形切除，既往发生过出血的病灶周围通常存在胶质带，可沿此胶质带进行分离、切除。

（4）切断深部供血动脉：处理深部供血动脉是 AVM 手术的关键和难点，处理这类血管要求术者有足够的耐心、一根一根地妥善处理，遇到出血点不要简单地压迫了事，一旦动脉血管断裂回缩进脑实质后，继发的出血可能导致严重的脑实质、脑室内血肿。

（5）切断引流静脉，完整切除病灶：原则上，AVM 的引流静脉应该最后被切断，因为过早地切断引流静脉可能导致病灶内血液回流受阻，增加术中出血风险。如果重要的引流静脉出血，可用吸收性明胶海绵或其他止血物堵住出血点轻微压迫止血，切忌轻易切断该引流静脉。分离病灶过程中切忌过分牵拉，避免损伤重要的引流静脉引起出血，尤其是位于窦旁、小脑幕上下的引流静脉。当处理好供血动脉、病灶边缘完全分离后切断引流静脉，完整切除病灶。

（6）止血：完整切除病灶后应彻底止血，确认无出血后应将患者血压升高 15～20mmHg，镜下观察 10～15 分钟再次确认有无出血，创面残腔铺上一层可吸收止血纱，术后应适当控制性降压，预防灌注压突破。

5. 并发症　如下所述。

（1）术中并发症：①术中血肿：AVM 破裂或过早切断引流静脉；②脑实质挫伤：不能紧贴血管团进行游离、切除；③脑组织缺血：正常脑血管被切断；

（2）术后并发症：①出血：AVM 残余组织出血、不牢靠的止血、灌注压突破；②癫痫发作：术后可预防性使用抗癫痫药 6 个月；③神经功能缺失：尤其见于重要功能区术中受损。

（四）立体定向放射治疗

利用现代立体定向技术和计算机技术，将单次大剂量高能质子束从多个方向和角度聚集到治疗靶点上，使之产生局灶性坏死而达到治疗疾病的目的。目前，临床中用于治疗 AVM 的立体定向技术主要有 γ 刀，X 刀和粒子刀等，其中由于 γ 刀创伤小、无出血、并发症少，应用最为广泛。γ 刀治疗 AVM 的原理是放射线引起的畸形血管内皮增生、血管壁发生结构破坏逐渐被胶原性物质代替，最后血管壁增厚硬变，进行性血管腔狭窄以及随之而出现的血流速度缓慢，最终导致血栓形成和 AVM 闭塞。

1. γ 刀治疗 AVM 适应证　①病灶直径 <3cm 或体积 <10mL；②病灶位于脑深部或重要功能区；③显微外科手术切除术后或血管内栓塞治疗术后病灶残余、复发；④全身情况差，不能耐受开颅手术。

2. γ 刀治疗时机　治疗过程中，病变位于重要功能区、位置较深、直径 < 3cm 的 AVM 最适合行 γ 刀治疗；病变合并颅内血肿者，若血肿量较小且无脑疝征象，可待血肿吸取、水肿消退后再行 γ 刀治疗；若血肿量大且有脑疝征象，应立即急诊开颅清除血肿并酌情切除畸形血管团，术后需行造影等影像学检查，了解有无病变残留，残留病变可行 γ 刀治疗；大型 AVM 则宜先行血管内栓塞或手术切除治疗，减小病变体积后再行 γ 刀治疗，或者分期行 γ 刀治疗。

3. γ 刀治疗效果影响因素　由于 γ 刀治疗效果具有时间延迟性，其效果除了与放射剂量、病变位置、大小、靶点选择有关外，还与治疗后观察时间有关。目前认为：①决定病变闭塞率的是放射剂量，包括中心剂量和边缘剂量，其中边缘剂量起决定因素。在病变大小相同的情况下，病变的可能闭塞率 =（35.69× 边缘剂量 –39.66）%；② γ 刀治疗的疗效不如手术切除那样直接、迅即，其作用是渐进的、持续的，时间越长，疗效越明显，平均治愈时间为术后 2～3 年；③病变体积越大，完全闭塞率逐渐下降；④靶点选择定位在畸形血管团本身，不包括供血动脉和引流静脉，从而减少了治疗靶点的容积，缩小了范围，有利于提高边缘剂量，促进血管巢的闭塞，同时避免正常供血动脉受损，减少缺血并发症，亦可避免引流静脉意外过早闭塞，降低脑水肿、脑出血风险。

4. γ 刀治疗并发症　①放射性脑水肿引起的头痛、头晕、恶心、呕吐；②放射性神经功能损伤；③新发癫痫；④迟发性脑出血。

（五）综合治疗

目前，对于大型、S–M 高分级、位于重要功能区且结构复杂的 AVM，很难依靠单一治疗手段达到治愈目的，综合治疗可结合各种治疗方案的优点，避开单一治疗方案的缺点，扩展了可治疗病变的范围，明显提高治愈率，降低致残率和病死率。根据治疗顺序，综合治疗可分为：①手术 + 放疗；②栓塞 + 手术；③栓塞 + 放疗；④放疗 + 手术；⑤栓塞 + 手术 + 放疗等几种类型。临床上，结合具体病变情况，采取个体化治疗方案。

八、预后与展望

脑动静脉畸形的诊断治疗一直以来都是神经外科医生研究的重点，随着医学影像学技术的发展，各种检查方法的进一步完善，有效地提高了脑 AVM 诊断的准确性。在治疗方面，内科治疗开始受到越来越多的重视，对于那些手术风险高而且未破裂出血的 AVM 是否需积极手术治疗仍有待我们进一步研究。在根治方法上，分级较低的脑 AVM 仍然以显微外科手术和血管内栓塞治疗为主要手段，而综合治疗结合了各种治疗方案的优点，在大型、复杂的脑 AVM 上有着明显的优势，是目前发展的趋势。另外，对于脑 AVM 患者，根据每位患者的具体情况制订出最适合患者的个体化治疗方案，是神经外科应该努力的方向。

第三节　隐匿性血管畸形

颅内隐匿性血管畸形（angiographically occult vascular malformations，AOVM）是指脑血管造影检查不显影，经组织病理学或手术证实的颅内血管畸形。一般认为，其病理类型包括海绵状血管瘤、毛细血管扩张症、小型脑动静脉畸形、静脉性血管畸形等，是常见的自发性颅内出血的重要原因。

一、海绵状血管瘤

（一）概述

海绵状血管瘤（cavernous angioma，CA）最早于 1854 年由 luschka 描述。Russell 和 Rubinstain 根据病变组织由海绵状血管腔隙组成，将其命名为 CA。其实该病并非真正的肿瘤，而是一种缺乏动脉成分的血管畸形。CA 曾被认为是一种少见的脑血管畸形，只有在手术或尸检时才能明确诊断。随着医学影像学的发展，特别是 MRI 上 CA 特异性的影像学表现，该病的报告日渐增多。临床发病率仅次于 AVM，CA 好发于 30～50 岁，男女发病率无明显差异，妊娠期及儿童期出血率较高，经自然病史研究发现，症状型患者年出血率为 1.6%～6.5%。脑内型 CA 常见于大脑半球皮层、皮层下、脑干以及侧脑室等部位。脑外型常见于颅中窝、鞍旁等部位。单发病灶患者多于多发病灶患者，多发病灶患者约占 25%。

CA 病因不清楚，可能与遗传、性激素、血管内皮生长因子和细胞凋亡等有关。目前存在两种学说：①先天性学说：CA 是一种常染色体不完全显性遗传疾病，迄今已发现 55% 的 CA 有明显家族遗传史，散发病例也可能存在同样的遗传机制。目前认为，与 CA 发病有关的基因主要有 CA1、CA2 和 CA3，可能的突变基因定位于 7q11.2-q21 者称 CA1，定位于 7p13-15 区者称 CA2，而定位于 3q25.2-27 区者称 CA3。40% 的家系致病基因位于 CA1，20% 位于 CA2，40% 位于 CA3。CA1～CA3 均有家族遗传倾向。研究显示家族性和（或）多发 CA 多见于西班牙裔。②后天性学说：认为常规放疗、病毒感染、外伤、手术、出血后血管性反应均可诱发。Zabramski 等追踪 6 个家族 21 人，随访 2.2 年发现 17 个新生 CA 病灶，每个患者每年出现 0.4 个新生病灶。

CA 病理表现包括：病变为暗红色圆形或分叶状血管团，没有包膜但边界清楚，呈桑葚状，其内为蜂窝状的薄壁血管腔隙，切面如海绵状。缺乏明显的供血动脉和引流静脉，可见大量的小血管进入病变内，内部或周围常有小的出血灶，周围脑组织常有黄染的胶质增生。镜检见丛状、薄壁的血管窦样结构，其间有神经纤维分隔，窦间没有正常的脑组织，窦壁缺乏弹力层和肌肉组织，没有明显的供血动脉和引流静脉。另外大多数 CA 都有复合型的病理改变，如纤维瘢痕形成，新近或陈旧性出血，相邻脑组织可见胶质增生，窦腔内血栓形成、机化及钙化、窦壁玻璃样变性以及囊变等。目前认为出血、血栓形成伴有机化和再通是 CA 增大的原因。

（二）临床表现

CA 可以无症状，大多表现为癫痫发作、出血和局灶性神经功能缺失。

1. 无症状　患者无任何临床症状或仅有轻微头痛，占总数的 11%～44%，部分患者也可以发展为有症状者，Robinson 等报告 40% CA 患者在 6 个月～2 年内发展为有症状患者。

2. 癫痫　大多数脑内 CA 位于幕上脑实质内，癫痫发作是其最常见症状，占 40%～100%，表现为各种形式的癫痫，病灶位于颞叶、伴钙化或严重血黄素沉积者发生率较高。CA 对邻近脑组织压迫造成缺血，继发于血液漏出等营养障碍，病灶周边脑组织含铁血黄素沉着以及胶质增生或钙化成为致痫灶。

3. 出血　CA 患者每人年出血率约 0.25%～3.1%。几乎所有的患者均有亚临床微出血，但有临床症状的出血者较少，约 8%～37%。首次明显出血后再出血率增高。大脑半球深部 CA 更易出血，与 AVM 出血不同，CA 的出血一般发生在病灶周围脑组织内，较少进入蛛网膜下腔或脑室，出血后预后较 AVM 好。

女性患者，尤其是妊娠妇女、儿童及既往出血者出血率较高，反复出血者可引起病灶增大并加重局部神经功能缺失。

4. 急性及进行性局部神经功能缺失 常继发于病灶出血，症状取决于病灶部位与体积，约占15.4% ~ 46.6%。

（三）辅助检查

1. CT检查 脑内型CA表现为界限清楚的圆形或卵圆形的等或稍高密度影，常合并斑点状钙化。病灶周围无水肿及占位效应，急性出血可表现为较均匀的高密度，增强后，病灶无或轻度强化。

2. MRI检查 MRI上典型表现为"爆米花"样高低混杂信号，病灶周见低信号环环绕。瘤巢内反复慢性出血和新鲜血栓内含有稀释、游离的正铁血红蛋白，使其在所有的序列中均呈高信号。陈旧性血栓及反应性胶质增生呈长 T_1、长 T_2 信号。病灶内胶质间隔和沉积的含铁血黄素表现为网格状的长 T_1、短 T_2 信号。病灶内钙化在 T_1WI 和 T_2WI 上均为低信号。病灶周边可见含铁血黄素沉积呈环状低信号，T_2WI 最明显。增强扫描可见瘤体轻度强化或不强化。磁共振磁敏感加权成像（susceptibility weighted imaging，SWI）与常规 MRI 相比，对 CA 内出血的检测更为敏感，尤其是早期和微量出血。

3. PET检查 CA表现为正常或低放射性核素摄入，有别于高摄入的肿瘤。

（四）诊断与鉴别诊断

对于初次癫痫发作、颅内自发出血，或有局灶性神经功能障碍的患者应该考虑脑CA。脑内型主要与高血压脑出血、脑内肿瘤出血相鉴别，脑外型须与脑膜瘤、神经鞘瘤、垂体瘤等相鉴别。

（五）治疗

1. 保守治疗 无症状的或仅有轻微头痛的CA，可保守治疗，定期随访。建议早期6个月复查1次，病变稳定则以后每年复查1次。

2. 手术治疗 如下所述：

（1）适应证：有癫痫表现的患者应该积极考虑手术。反复出血、位置表浅、进行性神经功能障碍的脑干CA也可以手术治疗。儿童患者致癫痫的发生率显著高于成人，早期手术可以防止癫痫对儿童智力的长期损害以及消除癫痫对认知与精神行为的影响。

（2）手术方法：对CA伴癫痫者，手术时应同时切除病灶和周边不正常的脑组织。术前对致痫灶评估和术中皮质脑电图监测有利于致痫灶的定位和切除。术中不仅要切除病灶，同时应该将病灶周围的致痫组织全部切除。脑干CA手术时，入路应以最近为原则，同时要利于暴露和操作，术中应仔细辨认解剖标志、血管走行路径、脑干形态和颜色，并结合影像学资料对病灶区进行定位。脑外型CA多位于颅中窝海绵窦区，手术相当困难，术中见肿瘤呈紫红色，边界清晰，被膜光滑与颅中窝底硬膜相延续，瘤内实质成分少，出血凶猛，常因术中大出血被迫终止手术，手术并发症和病死率较高。

3. 放射治疗 立体定向放射治疗对CA的疗效不肯定，不能有效阻止海绵状血管瘤增长和再出血。伽马刀治疗效果欠佳，仅对位于重要功能区或手术残留的病灶才辅助放疗。脑海绵状血管瘤无明显血供，不适合于血管内介入治疗。

CA属良性病变，经正确的诊断及治疗，预后良好。

二、毛细血管扩张症

（一）概述

颅内毛细血管扩张症（intracerebral capillary telangiectasia，ICT）是一种罕见的小型脑血管畸形，又名脑毛细血管瘤（capillary angioma），与脑动静脉畸形（AVM）、脑静脉性血管畸形和脑海绵状血管瘤一起构成脑血管畸形的4种基本类型。ICT常发生在颅后窝，大脑半球亦可见到。患者极少发生破裂出血，一般无症状且影像学表现不明显，诊断较困难。该病病因不明，可能是毛细血管发育异常所致。ICT发病率不详，通常在尸检中意外发现，尸检中的检出率被引用得最多的是0.04% ~ 0.1%和0.1% ~ 0.15%两种。无性别差异，尸检中患者年龄多为 40 ~ 80 岁。ICT通常为单发占78%，多发者占22%，多见于遗传性出血性毛细血管扩张症。病灶通常直径小于3cm，表现为正常脑实质中小型、红色、斑块状、边界不清的病灶，有时呈瘢痕状，没有粗大或异常的供血动脉。镜下由许多细小扩张的薄壁毛细血管构成，只有一层内膜细胞，没有弹力纤维，缺乏肌层及纤维组织，管腔内充满了红细胞，到处可见到小静脉杂于其间，间质内常杂有神经组织，内含变性的神经元、神经胶质及髓鞘纤维，这是 ICT 与海绵状血管瘤的根本区别，其周围少有胶质细胞增生及含铁血黄素沉积现象。

（二）临床表现及检查

通常无症状，可因合并其他脑血管病而被意外发现。有症状者的 ICT 极罕见，若不行病理检查无法确诊。虽然症状性 ICT 多数表现为出血，但在各种类型的脑血管畸形中，ICT 是出血率及侵袭性最小的一种。

1. CT　平扫一般没有异常发现，有时可见颅内出血，增强后可呈不同程度的强化。

2. MRI　MRI SE 序列上，ICT 于 T_1WI、T_2WI 常表现为等或稍低信号，T_2WI 可以表现为稍高信号，无占位效应及出血，增强后 T1WI 表现为轻度强化。磁共振磁敏感加权成像（susceptibility weighted imaging，SWI）利用组织间磁敏感性的差异产生图像对比，ICT 在 SWI 上磁敏感性增强，有特征性表现，SWI 对其检出优于常规 IVIRI。

3. DSA　大多数无阳性发现，也可有以下表现：①出现丛状小血管；②出现消失延迟的毛细血管；③出现伸展扭曲的小动脉；④出现早期充盈的扩张静脉或水母头状的髓质静脉等。

ICT 与 AVM 和静脉性血管畸形的鉴别较为简单。AVM 在 DSA 上可见供血动脉、引流静脉和畸形血管团，CT 和 MRI 上亦可见畸形血管。静脉性血管畸形在 DSA 静脉期呈现"水母头"征，而动脉期和毛细血管期正常，典型者在 MRI 和 MRA 上即可确诊。ICT 与海绵状血管瘤在 DSA 上均无异常，但后者在 MRI 上有特异性改变。

（三）治疗

ICT 大多数无症状，不需要治疗。有症状者可给予对症治疗，若出现破裂出血则根据血肿的大小及部位采用保守或手术治疗。此病预后良好，个别脑干 ICT 出血者预后较差。

三、脑三叉神经血管瘤病

（一）概述

脑三叉神经血管瘤病（encephalotrigeminal angiomatosis）又称"Sturge-Weber 综合征（SWS）"或"脑面血管瘤病"。是一种罕见的以颜面部和颅内血管瘤病为主要特征的神经皮肤综合征。属脑血管畸形的一种特殊类型，亦是错构瘤病的一种。

确切病因不清，一般认为系胚胎的 4～8 周时原始血管发育异常所致。SWS 多系散发，近年来仅在少数病例中发现有 3 倍体染色体，故 SWS 同其他错构瘤病不同，系先天性疾病而非遗传性疾病。

SWS 无明显的性别差异，白种人发病率高于黑种人，黄种人发病率目前尚不清楚。

病理改变为一侧面部、软脑膜和脉络丛的血管瘤。面部血管瘤为毛细血管扩张或毛细血管瘤，类似于胚胎期毛细血管，缺乏弹力层与平滑肌，常位于一侧三叉神经的分布区。患侧半球可见萎缩、变硬，软脑膜局限性增厚，血管异常增生、充血。常见于顶叶与枕叶。镜下见软脑膜毛细血管－静脉性畸形，由薄壁小静脉及毛细血管组成，部分血管透明变性、闭塞，周围神经纤维及神经元减少与变性，胶质增生钙化。钙化呈松散状或团块状，部分可见于皮质血管内或血管周围间隙。进行性钙化、继发性脑实质变性和胶质增生可能是导致智能进行性衰退的原因。SWS 常累及同侧眼球脉络膜与视网膜，呈蜂窝状，致先天性青光眼。

（二）临床表现

患者多于 10 岁前发病，表现为癫痫、智力障碍及偏瘫，占 89%。主要临床特征为一侧颜面的焰色痣（naevus flammeus，NF）、肢体抽搐、对侧偏盲、偏瘫、智能减退，同侧青光眼。面部血管瘤多呈葡萄酒色或灰红色，边缘清楚，扁平或轻度隆起，手指压可褪色，常位于一侧三叉神经的分布区。肢体抽搐多为对侧肢体局限性运动性发作，其次为全身大发作，与脑部病变的部位有关。偏瘫多晚于癫痫，癫痫出现越早，偏瘫发生率越高。癫痫与面部 NF 的相关性较低，与智能和肢体功能障碍有关。约半数患者有不同程度的智力障碍，可能与软脑膜血管瘤附近皮质慢性缺氧、频繁癫痫和反复静脉阻塞有关。当病灶累及枕叶和视放射时，常发生对侧偏盲。先天性青光眼常在同侧，发生机制可能为小梁发育异常和巩膜静脉高压，与面部 NF 相关，上睑部 NF 患者多发生严重的青光眼。眼底检查可见脉络膜血管瘤、视网膜变性、视网膜剥离和萎缩，可致患者视野缺损或视力下降。

（三）辅助检查

1. 头颅平片　脑组织钙化，呈散在状、线状或脑回状，多见于枕叶，患者年龄越大，钙化越明显。其他部分患者可见局部颅骨增厚。

2. 头颅 CT 及 MRI　局部脑萎缩引起脑沟脑回增宽，蛛网膜下腔扩大。皮质下可见迂曲的脑回状钙化。多见于顶枕叶。患侧颅骨代偿性增厚。增强后可见局部脑萎缩的皮质脑回样强化，是最特征的表现。MRA 示皮质静脉数量减少，深静脉增多增粗。

3. 脑血管造影　顶枕叶毛细血管在毛细血管期和静脉期呈弥漫性均匀性密度增高，皮质静脉减少，深部髓静脉扩张增多，皮质血流主要由扩张的深髓静脉经室管膜静脉系进入深静脉系统。

4. 脑电图　患侧半球皮质电活动减少，出现痫样放电与局限性慢波。

5. SPECT　患侧半球局限性灌注下降。

6. PET　患侧半球脑代谢率下降，氧利用率增高。

（四）诊断

典型患者根据临床表现即可诊断；非典型者（如缺乏面部 NF）以及早期患者需辅以影像学检查。目前头颅 CT 和 MRI 是诊断该病最有效的临床手段，文献报道 SWS 典型的影像表现包括：①颅内影像特点的脑回样钙化，假性加速化的髓鞘化，脉络丛增大，以及其他静脉异常改变，缺血及脑萎缩；②颅板增厚；③眼球改变为眼球增大或缩小，为眼积水（buphthalmos）及牛眼（ox eyes），脉络膜血管瘤（choroidal angiomas），巩膜毛细血管扩张（episcleral telangiectasias）等所致。

（五）治疗

目前，该病尚无根治性方法，主要采取对症治疗，防止病变发展及产生继发性损害。控制癫痫以药物为主，难治性癫痫用手术方法将钙化、强化区域脑叶切除，术后癫痫发作次数可能减少。关于手术时机尚有争议，有人主张早期手术以防止正常脑组织发生不可逆损害，并能改善学习状况，防止智力进一步衰退，而晚期手术仅能防止癫痫发作，对已形成的智力障碍无效。静脉血栓形成可能是 SWS 进行性神经损害的主要原因之一，目前，主张口服阿司匹林（60～325mg/d）以预防静脉血栓的形成，有研究显示小剂量阿司匹林能减少 SWS 患者卒中样发作的频率。面颈部浅表血管畸形或血管瘤多采用激光治疗。对伴青光眼者，予药物降眼压或行抗青光眼手术，多数眼压可被控制，也有报道非穿透性深层巩膜切除术对控制 SWS 相关的青光眼短期效果较好。

微信扫码
◆临床科研
◆医学前沿
◆临床资讯
◆临床笔记

第七章

• • •

脊柱脊髓疾病

第一节　脊柱脊髓损伤

一、概论

脊髓具有一定的弹性，在正常无张力情况下，脊髓能稍伸长变形或缩短，超过弹性限度，会引起脊髓内部断裂。直接或间接暴力作用在正常脊柱和脊髓组织均可造成脊髓损伤。屈曲性损伤最多见，其次为伸长性、旋转性及侧屈性损伤。由于外力的性质不同，可引起脊髓的挫伤、撕裂伤、挤压伤等。脊髓损伤多发生在年轻人，40岁以下的男性占80%。脊髓损伤好发于颈椎下部，其次为脊柱胸腰段。

二、分类

病理上按轻重程度将其分为脊髓震荡、脊髓挫裂伤、脊髓压迫、横断和椎管内血肿等。按照脊髓损伤的部位可分为中央型脊髓损伤、半脊髓损伤、前脊髓损伤、后脊髓损伤。按照脊髓损伤的节段可分为颈脊髓损伤、胸脊髓损伤、胸腰段脊髓损伤和圆锥损伤。按照脊髓致伤原因分类脊髓锐器伤、脊髓火器伤。按照是否与外界相通可分为闭合性损伤和开放性损伤。

三、临床表现

（1）脊髓不同平面完全性损伤的早期临床表现：脊髓完全性损伤时，双下肢完全性瘫，上肢瘫痪取决于脊髓受伤的平面，不同平面完全性损伤其运动改变、感觉改变及反射改变有其各自的临床特点。

（2）脊髓非横断性损伤的早期临床表现：因损伤的部位、节段平面的高低，即损伤程度不同而有差异。损伤的早期可伴有脊髓休克，伴有休克者常无法和完全性损伤区别。不伴有脊髓休克者脊髓损伤的症状很不一致。表现不完全性瘫痪，其所表现出来的临床感觉症状，可能低于非脊髓损伤的 1～2 个节段平面。其常有的临床表现有：脊髓震荡、脊髓不全损伤、脊髓后方损伤综合征、单侧神经根损伤综合征、急性中央脊髓损伤综合征、急性脊髓前方压迫综合征、单侧脊髓损伤综合征、马尾神经综合征等。

（3）脊髓损伤的晚期症状：脊髓损伤度过脊髓休克期后，其功能可部分或全部获得恢复。脊髓功能有部分恢复者，其恢复情况在脊髓横断性损伤与非横断性损伤时也有所不同。

四、诊断

病人脊柱外伤后于损伤平面以下有感觉、运动、反射或括约肌功能障碍时，都应当考虑到脊髓损伤。脊柱的 X 线检查，可发现有无脊柱骨折、脱位或骨片突入椎管内，腰椎穿刺可了解脊髓有无挫裂伤和受压，脊髓造影可发现 X 线平片不能发现的脊髓压迫因素，如椎间盘突出、骨赘压迫等；CT 扫描对骨折情况和椎管狭窄情况能提供确切的诊断依据；MRI 检查可明确脊髓损害的范围和程度，如椎管内出血、脊髓水肿、脊髓受压的情况。

五、辅助检查

（1）腰椎穿刺：发现脑脊液内有血性或脱落的脊髓组织时，证明脊髓实质有损伤，至少蛛网膜下腔有出血。Queckenstedt 试验有梗阻时，说明脊髓有受压情况，两者都是早期手术适应证。

（2）脊髓造影：对诊断脊髓受压及椎间盘突出有一定价值。

（3）CT：在诊断脊髓损伤有价值。用 Amipaque 作脊髓造影加 CT 扫描能够清晰观察椎管、蛛网膜下腔、脊髓三者之间的关系，了解脊髓断裂与否及软组织、异物等对脊髓的压迫情况。

（4）MRI：在评价脊髓损伤方面有极大优势，无创地显示椎体极其附件、椎间盘和脊髓损伤所致的形态和信号强度的变化。纵向显示脊髓损伤的节段长度、范围，观察脊髓水肿、实质内出血、坏死液化、继发性脊髓囊变或空洞形成及陈旧性出血等。

（5）选择性脊髓动脉造影：脊髓外伤后，常伴有血管的改变，有时可直接损伤脊髓动脉，故脊髓造影对确定脊髓出血、水肿的程度和部位，对预后的估计有帮助。

（6）体感诱发电位：应用电刺激周围神经干时，在皮层的相应感觉区可记录出感觉诱发电位。脊髓损伤时。可采用来判断脊髓结构和功能的完整性，对预后的估计有一定帮助。对治疗有指导作用。

六、治疗

1. 现场急救与护送

（1）充分认清搬运不当的危害：脊髓损伤大多由脊柱损伤所引起，而脊柱损伤一旦伴发脊髓损伤，则其稳定性大多丧失（无骨折脱位脊髓损伤除外）。故急救（first aid）与运送（transportation）的要点是保持脊柱相对稳定，以避免使脊髓遭受再次损伤。在全身各部损伤中，只有脊柱损伤伴发脊髓损伤对搬运和运送的要求最高，且因其不稳定而加重脊髓损伤的后果最为严重，即四肢瘫痪或截瘫，1、2 处肢体骨折损伤，病人可以合作。颅脑损伤虽无意识不合作，但搬运不当加重损伤的机会不如脊柱损伤加重脊髓损伤的机会多。

（2）坚决执行急救与运送的组织要求：①有健全的急救组织，有经过训练的急救人员。②有急救设施，如合适的担架、救护车等。③有快速运送设施，如直升机、快艇、汽车等，发达国家大多脊髓损伤病人可在 2h 内送到治疗医院。④有适当的地区医疗组织，负责指挥急性脊髓损伤病人收治。脊柱脊髓损伤病人在发生事故的现场，最好是待急救人员到来进行搬运及运送，因普通人和家属没有受过脊柱脊髓损伤的救治和搬动训练，又缺少担架等器材。一旦发生病人截瘫，应当至少 3 人将病人平移至担架上，颈椎损伤更需 1 人固定头部，不使扭转。⑤担架最好是不影响 X 线照相或行其他检查的，例如担架的两根杠杆，可以容易抽出与装进，一旦将病人移动至担架上，则直至医院做各种检查最后至病房，不再将病人搬上搬下，减少对脊柱不稳定的影响。达到上述要求，有的国家用火警，有的为海岸警卫队协助。他们组织大，随时准备着，有各种设施和运送工具，给以急救训练，易于完成。

（3）坚决按急救要求实施抢救：①搬动：在脊柱脊髓损伤的现场，病人脊柱损伤应由经过训练的急救人员搬动，而路过一般人并无医学急救搬动知识，一般不应搬动病人，而是电话告知急救站派人来搬动，搬动的条件是至少 2 人搬动病人，颈椎伤者要 3 人同时操作搬动，2 人搬动躯干，不使扭转，使成仰卧，颈椎伤者另一人，双手抱住病人下颌部，轻轻牵引，随躯干一同将身体平卧，将病人平移至担架上，如病人无颈椎损伤，意识清楚，亦可俯卧于担架。禁忌 2 人抱抬病人，1 人抱上身，1 人抱双腿，如此则使脊柱屈曲，加重骨折脱位及脊髓损伤，或用床单等软布抬起病人，也可致脊柱弯曲。如果病人还有头部伤，意识不清楚，则应注意其呼吸是否畅通，如呼吸差，则应置入气管。②运送：将担架抬至运送车上，尽快送至有治疗经验的医疗单位。③基于上述要求，应有适当的急救组织，即该组织应有：A. 足够数量的经过训练的急救人员；B. 有适当的运送工具，如汽车、担架、直升机、通信系统、汽车内的急救设施；C. 有组织指挥系统，了解有关医疗机构情况，指挥运往的医疗机构，以不失时机地进行治疗，这在欧洲、澳洲大城市都有组织指挥，在我国大城市中，病人众多，医院亦多，组织指挥较不易。

2. 医院急诊室处理 伤员到达急诊室后，应进行全身体格检查。首先明确有无休克，有无脑损伤、内脏或其他部位合并伤。有休克者应立即抢救，输血、输液。有危及生命的合并症时，应优先处理。对脊柱损伤应明确骨折、脱位的部位和脊髓损伤的情况，在休克已基本控制后，全身情况允许时再进行脊柱的 X 线检查、CT 检查。除抢救休克处理合并伤外，静脉滴大剂量激素、利尿脱水药以保护脊髓神经细胞，减轻水肿反应，应用 645-2、纳洛酮、尼莫地平等改善脊髓循环，并给予吸氧，适当应用能量合剂、胞二磷胆碱等神经营养药物。有骨折时，应做牵引制动。

3. 脊髓损伤的治疗 脊髓损伤（spinal cord injury，SCI）的治疗方法分为手术和非手术治疗。手术治疗的目的是解除脊髓压迫和（或）通过内固定维持脊柱稳定性。而非手术治疗旨在稳定脊柱，防止二次损伤，减轻脊髓继发性损伤（secondary tissue damage），促进神经功能的恢复或再生。

脊髓损伤的治疗原则：①早期治疗：治疗愈早愈好，任何希望保存脊髓解剖结构完整及功能恢复的治疗，必须在脊髓发生完全坏死之前进行。即在脊髓损伤后早期 6 小时至十数小时内，为治疗脊髓损伤的黄金时期。②整复脊柱骨折脱位：恢复脊柱正常结构，解除对脊髓的压迫，保持脊柱的稳定性是治疗脊髓损伤的一个重要原则。虽然脊髓损伤程度，主要取决于外伤的一瞬间，但持续遭受骨折脱位的压迫，可加重脊髓损伤或妨碍脊髓功能的恢复。愈早整复骨折脱位的压迫，就愈为脊髓功能的恢复创造了条件。同时也恢复了脊柱的正常解剖生理曲线。③采用综合治疗法：除手术治疗之外，应采用综合治疗法，以期从多方面改善脊髓的病理状态，获得较好的功能恢复。④预防及治疗并发症：包括呼吸系统、泌尿系统及压疮等并发症。⑤功能重建及康复：主要为截瘫手及上肢的功能重建和排尿功能重建。

（1）脊髓损伤非手术治疗：包括生命支持，早期复位、有效稳定脊柱，药物治疗（大剂量甲泼尼龙、神经生长因子、神经节苷脂等），以及并发症的预防与处理。

（2）脊髓损伤手术治疗

①脊髓的手术探查与减压：

A. 手术适应证：椎管内有骨折块压迫脊髓者；患者为完全性瘫痪，估计脊髓横断，而为完全性脊髓损伤者，或严重不全截瘫，拟对脊髓进行探查治疗者；腰椎严重骨折脱位，完全截瘫，估计马尾断裂，拟手术缝合者；不完全截瘫，伴有严重神经根疼痛，表示神经根被压迫或者神经症状进行性加重者。

B. 手术时机：对伴有重要脏器损伤的患者，应首先救治危及生命的损伤，在此基础上尽早治疗脊髓损伤，愈早愈好。

C. 减压手术选择：因脊柱脊髓损伤的部位及类型不同而异。

（a）颈椎 1 ~ 2 水平的脊髓损伤：前路手术、后路手术；

（b）颈 3 ~ 胸 1 水平的脊髓损伤：前路手术、后路手术；

（c）胸段骨折脱位脊髓损伤：侧前方减压术；

（d）胸腰段脊髓损伤：多选用椎管前方减压术；

（e）腰椎骨折脱位：多选用后入路减压术。

②陈旧性脊髓损伤的减压手术选择：A. 前路手术；B. 侧前方减压术；C. 全椎板切除术。

③脊髓损伤的治疗方法：A. 硬脊膜切开减压术；B. 脊髓切开减压术。

七、各型脊髓损伤

（一）完全脊髓损伤

1. 适应证 完全性脊髓损伤后，脊髓内出血，肿胀是最初最明显的改变，可持续 24 ~ 48h，故在此时间内尤以 24h 内局部冷疗是最有效的时间，如能使脊髓周边白质的进行性坏死进程停止，则有可能保存某些传导神经纤维，而恢复些功能。如切开硬膜见脊髓已断，出血呈黑紫色者，则无恢复希望而停止局部冷疗。

2. 治疗方法 椎板切除显露硬脊膜，视触伤区硬脊膜是否明显肿胀，一般在伤后 24h 前后大都是肿胀的，取 0℃生理盐水（存放于冷冻室者）倒入滴瓶中，通过滴管滴于硬脊膜外，停留约数分钟，由排出管引出，滴入消毒瓶中，连续滴注，每分钟约 60 滴，保持硬膜外温度在 5℃ 上下，流出管温度大约在 10℃，滴灌 20min，硬膜外消肿可停止滴灌，切开硬膜，观察脊髓，如明显肿胀，则继续硬膜下滴灌，半小时后脊髓消肿，缝合硬膜，硬膜外置入出管，继续滴灌缝合伤口，转回病房，继续滴灌 24h。

3. 注意事项　局部冷疗不可在 3 ~ 6h 停止，因停止后可出现反应性肿胀，继续损伤脊髓，持续24h 则不再出现反应性肿胀。

（二）不全脊髓损伤

1. 病理改变　轻重不等，中心灰质轻者出血，重者坏死形成囊腔，周围白质的损伤亦轻重不等，轻者大部保存，重者部分坏死、轴突退变、脱髓鞘等常可再生恢复。因此，对重度不全脊髓损伤，在急性伤后 24 ~ 48h 内，局部冷疗仍是有利的，存在压迫者应予减压。

2. 治疗方法

（1）脉冲点刺激。

（2）神经生长因子（NGF）：有助于不全脊髓损伤的恢复，一般可用 30 天。

3. 注意事项　不全脊髓损伤的发生率，21 世纪以来已超过 50%，完全脊髓损伤已减少至 30% 左右。因此，合理治疗不全脊髓损伤将有助于大多数脊髓损伤病例的恢复。

（三）中央脊髓损伤

治疗方法：对中央脊髓损伤的治疗，应根据压迫的原因，对椎管狭窄长节段损伤者行后路扩大半椎板减压，即自 $C_{3~7}$ 后路半侧显露，切除半椎板向外至关节突，将其内缘切除，显出硬脊髓囊侧缘，向内将棘突根部向对侧斜切，则脊硬膜显露横径的 2/3，并向后膨出至椎板外，达到减压目的，并且还保持颈椎生理前凸，则脊髓由减压隙中向后移位对前方椎间盘突出或爆裂骨折块向后压迫为主者，行前路切除减压。

减压的时间以早为好，虽然不像严重不全损伤早期治疗之急，但可以在 10 天至 2 周之内减压为宜，据我们观察，如在 2 周内未行减压，则手的内在肌恢复困难。在中央脊髓损伤，手的内在肌的运动纤维走行最靠近中央区，其脊髓前角又在颈胸交界处，损伤最重。只有早期减压，才有恢复希望。

（四）脊髓半侧损伤、前脊髓损伤和后脊髓损伤

治疗方法：对脊髓半侧损伤（Brown-Se-quard）应整复骨折脱位，稳定脊柱，自然会恢复，并且恢复较好。前脊髓损伤发生在爆裂骨折、骨折脱位者，应行复位或前减压，稳定脊柱，并应用大剂量甲泼尼龙（早期 8h 内）或神经生长因子。应当说，脊髓前部损伤者，恢复的可能性大，而脊髓前动脉损伤者则难于恢复。我们的临床病例有一半恢复，最多的恢复可达 80%，后脊髓损伤的治疗主要是椎板切除减压，由于没有运动瘫痪，一般恢复良好。

（五）无骨折脱位脊髓损伤

脊髓损伤类型呈多样化，在颈椎过伸损伤，严重者为完全脊髓损伤，占少数，还有不全脊髓损伤、中央型脊髓损伤，两者占大半。脊髓半侧损伤及前脊髓损伤，均可发生。各型的诊断及治疗已于前述。

胸椎无骨折脱位损伤最为严重，多系完全脊髓损伤，且是脊髓血管损伤的缺血损伤，常是根大动脉或大髓动脉损伤，MRI 显示并无脊髓受压，早期髓内可能有长条状影。至晚期则脊髓长段萎缩，临床表现为脊髓软截瘫，下肢软瘫，腱反射消失，病理反射阴性，选择性脊髓造影呈脊髓前动脉不显影，手术探查，脊髓未见受压，预后最差。

（六）脊髓圆锥损伤

圆锥损伤，大小便失控，肛门括约肌无收缩力，是否为完全损伤，除临床肛门指诊无感觉及无收缩力之外，电生理检查，亦是重要依据，肛门肌电图（EMP）检查，有失神经电位、纤颤电位，大力收缩时，无电位出现，为完全圆锥损伤，可引出肌收缩电位者，为不全圆锥损伤。圆锥损伤主要见于 $T_{12}-L_1$ 损伤，在不伴有脊髓或马尾损伤者，双下肢感觉运动存在。对其治疗，除复位骨折脱位外，大剂量甲泼尼龙的治疗效果缺乏大宗病例报道，对急性期过后病例，脊髓脉冲电刺激及神经生长因子应用可获得圆锥的功能恢复，这见于不全圆锥损伤，对完全圆锥损伤则效果不佳。

第二节　颈椎病

颈椎病是一种常见退变性疾病，它严重地影响着病人的身体健康和生活质量。人类对颈椎病的认识经历了一个漫长的历史过程。1948 年，Brain 及 Bull 等首先将骨质增生、颈椎间盘退行性改变及其所引起的临床症状综合起来称为颈椎病；1958 年，SmithRobison 和 Cloword 率先开展颈椎前路手术，开辟了颈椎外科新纪元，并在国际上得到公认。

一、病因及发病机制

迄今，许多学者对颈椎病发病机制进行研究，但都未有明确结论。主要有如下学说：

1. 机械压迫学说

（1）静态因素：椎间盘由髓核、纤维环和上下软骨板构成一个完整的解剖单位。颈椎间盘维持椎体间高度，吸收震荡，传导轴向压缩力，在颈椎的各向活动中，维持应力平衡，这种功能完全由组成椎间盘的各个结构相互协调来完成的。若其中之一出现变性，则可导致其形态和功能改变，最终影响或破坏颈椎骨性结构的内在平衡，并使其周围力学平衡发生改变。

（2）动态因素：屈颈时颈椎管拉长，伸颈对侧缩短，提示脊髓随颈椎伸屈椎管长短变化而形成。颈屈位脊髓被拉长，横断面积减少，脊髓变细；颈伸位脊髓被轴向压缩，横断面积增加。因此认为，屈颈活动亦为脊髓损害的动力学因素。颈椎活动度大是引起症状出现或加重的重要因素之一。

2. 颈椎不稳学说　颈椎不稳定是颈椎病发病的因素之一。脊髓型颈椎病是因颈椎退行性改变造成不稳定所致，颈椎伸屈活动时，脊髓在椎体后缘骨赘上反复摩擦，引起脊髓微小创伤致使脊髓病理损害。

3. 血液循环障碍学说　除上述因素致脊髓、神经根直接损害外，脊髓血循环障碍参与了本病的发病。间盘突出和骨赘致脊髓受压，发现脊髓损害区与脊髓前动脉供血区基本一致，推测突出间盘压迫、脊髓前动脉及其分支致供血减少造成脊髓缺血性损害。脊髓病理改变特征同血管阻塞所致脊髓损害相近，并强调根动脉在椎间孔内受压是造成脊髓缺血性损害的原因。

二、病理改变

颈椎病的发生和发展必须具备以下条件：一是以颈椎间盘为主的退行性变；二是退变的组织和结构必须对颈部脊髓或血管或神经等器官或组织构成压迫或刺激，从而引起与之相关的临床症状和体征。

三、临床表现

由于颈椎病的病理变化较多样化，因此，各型颈椎病产生不同临床表现并呈现不同的影像学特征。反之，由于病变后期，椎节弥漫性退变，颈椎椎管狭窄和颈椎病同时并存，又可变现为混合型颈椎病的病症。下面将分述各型的临床表现，并结合影像资料综合介绍。

1. 颈型颈椎病

（1）年龄：以青壮年居多。多在 45 岁前后发病，个别有颈部外伤史，病人多数有长期低头作业的情况。

（2）症状：颈部感觉酸、痛、胀等不适。这种酸胀感以颈后部为主。而女性往往诉肩胛、肩部也有不适。常诉说不知把头颈放在何种位置才舒适。部分有颈部活动受限，少数可有一过性上肢麻木，但无肌力下降及运动功能障碍。

（3）体征：生理曲度减弱或消失。棘突间及棘突旁可有压痛。

（4）X 线片：颈椎生理曲度变直或消失，颈椎椎体退变。伸屈侧位动力摄片可发现椎间隙松动，表现为轻度梯形变，或屈伸活动度变大。

2. 神经根型颈椎病

（1）根性痛：是最常见的症状，疼痛范围与受累椎节的脊神经分布区相一致。与根性痛相伴随的是该神经分布区其他感觉障碍，其中以麻木、过敏、感觉减退等为多见。

（2）根性肌力障碍：早期可出现肌张力增高，但很快即减弱并出现肌无力和肌萎缩症。严重者在手部以大小鱼际肌及骨间肌萎缩最为明显。

（3）腱反射异常：早期出现腱反射活跃，而后期逐渐减弱，严重者消失。然而单纯根性受压不会出现病理反射，若伴有病理反射则表示脊髓本身也有损害。

（4）颈部症状：颈痛不适，颈旁可有压痛。压迫头顶时可有疼痛，棘突旁也可有压痛。

（5）特殊试验：当有颈椎间盘突出时，可出现压颈试验阳性。脊神经牵拉试验阳性。方法是令病人坐好，术者一手扶住病人头部，另一手握腕部，两手呈反方向牵拉，若感到手疼痛或麻木则为阳性。这是由于臂丛神经受牵拉，神经根被刺激所致。

（6）X线所见：侧位片可见颈椎生理前凸减小、变直或成"反屈线"，椎间隙变窄，病变椎节有退变，前后缘有骨刺形成。伸屈侧位片可见有椎间不稳。

（7）CT检查：可发现病变节段椎间盘变性侧后方突出或后方骨赘并借以判断椎管矢径大小。MRI检查也可发现椎间隙后方对硬膜囊有压迫。若合并有脊髓功能损害者，可显示脊髓受压改变。

3. 脊髓型颈椎病

（1）病史：40~60岁多见，发病慢，大约20%的患者有外伤史，常有落枕史。

（2）症状：先从下肢双侧或单侧发沉、发麻开始，随之出现行走困难，下肢肌肉发紧，抬步慢，不能快走，重者明显步态蹒跚，呈宽底步态。双下肢协调差，跨越障碍物困难，双足有踩棉花样感觉。自述颈部发硬，颈后伸时易引起四肢麻木。有时上肢症状可先于下肢症状出现，但一般略迟于下肢。上肢多一侧或两侧先后出现麻木、疼痛。严重者写字困难、饮食起居不能自理，部分有括约肌功能障碍、尿潴留。除四肢症状外，往往有胸以下皮肤感觉减退、胸腹部发紧，即束带感。

（3）体征：最明显体征是四肢肌张力升高，下肢往往较上肢明显。下肢症状多为双侧，但严重程度可有不同。但有时上肢的突出症状是肌无力和肌萎缩，并有根性感觉减退，而下肢肌萎缩不明显，主要表现为肌痉挛、反射亢进，出现踝阵挛和髌阵挛。

①上肢皮肤的感觉平面检查常可提示脊髓真正受压平面。而且根性神经损害的分布区域与神经干损害的区域有所不同，详细检查手部和前臂感觉区域有助于定位，而躯干的知觉障碍常左右不对称，感觉障碍平面不明显。

②四肢腱反射亢进，尤以下肢显著。上肢霍夫曼征阳性，或Rossolimo征阳性（快速叩击足的跖面引起足趾跖屈为阳性）。霍夫曼征单侧阳性更有意义，这是颈脊髓受压时的重要体征，严重时双侧均为阳性。下肢除腱反射亢进外，踝阵挛出现率较高。Babinski、Oppenheim、Chaddock、Gordon征亦可阳性。腹壁反射、提睾反射可减弱或消失。

（4）影像学检查

①侧位X线片：多能显示颈椎生理前曲消失或变直，大多数椎体有退变，表现为前后缘骨赘形成，椎间隙变窄。伸屈侧片可显示受累节段不稳。测量椎管矢状径，可小于12mm。由于个体差异和放大效应，测量椎管与椎体矢状径比值（Pavlov），小于0.75者可判断为发育性椎管狭窄，据我们大样本量测量，确定相邻椎节间运动节段判断狭窄状况。

②CT检查：则对椎体后缘骨刺、椎管矢状径的大小、后纵韧带骨化及椎间盘突出的判断比较直观和准确。而且能够发现椎体后缘致压物是位于正中还是有偏移。CT对于术前评价，指导手术有重要意义。三维CT可重建脊柱构象，可在立体水平上判断致压物的大小和方向。

③MRI：分辨能力更高，其突出优点是能从矢状切层直接观察硬膜囊是否受压。脊髓型颈椎病在MRI图像上常表现为脊髓前方呈弧形压迫，多平面退变可使脊髓前缘呈波浪状。病程长者，椎管后缘也压迫硬膜囊，从而使脊髓呈串珠状。脊髓有变性者可见变性部位也即压迫最重的部位脊髓信号增强。值得注意的是，X线片退变最严重的部位有时不一定是脊髓压迫最严重的部位，MRI影像较X线片更准确

可靠。

4. 椎动脉型颈椎病

（1）眩晕：头颅旋转时引起眩晕发作是本病的最大特点。正常情况下，头颅旋转主要在寰枢椎间。椎动脉在此处受挤压。如头向右旋时，右侧椎动脉血流量减少，左侧椎动脉血流量增加以代偿供血量。若一侧椎动脉受挤压血流量已经减少无代偿能力，当头转向健侧时，可引起脑部供血不足产生眩晕。

（2）头痛：椎–基底动脉供血不足，使侧支循环血管扩张引起头痛。头痛部位主要是枕部及顶枕部，也可放射至两侧颞部深处，以跳痛和胀痛多见，常伴有恶心呕吐、出汗等自主神经紊乱症状。

（3）猝倒：是本病的一种特殊症状。发作前并无预兆，多发生于行走或站立时，头颈部过度旋转或伸屈时可诱发，反向活动后症状消失。病人摔倒前察觉下肢突然无力而倒地，但意识清楚，视力、听力及讲话均无障碍，并能立即站起来继续活动。

（4）视力障碍：病人有突然弱视或失明，持续数分钟后逐渐恢复视力，此系双侧大脑后动脉缺血所致。此外，还可有复视、幻视等现象。

（5）感觉障碍：面部感觉异常，口周或舌部发麻，偶有幻听或幻嗅。

（6）MRA 特征：椎动脉显影可发现椎动脉有扭曲或狭窄，但一次影像无阳性发现时不能排除，因为大多数病人是一过性痉挛缺血，当无症状时，椎动脉可恢复正常口径。必须清楚，正常左侧椎动脉通常略粗于右侧。

四、治疗

颈椎病是一种慢性退变性疾病，其治疗也需要根据不同的病程以及不同的病理类型而有所不同。总之，颈椎病的治疗分手术与非手术两大方面。但两者并不完全独立，非手术疗法既是颈椎病治疗的基本方法，又是手术疗法的基础；手术疗法是非手术疗法的继续，术后仍有一部分病人行非手术疗法以求康复。

1. 非手术疗法

（1）适应证：轻度颈椎间盘突出症及颈型颈椎病；早期脊髓型颈椎病；颈椎病的诊断尚未肯定而需一边治疗一边观察者；全身情况差，不能耐受手术者；手术恢复期的病人；神经根型颈椎病。

（2）颈椎牵引疗法：

颈椎牵引的目的和左右：a. 限制颈椎活动，减少负重，减轻病变组织水肿、充血。b. 使头颈部肌肉松弛，解除痉挛，减轻椎间盘压力负荷。c. 有助于维持颈椎生理曲度，恢复颈椎正常序列和小关节功能。

（3）制动法：颈椎的制动技术是指通过石膏、支具等方法使颈椎获得固定，从而达到治疗目的。

（4）理疗：在颈椎病的防治中，理疗是治疗颈背不适的传统方法，其主要作用是：可消除或缓解颈部肌肉痉挛，改善软组织血液循环；消除因病变引起的神经根或其他软组织的炎性水肿和充血，改善脊髓、神经根和局部血液循环，缓解症状；增进肌肉张力，改善小关节功能；延缓或减轻椎体及关节囊韧带的钙化或骨化过程。一般消炎止痛疗法：包括超短波疗法、短波疗法、干扰电流疗法、间动电流疗法、高频电疗、离子导入、石蜡疗法、水疗等。

（5）家庭疗法：是一个综合性的治疗方法，集康复、预防于一体，方法也较多。家庭疗法的主要内容包括：纠正和改善睡眠及工作中的不良体位，牵引及使用颈同等。家庭疗法是正规治疗的基础，对颈椎病的预防和康复具有重要作用。

（6）药物疗法

①消炎镇痛类药物：解热、镇痛类药物在化学结构上虽属于不同类别，目前临床上常用的消炎镇痛药物有西乐葆、乐松、布洛芬胶囊、戴芬胶囊、莫比可胶囊等。

②肌松药：氯唑沙宗：该药为中枢性肌肉松弛药，有解痉镇痛作用；妙纳，学名为盐酸乙哌立松，主要作用于中枢神经系统而松弛骨骼肌，并能直接松弛血管平滑肌。

③维生素类药物：维生素 B_1、维生素 B_6、维生素 B_{12}、维生素 C、维生素 E 等。

④中药制剂：主要根据中药的"痹"病理论，采用行气活血、消肿散瘀、通络止痛等组方，辅以补肝肾、养气血、祛风湿等药物，从"标"和"本"两方面着手，对颈椎疾患进行治疗。

2. 手术治疗

手术目的是解除神经压迫及恢复颈椎的稳定性，维持椎间隙高度，获得正常生理曲度和脊髓相适应的椎管容量和形态，挽救脊髓残留功能，阻止病情的进一步发展。

（1）适应证：①颈椎病至出现明显脊髓、神经根、经非手术治疗无效即应早期手术治疗；②外伤或其他原因的作用导致颈椎病症状突然加重者；③伴有颈椎间盘突出症经非手术治疗无效者；④颈椎某一节段明显不稳，颈痛明显，经正规非手术治疗无效，即使无四肢的感觉运动障碍，亦应考虑手术治疗以中止可以预见的病情进展。

（2）禁忌证：颈椎病手术不受年龄的限制，但必须考虑全身情况。若肝脏、心脏等重要脏器患有严重疾病、不能耐受者，应列为手术禁忌证。此外，颈椎病已发展至晚期，或已瘫痪卧床数年，四肢关节僵硬；肌肉有明显萎缩者，手术对改善生活质量已没有帮助时，也不宜手术。若颈部皮肤有感染、破溃，则需在治愈这些局部疾患后再考虑手术。

第三节 椎间盘突出症

椎间盘突出症指突出的髓核和相应破裂的纤维环突向椎管内，引起脊髓或脊髓神经根受压而出现一系列临床症状和体征。致压物是单纯的椎间盘组织，才能称之为椎间盘突出症。

1. 病因

椎间盘突出症的发病是在椎间盘发生退行性改变的基础上，受到一定的外力作用后使纤维环和后纵韧带破裂，髓核突出而引起脊髓或神经根受压。常见病因为：损伤、炎症、遗传因素等。

2. 病理

纤维环部分甚至完全破裂，髓核突向椎管，或破裂突出的椎间盘组织、碎块脱入椎管内或完全游离。

3. 突出部位

脊柱腰段生理性前凸，而骶段则后凸，当直立活动时，各种负荷应力均集中在腰骶段，尤其是两个相反弯曲的交界处，故椎间盘突出症中以腰$_{4～5}$、腰$_5$～骶$_1$间隙发生率最高，其次为颈椎，胸椎则少见。

（一）颈椎间盘突出症

颈椎间盘突出是椎间盘退变的一种病理过程，退变一开始就预示该节段稳定程度的减弱。退变不一定导致椎间盘突出，而椎间盘突出也并不代表临床发病，仅预示为临床上出现脊髓或神经根受压的病理基础。

严格地讲，颈椎间盘突出是颈椎病发病过程中的病理变化之一。因此，不宜将颈椎间盘突出和颈椎病列为同种疾病。

1. 发病机制

颈椎间盘突出症的发病是在椎间盘发生退行性改变的基础上，受到一定的外力作用后使纤维环和后纵韧带破裂，髓核突出而引起颈髓或神经根受压。

2. 临床表现

病初可能因轻微劳损，甚至睡醒时伸懒腰而发病。以后的复发，可以是急性的，也可以是慢性的。其首发症状可有以下 4 种：①单侧上肢及手部剧烈疼痛或麻木，或无力麻木；②跨步无力、步态不稳，经常打软腿；③颈部不适、疼痛伴肩部酸痛疲劳；④双手麻木无力和步态不稳，容易跌倒。其临床表现主要有赖于压迫的组织而定。根据颈椎间盘向椎管内突出位置的不同，可分为 3 种类型：①侧方型：突出部位在后纵韧带的外侧，钩椎关节的内侧。该处是颈脊神经根通过处，突出的椎间盘压迫颈神经根而产生根性症状。②中央型：突出部位在椎管中央，脊髓的正前方。可压迫脊髓双侧的腹面而产生脊髓双侧的压迫症状。③旁中央型：突出部位偏于一侧而介于颈神经根与脊髓之间，可压迫两者而产生单侧脊髓及神经根的压迫症状。

3. 影像学检查

（1）颈椎 X 线片可见颈椎生理曲度减小或梯形变，病变椎间隙变窄。呈退行性改变。年轻病例，其椎间隙可无明显改变。

（2）CT检查可准确地显示椎间盘突出的位置、大小及形态，并能准确地判定硬膜囊，神经根受压情况及椎管有效矢状径，为手术和临床非手术治疗提供了可靠的依据。另外，对X线片显示有椎间盘突出间接征象或两个以上常见征象，以及对临床症状、体征典型而平片无异常表现者均应行CT检查，以便确诊。但CT检查不能反映脊髓信号的改变。

（3）慢性颈椎间盘突出除了上述MRI表现外，相邻椎体边缘常有骨质退行性变的表现，常合并一个或多个椎间盘膨出。颈椎间盘膨出：变形的椎间盘向后膨出，T_2W像椎间盘信号减低呈现凸面向后的弧形改变，硬膜囊前缘有轻度压迹。

4. 治疗　颈椎间盘突出症的治疗方法选择，主要依靠临床表现，而不是影像学征象。仅有局部症状，或轻度神经根性症状，通常选择非手术治疗，包括颈椎牵引、围领制动、理疗及活血化瘀中药和镇静止痛等药物治疗。对确定有脊髓或脊髓神经根压迫症状，原则上采用手术治疗。手术目的是解除压迫，稳定病变节段。手术方法选择问题，是采用单纯髓核摘除，还是整个椎间盘切除加植骨融合，有不同的观点。对于临床明显不稳颈椎间盘突出症，椎间盘切除后宜同时施行颈椎椎间融合术，最终效果是满意的。

（1）手术适应证：颈椎间盘突出症起病重或进行性加重，对反复发作，非手术治疗不能缓解者，严重疼痛且有明显神经功能障碍者或出现脊髓压迫症状者，应行手术治疗。

（2）常用手术方法

①颈前路减压术：适用于中央型和旁中央型椎间盘突出症病人。颈椎前路减压融合术后，恢复和维持理想的椎间高度是重建颈椎生理曲线的基础，并能使皱褶的黄韧带紧张，椎间孔扩大，从而进一步缓解和防止颈髓和神经根受压。

②颈后路髓核摘除术：由于两者解剖结构不同，其具体技术也有许多差别。

③颈椎间盘显微切除术：有后侧和前侧两种入路，在治疗颈椎间盘突出中，其入路选择仍有较大争议。后外侧入路治疗单根神经根受损的外侧型髓核脱出，取得良好疗效，术中小关节突切除的范围依神经根和突出椎间盘的关系而定。

（二）胸椎间盘突出症

胸椎间盘突出症较少见，此乃因胸椎受胸廓固定，不似颈椎与腰椎活动度大，因而椎间盘退变较少。胸椎间盘突出的发生部位，以下部胸椎为多，自$T_{6\sim7}$间盘开始增多，以$T_{10\sim12}$和$T_{11}\sim L_1$为最多。

发病年龄为20～60岁，但10～12岁儿童亦有发生，以中年人劳动者发病较多。胸椎间盘突出的类型有中央型和侧后方型，大约各占一半。

1. 临床表现

胸椎间盘突出发病多隐袭，慢性加重，从出现症状至手术多经年余，少数病例有外伤史且发病较快。

（1）躯干症状：背肩腰痛，季肋部痛，胸腹束带感。

（2）下肢症状：多为麻木、无力、行走困难，有的踩棉花感，甚至剪刀步。

（3）括约肌症状：小便失禁或潴留，约占病例的一半。

（4）神经检查表现：多为上神经单位损伤症状即下肢肌张力增高，腱反射亢进，病理反射阳性，感觉丧失范围不定，多自压迫平面以下，胸腰段椎间盘突出常有下神经单位症状，即下肢肌力减弱，腱反射减弱或消失及肢体麻木，病理反射阴性，神经根受压症状为肋间神经痛和大腿前外侧痛。

2. 诊断

X线平片有的可见该椎间隙狭窄，亦有呈现Scheuermann改变者，以及椎间盘突出钙化，在中年以上亦可有椎体后缘骨唇增生，CT扫描与脊髓造影可显示椎间盘突出及其部位，MRI为无侵害检查，除显示椎间盘突出压迫外，还可以显示脊髓信号有无改变，有助于鉴别诊断，腰椎穿刺脑脊液可有部分梗阻及蛋白量增加，但无定位意义。

3. 鉴别诊断

主要为胸椎间盘突出与胸椎管狭窄的鉴别。

4. 治疗

（1）非手术治疗适用于病人年轻及症状不严重者，在青少年的胸椎间盘突出钙化可以自行吸收。此外急性后侧突出压迫肋间神经痛者，经休息亦有缓解者，如不缓解，则考虑手术治疗。

（2）手术治疗胸椎管较狭小，一旦椎间盘突出压迫脊髓，不易缓解。多考虑手术治疗，由于胸椎曲线后弓，压迫来自脊髓前方，故椎板切除减压，多无效果。主要需从脊髓前方或侧前方减压。

（三）腰椎间盘突出症

腰椎间盘突出症是骨科的常见病和多发病，是腰腿痛最常见的原因。本病多发于青壮年，患者痛苦大，有马尾神经损害者可有大小便功能障碍，严重者可致截瘫，对患者生活、工作和劳动均可造成严重影响。

1. 临床表现

由于不同部位、不同类型的腰椎间盘突出压迫不同部位和不同数量的神经根和马尾神经，其临床表现差异很大。常见的和典型的腰椎间盘突出症诊断较易，复杂和少见者诊断困难。

（1）腰痛或放射性腿痛：这是本病的突出症状，发生率高达 95% 以上。多数病人先有腰痛后有腿痛，部分病人腰痛和腿痛同时发生，少数病人只有腿痛。腰椎间盘突出引起的腰腿痛具有下列特点。

①腿痛沿神经根分布区放射：又称根性放射痛。$L_{4、5}$ 椎间盘突出压迫 L_5 神经根，疼痛沿臀部、大腿后侧放散至小腿前外侧、足背和趾。L_5S_1 椎间盘突出压迫 S_1 神经根，疼痛放射至小腿后外侧、足跟、足底、和足外侧。因 L_5 和 S_1 神经根参与坐骨神经构成，腿痛又称为坐骨神经痛。$L_{3、4}$ 椎间盘突出压迫 L_4 神经根，引起股神经痛，疼痛放射至大腿前外侧、膝前部和小腿前内侧。

②疼痛与腹压有关：使腹压和脑脊液压力增高的动作可使腰腿痛加重，如咳嗽、打喷嚏、排便、用力等。

③疼痛与活动有关：活动和劳累后加重，卧床休息减轻，严重者活动困难。

④疼痛与体位的关系：为了缓解疼痛，病人常被迫采取某一体位，多为健侧卧位并屈髋屈膝，少数患侧卧位屈腿、仰卧位屈腿、床上跪位、下蹲位等。

⑤疼痛与天气变化的关系：部分病人遇刮风下雨或气温骤降时加重，遇暖减轻。

（2）腿麻无力：受累神经根受到较重损害时，所支配的肌肉力量减弱，感觉减退，轻者可出现痛觉过敏，重者肌肉瘫痪。

（3）大小便功能变化：椎间盘突出压迫硬膜囊较重时马尾神经损害可引起便秘、排便困难，尿频、尿急、尿潴留或尿失禁，会阴部感觉减退或消失，以及性功能障碍。

（4）腰部表现：腰部僵硬、活动受限或侧弯畸形。

2. 辅助检查

（1）X 线片。

（2）电子计算机 X 线体层扫描（computed tomography scanning，CT）：在 CT 图像上椎间盘突出表现为向椎管内呈丘状突起，或为软组织肿块影（如突出钙化，则可显示异常钙化影），以及神经根鞘和硬膜囊受突出物挤压移位等。

（3）磁共振显像检查（MRI）：MRI 是一种无创性新检查技术，可行三维显像，在脊柱脊髓疾病诊断方面有很大优越性。可显示腰椎间盘退变时信号减弱，椎间盘突出的隆起型、破裂型和游离型，以及进入椎管髓核碎块移动后的位置。明确显示硬膜受压的部位和程度，尤其是全脊髓 MRI 检查可一次检查显示多节段病变，如颈腰综合征、颈胸腰综合征或胸腰综合征，包括椎间盘突出和椎管狭窄等。

（4）造影检查：造影检查属侵入性检查，不应将造影列为常规检查。只有对少数疑难病例，如疑有椎管内肿瘤或椎管狭窄等情况时，才慎重考虑采用造影检查。

3. 诊断

依据详细准确的询问病史和检查、腰椎 X 线片及定位准确和高分辨率 CT 扫描，常见的典型腰椎间盘突出症诊断不困难，但应尽早确定椎间盘突出的三维定位、类型及同时存在的脊柱疾患，这有助于治疗方法选择和提高效果。应注意与其他疾病鉴别，包括腰肌、腰骶或骶髂劳损、骨质疏松症、腰椎结核、椎管内肿瘤、骶骨肿瘤、髋关节疾病及强直性脊柱炎等。

4. 鉴别诊断

（1）腰椎结核：病人有腰痛，少数有神经根激惹症状，也可合并截瘫。结核病人多有全身症状，如低热、盗汗、消瘦、贫血、血沉加快等。X线片显示椎体骨质破坏、死骨形成、椎间隙变窄、椎旁脓肿等。CT扫描更清晰显示上述改变，并可显示脓肿及死骨是否进入椎管。

（2）腰椎肿瘤：椎管内肿瘤包括硬膜内和硬膜外肿瘤，神经鞘瘤、神经纤维瘤、脊膜瘤、脑脊液囊肿、皮样囊肿、畸胎瘤等较多见。椎体和附件多为转移性肿瘤。这些肿瘤均可压迫神经组织引起症状。症状出现多无外伤史、进行性加重，神经损害严重程度与肿瘤大小有关，休息不能缓解症状。累及骨性结构的肿瘤在X线片和CT片上多可显示病变，非骨性组织的肿瘤应首选MRI检查，多可确定诊断，必要时作脑脊液和脊髓造影检查。

（3）劳损：腰肌劳损、腰骶劳损或骶髂劳损者有时与腰椎间盘突出症混淆。患者可有一侧腰痛、臀痛及股外侧疼痛或不适，脊柱侧弯和活动受限以及直腿抬高受限等表现，多为腰脊神经后支受累。放射痛的症状和体征多不累及小腿和足部，无肌力，感觉和反射改变。压痛部位多在椎旁肌或骶髂部，不在棘突间旁侧，且无放散痛。鉴别诊断困难时需做CT扫描。

（4）腰椎管狭窄症：间歇性跛行是该病最突出的症状，步行一段距离后，下肢出现酸痛、麻木、无力，蹲下休息后才能继续行走，骑自行车和卧床时多无症状。检查可无任何体征。少数患者可有根性神经损伤表现。严重的中央型椎管狭窄可出现大小便功能障碍。应注意腰椎间盘突出症往往与椎管狭窄同时存在，发生率高达40%以上。主要由临床判断，CT检查或脊髓造影对诊断很有帮助。

（5）关节突关节病变和脊柱失稳：关节突关节是滑膜关节，关节面方向在同心圆圆弧上，左右对称。如果发育不对称和劳损会发生退变性关节炎、滑膜炎、滑膜嵌顿，有时形成关节游离体，引起腰神经后支支配区症状。腰椎X线片，尤其是斜位片和CT可显示关节病变。关节突关节封闭试验可明确诊断。关节突关节和椎间盘退变纤维环松弛同时发生，腰椎运动节段就会失去稳定性，产生腰痛，有时伴有腰神经后支范围疼痛。腰椎动力摄片可做鉴别诊断方法，过屈过伸位侧位片相邻椎体水平移位超过3mm或相邻椎体后缘夹角超过15°可诊断腰椎失稳。配戴质量符合要求的腰围，症状消失或明显减轻，是较好的试验治疗方法。

（6）腰椎骨质疏松症及骨质疏松性骨折：该病多为老年或体弱病人，主要症状是腰痛，有时表现臀部和髋部疼痛，少数有股前部和股外侧疼痛，一般不超过膝部。检查时直腿抬高试验疼痛科放射至股部或臀部，达不到小腿或足部。X线片检查可发现椎体楔形变或呈扁平椎，骨质疏松征象。骨密度测定可较准确显示其程度。CT椎体扫描可显示轻微骨折，单纯行椎间隙扫描有时漏诊。

（7）骶髂部和髋部疾病：包括髂骨致密性骨炎、强直性脊柱炎、骶髂关节结核、肿瘤、髋关节结核、股骨头缺血性坏死、骨性关节炎、股骨头颈部肿瘤、髋关节创伤性滑膜炎等，主要表现为臀部痛或髋痛，有时有下腰痛和股前部疼痛及膝部疼痛。检查直腿抬高时，抬高受限，有时伴有放射痛，同时检查屈髋屈膝试验和"4"字试验，多为阳性。一定要拍骨盆平片和骶髂部或髋部CT扫描，多可鉴别。

（8）腹腔和盆腔内疾病：腹膜后病变，如泌尿系结石、转移肿瘤，盆腔女性器官、直肠等病变，均可引起腰部、下腰部和骶尾部疼痛，有时会阴部和肛周放射。检查时必须检查腹部体征，鉴别困难时可请有关专家会诊。

5. 治疗原则

腰椎间盘突出症的治疗方法包括非手术治疗和手术治疗两大类，应根据病人的具体情况选择，以提高治愈率、缩短病程和减少治疗费用。

（1）非手术治疗：一般治疗为卧床休息、过伸性腰背肌功能锻炼和腰部支具限制弯腰活动适用于症状较轻的患者。药物治疗可选用肌肉松弛、止痛、镇静药物，也可应用舒筋活血的中药制剂。

①牵引按摩推拿疗法：该方法是使用已久行之有效的非手术方法，可单独进行牵引、按摩或推拿疗法，也可结合使用。

②硬膜外腔或骶管注射疗法：其方法为按硬膜外麻醉方法行硬膜外穿刺或骶管穿刺，穿刺成功后缓慢注入或滴注药物，药物主要包括1%利多卡因10mL（0.5%利多卡因20mL或2%利多卡因5mL），地

塞米松 10mg（曲安缩松 10mg、确炎舒松 –A 25mg）或长效皮质类固醇康宁克通 40 ~ 80mg）。

（2）手术治疗：手术治疗适于下列情况：①病情重，有广泛严重下肢肌力减弱、感觉减退及马尾神经损害者，多属巨大中央型突出、破裂型或游离型突出。②伴有较重的腰椎管狭窄。③合并腰椎峡部不连及脊椎滑脱者，较重的退变性滑脱、节段性失稳和腰椎管狭窄者。④对突出的髓核钙化固化者、较重的高位腰椎间盘突出症、极外侧腰椎间盘突出症、伴有软骨板破裂、原位复发的腰椎间盘突出，适应证应适当放宽。初次手术失败者应尽早明确原因，再次手术。

对没有上述手术适应证的病人可先行非手术治疗，经非手术治疗无效，症状较重，影响生活和工作者，或非手术治疗病情加重者也应手术治疗。非手术治疗治愈率为 70% 左右。

手术治疗包括传统手术（椎板切除减压髓核摘除术）、椎间盘镜髓核摘除术和经皮穿刺手术（髓核化学溶解术、切吸术及激光手术）。

第四节　椎管狭窄症

（一）颈椎管狭窄症

构成颈椎管各解剖结构因发育性或退变因素造成骨性和（或）纤维性退变引起一个或多个节段管腔狭窄，导致脊髓血液循环障碍、脊髓及神经根压迫症者为颈椎管狭窄症。在临床上，腰椎管狭窄最常见，其次为颈椎管狭窄，胸椎管狭窄最少见。

根据病因将颈椎管狭窄症分为 4 类：①发育性颈椎管狭窄；②退变性颈椎管狭窄；③医源性颈椎管狭窄；④其他病变和创伤所致的继发性颈椎管狭窄，如颈椎病、颈椎间盘突出症、后纵韧带骨化症、颈椎结核、肿瘤和创伤等所致颈椎管狭窄，但上述各疾患属不同颈椎疾疾患。

1. 临床表现

（1）感觉障碍：主要表现为四肢麻木、过敏或疼痛。大多数病人具有上述症状，且为始发症状。主要是脊髓丘脑束及其他感觉神经纤维束受累所致。四肢可同时发病，也可以一侧肢体先出现症状，但大多数病人感觉障碍先从上肢开始，尤以手臂部多发。躯干部症状有第 2 肋或第 4 肋以下感觉障碍，胸、腹或骨盆区发紧，谓之"束带感"，严重者可出现呼吸困难。

（2）运动障碍：多在感觉障碍之后出现，表现为锥体束征，为四肢无力、僵硬不灵活。大多数从下肢无力、沉重、脚落地似踩棉花感开始，重者站立步态不稳，易随着症状的逐渐加重出现四肢瘫痪。

（3）大小便障碍：一般出现较晚。早期为大小便无力，以尿频、尿急及便秘多见，晚期可出现尿潴留、大小便失禁。

（4）体征：颈部症状不多，颈椎活动受限不明显，颈棘突或其旁肌肉可有轻压痛。躯干及四肢常有感觉障碍，但不很规则，躯干可以两侧不在一个平面，也可能有一段区域的感觉减退，而腰以下正常。浅反射如腹壁反射、提睾反射多减弱或消失。深感觉如位置觉、振动觉仍存在。肛门反射常存在，腱反射多明显活跃或亢进，霍夫曼征单侧或双侧阳性，者是 C_6 以上脊髓受压的重要体征。下肢肌肉痉挛侧可出现 Babinski 征阳性，髌、踝阵挛阳性。四肢肌肉萎缩、肌力减退，肌张力增高。

（5）影像学表现

①X 线片检查：颈椎发育性椎管狭窄主要表现为颈椎管矢状径减少。因此，在标准侧位片行椎管矢径测量是确立诊断的准确而简便的方法。椎管矢径为椎体后缘至棘突基底线的最短距离。凡矢状径绝对值小于 12mm，属发育性颈椎管狭窄、绝对值小于 10mm 者，属绝对狭窄。用比率法表示更为准确，因椎管与椎体的正中矢状面在同一解剖平面，其放大率相同，可排除放大率的影响。正常椎管 / 椎体比率为 1：1，当比率小于 0.75 时提示椎管狭窄，当比率小于 0.75 时可确诊，此时可出现下关节突背侧皮质缘接近棘突基底线的情况。

②CT 扫描：可清晰显示颈椎管形态及狭窄程度。发育性颈椎管狭窄突出表现为：椎弓短小、椎板下陷至矢状径缩短，椎管各径线均小于正常。椎管呈扁三角形，硬膜囊及脊髓呈新月形，脊髓矢状径小于正常，颈椎管正中矢状径小于 10mm 为绝对狭窄。退变性颈椎管狭窄，CT 显示椎体后缘有不规则致密

的骨赘，并突入椎管，黄韧带肥厚、内褶或钙化。脊髓萎缩则表现为脊髓缩小而蛛网膜下腔相对增宽。

③MRI：可准确显示颈椎管狭窄的部位及程度，并能纵向直接显示硬膜囊及脊髓的受压情况，尤其当椎管严重狭窄致蛛网膜下腔完全梗阻时，能清楚显示梗阻病变头、尾侧的位置。但是MRI对椎管的正常及病理的骨性结构显示不如CT，因骨皮质、纤维环、韧带和硬膜均为低信号或无信号改变，骨赘、韧带钙化或骨化等也为低信号，因此，在显示椎管退行性病变及脊髓与神经根的关系上不如常规X线片及CT扫描。

2. 治疗

对轻型病例可采用理疗、制动及对症处理。多数病人非手术疗法往往症状获得缓解。对脊髓损害发展较快、症状较重者应尽快行手术治疗。手术方法按照入路不同可分为前路手术、前外侧路手术、后路手术。手术入路的选择，应在临床的基础上借用CT、MRI等现代影像技术。

（1）前路手术：前路减压手术分为两类：一类为摘除椎间盘突出物，把突出椎管的髓核及纤维环彻底刮除；另一类是摘除突出物，把突出椎管椎间盘连同骨赘一起切除，并同时植骨。

（2）后路手术：全椎板切除脊髓减压术，可分为局限性椎板切除椎管探查减压和广泛性椎板切除减压术。

（二）胸椎管狭窄症

1. 发病特点　胸椎管狭窄症（thoracic spinal stenosis, TSS）虽然不像腰椎管狭窄症和颈椎管狭窄症那样多见，但其后果严重，治疗技术要求较高，随着神经检查及影像学检查的发展，确诊病例增多。

2. 类型　胸椎管狭窄症的脊髓受压可有3种。

（1）脊髓后方受压为主型：包括小关节增生肥大内聚压迫脊髓、黄韧带肥厚或骨化压迫脊髓，椎板增厚压迫脊髓等，脊椎退行性变，A、B两组中此型占绝大多数。

（2）脊髓前方受压型：主要是OPLL，A组1例，B组5例（7.8%）；胸椎间盘突出，A组10例（27%），B组5例（7.8%）；前方压迫为主，后方胸椎亦有退行性病变。

（3）胸椎后凸（驼背）畸形，脊髓受前方受压为主型：A组无，B组6例（12.5%）。

3. 临床表现

（1）胸脊髓受压症状：主要包括下肢麻木疼痛，常自足部开始，慢慢向上达胸腹部，足有踩棉花感，大多数有背腹束带感，逐渐加重，至走路困难，甚至括约肌功能障碍，发展缓慢，病史超过1年者过半。

（2）胸椎管狭窄累及的节段：胸椎管狭窄症与腰椎管狭窄症相比，大多是多节段的。腰椎管狭窄症常是1~2节段，而胸椎管狭窄症则多达4~8节段，且多在下胸椎。

4. 辅助检查

（1）胸椎平片和侧位断层片：质量好的可较清楚地显示病变，照片范围要足够大，以免遗漏病变节段。一般可显示不同程度的退变性征象，其范围大小不一，椎体骨质增生可以很广泛，也可为1~2个节段；椎弓根短而厚；后关节增生肥大、内聚，上关节突前倾；椎板增厚；椎板间隙变窄。有时后关节间隙及椎板间隙模糊不清，密度增高。部分平片显示椎间隙变窄，少数病例有前纵韧带骨化，椎间盘钙化、椎管内黄韧带钙化影或椎管内游离体。

在上述征象中，侧位片上关节突肥大增生突入椎管，是诊断本症的重要依据。

（2）CT检查：CT扫描可清晰显示胸椎管狭窄的程度和椎管各壁的改变，椎体后壁增生、后纵韧带骨化、椎弓根变短、椎板增厚、黄韧带增厚、骨化等可使椎管矢状径变小；椎弓根增厚内聚使横径变短；后关节增生、肥大、关节囊增厚骨化使椎管呈三角形或三叶草形。

（3）脊髓造影：可确定狭窄部位及范围；为手术治疗提供比较可靠的资料。是侵入性检查，现已少用。

（4）磁共振成像检查：是一种无损害性检查，有取代脊髓造影的趋势，其显示脊髓内部病变或肿瘤信号清晰，可观察脊髓受压及有无内部改变，以便与脊髓内部病变或肿瘤相鉴别。胸椎椎管狭窄在磁共振成像的改变，纵切面成像可见后纵韧带骨化，黄韧带骨化，脊髓前后间隙缩小甚或消失。伴有椎间盘突出者，可显示突出部位压迫脊髓，横切面则可见关节突起肥大增生与黄韧带增厚等，但不如CT清晰。

MRI除提供椎管狭窄长度之外，还提供脊髓信号，T1加权像脊髓内有低信号，表示脊髓除受压外，本身已有病变。

（5）皮质诱发电位（CEP）检查：刺激双下肢胫后神经或腓总神经，头皮接收。不完全截瘫或完全截瘫病例，其CEP均有改变，波幅峰值下降以至消失，潜伏期延长。椎板减压术后，CEP出现波峰的恢复，截瘫明显好转。因此，CEP不但可以用于术前检查脊髓损害情况，且术后CFP波峰的出现，预示着脊髓恢复较好。

5. 诊断　本病的诊断并不很困难，在接诊下肢截瘫病人时，应考虑胸椎管狭窄症。

6. 治疗原则

（1）手术适应证和时机选择：对退变性胸椎管狭窄，目前尚无有效的非手术疗法，手术减压是解除压迫恢复脊髓功能唯一有效的方法。因此，诊断一经确立，即应尽早手术治疗，特别是脊髓损害发展较快者，应尽快手术。

（2）手术途径选择

①后路全椎板切除减压术是首选方法。

②以后纵韧带骨化为主要因素的椎管狭窄，尤以巨大孤立型后纵韧带骨化，后路手术效果不佳，会引起症状加重，应从侧前方减压切除骨化块，可解除脊髓压迫。

③胸椎管狭窄合并中央型椎间盘突出时，从后路手术摘除髓核很困难且易损伤脊髓及神经根，也以采用侧前方减压为宜。

有的胸椎管狭窄症患者同时存在严重的颈椎或腰椎管狭窄，均需手术治疗。若狭窄段互相连接可一次完成手术。若狭窄段不连接，一次手术难以耐受者，可分次完成手术，先行颈椎手术后行胸椎手术，或者先行胸椎手术后行腰椎手术。

7. 临床疗效　治疗效果以截瘫完全恢复为优，恢复自由行走，括约肌完全主动控制，但肌力不及正常或麻木感，存在病理反射者为良。减压术后感觉运动及括约肌功能有进步，但不能自由行走，需用拐杖辅助或尚不能起床者为进步，较术前无进步为差。还有术后病情加重，由不完全截瘫成为完全截瘫者为加重。

截瘫恢复的预后与截瘫程度及截瘫时间有关。截瘫较重，完全截瘫或下肢肌力在Ⅱ级以下者，恢复效果较差；截瘫程度虽重，但时间较短者，其恢复较时间长者为优。因压迫较久、截瘫较重而时间较长者，可能有脊髓缺血性改变。下胸椎管狭窄术后效果优于上胸椎。但有的病人于下胸椎减压有效果数年或多年之后，上胸椎又发生椎管狭窄，引起截瘫，需再次手术。因此，对本症术后应长期随诊观察。

（三）腰椎管狭窄症

腰椎管狭窄症（lumbar spinal stenosis，LSS）系腰椎管的中央、侧隐窝或椎间孔狭窄引起腰神经受压症状的疾病。

1. 临床表现

（1）间歇性跛行：是最典型的临床表现，即行走一定距离后，出现一侧下肢或双侧下肢麻木、疼痛、酸胀、无力等感觉，大多在股外后至小腿外后或外前，停止走步或稍前弯腰后则下肢症状消失，然后再向前走至一定距离后，又出现上述症状，经休息又消失。

（2）坐骨神经痛：侧隐窝狭窄症压迫神经根，出现较典型的坐骨神经痛，与腰椎间盘突出症相似，压迫L_5神经根时，从臀后、股外后至小腿前外足背麻木疼痛，压迫S_5神经根时，麻木疼痛外于足外缘小腿外后及股后外至臀部，其中中央型腰椎管狭窄症的区别在于症状较持续及相对固定，无明显走路加重、休息缓解表现，休息症状稍轻，活动加重。

2. 辅助检查

（1）X线片：腰椎可有退变性改变，如椎间隙变窄，椎体骨唇增生，小关节肥大等，侧位片腰椎管可较正常者为窄，但缺少可靠数值。

（2）MRI：可显示腰段椎管情况，硬膜后方受压节段黄韧带肥厚，腰间隙膨出或突出或脱出，椎间孔狭窄，马尾有无异常等。

（3）CT：关节突肥大内聚，椎板增厚，特别是侧隐窝情况。

（4）SEP：做股、胫、腓3神经的SEP，SEP较临床体征更敏感，中央型腰椎管狭窄症，临床可无阳性体征，但腓总和（或）胫后神经SEP，可有改变，潜时延长或波幅降低，可供参考，特别是股神经SEP，对腰椎管狭窄症的节段长度有重要意义。表示狭窄累及$L_{3 \sim 4}$神经。

3. 治疗

（1）非手术治疗：腰椎管狭窄症系慢性疾病，有急性加重者常因走路过多，负重或手提重物，劳累而引起，腰椎管内软组织及马尾神经根可能有水肿，对此应卧床休息，腰部理疗，按摩等有助于水肿消退，而慢性腰椎管狭窄症者，可练习腹肌，使腰椎管生理前凸骨盆倾斜得到暂时减轻，从而缓解症状，此外对早期病例有效，如伴有急性腰椎间盘突出症，除休息外，可行牵引治疗，需知单独腰椎管狭窄症，牵引并无效果。

（2）手术治疗：腰椎管狭窄症发展到一定程度，则需手术治疗，病人对症状缓解的要求并不一致，有人仅能步行数十米，下肢痛较重，需手术缓解，而另一些病人能走数百米，但其要求更高，希望恢复到正常活动，也需手术缓解，故手术适应证是一旦确定腰椎管狭窄症的诊断，病人有要求缓解症状，即是手术适应证，因非手术方法，不能彻底缓解症状，有侧隐窝狭窄症者，即是手术适应证，有排尿障碍者应急诊手术。

手术方法选择：

①单侧减压：适于中央椎管狭窄单侧症状较重者，单侧侧隐窝狭窄者，可选择的方法：椎板间开窗减压，半椎板切除减压，扩大半椎板减压更好。

②双侧减压：适于中央椎管狭窄，双侧有症状，双侧侧隐窝狭窄者的减压方法，可根据狭窄程度，开窗减压或重侧半椎板轻侧开窗。极少需全椎板减压对老年人腰椎管狭窄对有椎间退变增生，骨赘形成，使椎间趋于稳定，因而不必行融合。

近些年观察非手术治疗效果者亦有多篇文献非手术治疗，包括休息、腰围、肌肉锻炼、理疗、药物、硬膜外封闭等，适于无下肢放射痛及排尿障碍者。

4. 临床疗效：绝大多数病人后方减压后，间歇性跛行症状缓解，因腰椎管开放，血供障碍解除，椎管内压不再增高，机械与血供两个因素都解除。其余症状如神经根放射痛，如侧隐窝减压充分，亦可缓解。但下肢麻木，术前有肌力减退者，则神经功能的恢复则不一定。

第八章

· · ·

脑血管病的介入治疗

脑血管病介入治疗学是研究在医学影像学的监控导引下，采用血管内介入技术对脑血管疾病进行诊断和治疗的学科。同传统的医疗技术相比，血管内介入技术具有以下特点：

（1）操作方便、具有微创性：采取经皮血管穿刺进行脑部及其他部位血管的各种诊断和治疗，避免了传统外科手术对人体结构的破坏和功能干扰，较大程度地减轻了患者的痛苦。

（2）直接触及病灶、可重复性好：该项技术可利用导管直接将诊疗剂药物或器械输送到病变部位，对病灶实施干预，并可反复进行，也可进行多种介入技术的联合应用。

（3）方法独特、适应证广：通过介入技术可直接观察血管内的病变，介入导管沿血管进入人体各部位，通过通、堵、注、放等技术来实现各种诊断和治疗，使以往不能治疗或治疗困难的患者得以治愈；过去用药收效甚微，而采用介入技术后可立竿见影；既往治疗措施一筹莫展，现通过介入技术迎刃而解；采用传统治疗风险较大，而通过介入技术变得简单易行；过去的不治之症，通过介入技术可变为可治之症。

（4）定位准确、疗效显著：因介入技术的所有操作均在医学影像设备精确引导下进行，使介入导管准确到位，进行各种特定的诊断和治疗。

（5）不良反应小、并发症低：由于介入技术是在医学影像导向下进行的微创性治疗，且以局部治疗为主，对全身影响较小，所以介入技术具有出血少、创伤小、痛苦少、住院时间短、恢复快、术后并发症较少等传统医疗技术无法相比的优势。

第一节　血管内神经介入治疗的常用器械

神经介入放射治疗是指在 X 线的监护下，通过经动脉或静脉的途径，对中枢神经系统的某些疾病进行治疗。血管内神经外科近 20 年来发展迅速，影像学、栓塞材料和栓塞技术不断改进，治疗效果不断提高。选择适当的材料可使治疗更安全有效，因此，我们应该对介入治疗的相关材料有所了解。目前，市场上有大量不同类型的介入材料供选择，主要包括血管造影基本材料、超选择导管导丝、介入治疗材料等。

一、血管造影基本材料

（一）穿刺针
由聚乙烯外套管和不锈钢斜面针的内套管组成。

（二）导管鞘
由内套管（血管扩张器）、外套管（血管留置鞘）及导引导丝组成。外套管侧壁带有连接管，用于连接加压滴注容器，预防导管鞘内血栓形成。

（三）高流量造影管

以 4 ~ 6 F 为宜，主要用于血管造影，有时也可用作导引导管。

（四）普通导丝

与造影导管配合使用，便于进入迂曲血管，用于选择性血管造影。

（五）辅助材料

有三通、加压袋和 Y 形止血阀等。

（六）止血鞘

用于手术结束后动脉穿刺点的止血，可替代人工压迫止血。

二、超选择导管导丝

（一）导引导管

主要用于选择性导入微导管，临床常用的有 5 ~ 8 F 多种类型，根据治疗用途而选用不同型号的导引导管，其中 Envoy 导管腔大壁薄，支撑力较好，神经介入中最为常用。

（二）交换导丝

与造影导管相交换，用于血管迂曲时导引导管的选择性到位。

（三）微导管

1. 血流导向微导管

这种导管的驱动力是血液的流动，特点是微导管的头端柔软而极具漂浮性，如 Magic 系列导管（Bait 公司）、Marathon 和 UItraflow 微导管（EV₃ 公司），主要用于治疗高血流的病变（如脑动—静脉畸形等），后两种微导管还具备较好的导丝导向性，最为常用。

2. 导丝导向微导管

这种导管的驱动力是机械力，利用导丝进行导引，精确到达病变部位（如动脉瘤腔内）。头端多由可以塑性的材料制成，如 Excelsior 导管（Boston 公司）、Prowler 系列导管（Crodis 公司）、Echelon、Rebar 系列导管（EV 公司）等。

（四）微导丝

微导管配合使用，引导微导管精确到达需要治疗的病变部位，如 Excelsior(Boston 公司）、Essence(Crodis 公司）、Xpedion、Mirage（EV₁ 公司）等。

三、介入治疗材料

（一）栓塞微粒

包括干燥硬脑膜、聚乙烯泡沫醇微粒（PVA）、吸收性明胶海绵、真丝线段等临时栓塞物质，Embosphere 被认为是相对永久性栓塞微粒。这些微粒主要用于姑息性栓塞（如颈外动脉供血的栓塞）或术前（如肿瘤）栓塞。

（二）液体栓塞剂

1. N- 丁基 - 氰基丙烯酸酯（NBCA）

NBCA 使用时必须配以碘苯酯，用于稀释和透视下显影；如果必须用纯的 NBCA，则需要混合钽粉，才能在透视下显影。注射前必须用纯的糖水来冲洗微导管。

2. Onyx（EV₃ 公司）

Onyx 是一种新型的液态栓塞剂，可用于脑动脉瘤、脑动 - 静脉畸形和硬脑膜动 - 静脉瘘的栓塞。注射前必须用二甲基亚砜（DMSO）来冲洗微导管。

（三）微弹簧圈

1. 按弹簧圈解脱方式分

可分为游离弹簧圈、电解可脱式弹簧圈、水压式解脱弹簧圈以及机械解脱弹簧圈等。

2. 按弹簧圈物理性状分

可分为标准型、2D 型、3D 型、复杂型（后几种用于不规则动脉瘤和宽颈动脉瘤的成篮）；柔软型（用于动脉瘤腔的填充）、抗解旋型（用于动脉瘤颈的封闭）。

3. 按弹簧圈生物性能分

可分为裸弹簧圈、生物活性物质涂层弹簧圈、带纤毛弹簧圈等。

（四）支架

按使用原理分为自膨式支架（柔软，顺应性好，但支撑力弱）和球囊扩张式支架（支撑力好，但偏硬，顺应性差）；按使用部位分为颅外血管支架和颅内血管支架；按生物学性能分为药物涂层支架、普通裸支架和带膜支架等。

1. 颈动脉支架

为自膨式支架，常用的有 Precise、Protege 和 Wallstent。在治疗颈动脉狭窄时，为防止术中的脑栓塞，还可使用远端保护装置，如 Cordis 公司的 Angioguard、EV₃ 公司的 Spider。

1. 颅内支架

为自膨式支架，有 Boston 公司的 Neuroform，用于宽颈动脉瘤的治疗（封堵瘤颈口）；Wingspan 则用于脑动脉狭窄的治疗；球囊扩张式支架有 Cordis 公司的 BX 支架，上海微创公司的 Firebird、Aptollo 等，主要用于颅内动脉狭窄的治疗，有时也可用于颅内夹层动脉瘤的治疗。

3. 带膜支架

如 Jomed 公司的 Jostent Graft-master，上海微创公司正在研制的 Willis，可用于宽颈动脉瘤和外伤性颈动脉海绵窦瘘的治疗。

4. 药物涂层支架

如 Cordis 公司的 Cypher，可能有助于预防血管的再狭窄。

（五）球囊

根据用途分为堵塞球囊、Remodeling 球囊、压力扩张球囊 3 种。

1. 堵塞球囊

分为不可脱式球囊和可脱式球囊，前者用于行血管暂时阻断试验（BOT），后者用于堵塞外伤性颈动脉海绵窦瘘，脑动 – 静脉瘘，永久性闭塞动脉和静脉血管。Magic 可脱式球囊的安装需要特制的球囊镊。

2. Remodeling 球囊

用于栓塞宽颈动脉瘤时保护载瘤动脉及其分支，防止弹簧圈突入载瘤动脉，也用于液态栓塞剂栓塞动脉瘤时封闭瘤颈。目前，最好的是 EV₃ 公司的 Hyperglide 和 Hyperform，后者为高顺应性球囊，可用于血管分叉处的动脉瘤栓塞。

3. 压力扩张球囊

为非顺应性球囊，在一定压力下，可扩张狭窄或痉挛的血管，多用于血管内支架成形术。

第二节　脑血管造影术

近年来随着 CT、MRI、血管多普勒、CTA 及 MRA 等检查技术的不断进步，很多情况下，CTA 及 MRA 检查已基本能够获得完整的颈动脉和脑血管的图像。经皮插管脑血管造影术由于有一定的创伤性，其检查的应用范围已经明显缩小。但当我们需要精确了解脑血管病变的部位和程度，以更好地指导对脑血管病患者的临床诊治时，经皮插管脑血管造影术仍然是其他检查手段所无法替代的重要方法。

一、适应证

（1）寻找脑血管病的病因，如出血性或闭塞性脑血管病变。

（2）怀疑血管本身病变，如动脉瘤、动脉夹层形成、动 – 静脉瘘、烟雾病、多发性大动脉炎、外伤性脑血管损伤等。

（3）怀疑有静脉性脑血管病者。

（4）颅内出血或蛛网膜下隙出血病因检查。

（5）头面部富血管性肿瘤的患者在术前了解血供状况。

（6）观察颅内占位性病变的血供与邻近血管的关系及某些肿瘤的定型。

（7）实施血管介入或手术治疗前明确血管病变和周围解剖关系。

（8）头面部及颅内血管性疾病治疗后复查。

二、禁忌证

（1）碘过敏或造影剂过敏者。

（2）金属和造影器材过敏者。

（3）有严重出血倾向或出血性疾病者。

（4）有严重心、肝、肾功能不全者。

（5）全身感染未控制或穿刺部位局部感染者。

（6）有未能控制的高血压者。

（7）并发脑疝或其他危及生命的情况。

三、术前准备

了解病情、完善相关的实验室检查、签署手术知情同意书、术前及术中药物准备、造影剂准备、建立静脉通路。

术前了解患者的临床表现和既往史，尤其有无药物及造影剂过敏史。虽然目前使用的非离子型造影剂比较安全，并不强调一定要做过敏试验，但临床上仍有一定比例的患者发生超敏反应。了解患者的肾功能、血小板计数、凝血指标。一般认为血肌酐 $\leqslant 250\,\mu mol/L$ 的患者，行脑血管造影是安全的，血小板计数 $\leqslant 80\times10_{12}/L$ 的患者，即使凝血指标正常，一般不建议行脑血管造影检查；长期服用华法林进行抗凝治疗的患者，脑血管造影术前数日应停用华法林，改用肝素抗凝。因肝素抗凝的患者出血可及时使用鱼精蛋白中和，而华法林治疗的患者出血时需用新鲜血浆来中和。

四、术中注意事项

虽然术者会在术中关注患者的生命体征变化，但操作过程中术者会将其注意力更多地放在导管的操作及X线显示屏上，有时会忽略对监护仪的观察及与患者的交流。

脑血管造影时，了解主动脉弓上各大血管及其主要分支的大体情况（包括头臂干、双侧锁骨下动脉、双侧颈总动脉、双侧颈内动脉、双侧椎动脉、基底动脉以及它们的分支），缓慢有序地进行，能显著减少并发症的发生；在条件许可的情况下，应尽可能地进行选择性造影，以明确诊断并为后续治疗提供更加翔实的资料；选择性造影时应以血管显影清晰为前提，不可盲目增加造影剂用量，否则只会增加并发症。

五、并发症及其处理

（一）脑血管痉挛

多见于导管或导丝的刺激，有时造影剂也可以导致脑血管痉挛，可发生于有病变的血管，也可以发生于正常血管，前者更多见。造影图像多呈现规律而对称，类似于波浪形的图像，局部血管壁可出现不规则状，严重者可出现血管完全闭塞。脑血管痉挛如能及时发现，一般不会造成严重后果，但血管痉挛时间较长可能造成脑缺血或脑卒中发生。一旦出现血管痉挛，应立即停止各种刺激性操作并同时经导管给予解痉药（如罂粟碱、尼莫通或硝酸甘油等）。推荐使用尼莫通 5 mL+生理盐水 5 mL，按 1 mL/min的速度经导管内注入，或用生理盐水将罂粟碱稀释成 1 mg/mL，按 1 mg/min 的速度给药。

（二）缺血性脑卒中

多由于术中血管壁斑块脱落或导管壁上血栓形成而出现脑栓塞，少部分由于气栓造成。预防措施：

1. 穿刺成功后全身肝素化，可有效预防导管壁上血栓的形成。

2. 依次进行主动脉弓、弓上大血管、二级或三级分支的超选择性造影，一旦发现血管壁有斑块形成的可能，导管导丝禁止超越这些部位，可有效防止斑块脱落。

3. 严防管道中空气的存在，可有效预防气栓的发生。血栓形成溶栓有效，斑块脱落则无有效处理方法，气栓形成可行高压氧治疗且效果极佳。

（三）腹股沟血肿、假性动脉瘤

原因多见于：

1. 反复股动脉穿刺，穿刺时穿透股动脉后壁或同时累及股动脉分支，股动脉穿刺后的压迫不当。

2. 少数患者术前查凝血指标正常，但术后压迫血管时出现凝血困难。

3. 术后压迫时间过短或穿刺侧下肢过早负重。

（四）后腹膜血肿

发生原因如下：

1. 穿刺点过高或导管、导丝损伤髂动脉所致，穿刺点过高可造成穿刺时因股动脉后壁穿透而血液进入腹腔，同时因血管后壁缺少坚韧组织支持而无法进行有效的压迫。

2. 导管或导丝损伤髂动脉，特别是髂动脉本身已有严重病变，如严重的动脉粥样硬化或有动脉瘤存在。出现后腹膜血肿病情极其凶险，同时少有处理方法。

（五）股动脉或髂动脉血管夹层形成

多由于穿刺或介入经验不足造成，穿刺针或导管、导丝进入内膜下而未及时发现，这种情况因内膜破口位于血管夹层的远心端，而血管夹层位于近心端，如没有导管的持续刺激，血管夹层不易继续扩大，一般数小时或数日后可自行愈合。如血管夹层延伸太深，可能会累及对侧大血管供血。

（六）迷走反射

多见于拔除血管鞘时及拔鞘后加压包扎时，主要表现为血压下降，心率下降，患者可有出冷汗、面色苍白、四肢湿冷等休克表现。静脉注射阿托品为首选处理方法，同时可适当补充血容量。有学者建议在拔鞘前于动脉穿刺点周围用利多卡因局部浸润处理，以减少血管的牵张反射，认为这是一个有效的方法。

（七）皮质盲

有多个报道称在脑血管造影结束后出现皮质盲，数小时或数日后完全恢复，机制目前不完全清楚，推测可能和造影剂的浓度及剂量，以及导管刺激后血管痉挛有关。推荐造影剂浓度为 200 mg/mL。

第三节　脑血管介入溶栓术

缺血半暗带理论是急性缺血性脑血管病救治的理论依据。研究表明，脑组织仅能耐受 5～10 分钟完全缺血。由于侧支循环的存在，局灶性脑梗死周围存在部分受损的神经细胞。当缺血区组织及时恢复供血后，这部分神经细胞可恢复正常。因此，尽快恢复缺血组织的血供，抢救半暗带内濒死神经细胞是缺血性脑血管病救治的关键。

溶栓治疗可迅速恢复缺血脑组织的血供，缩小梗死体积，拯救缺血半暗带内濒死神经细胞。动脉内接触溶栓是将多侧孔微导管直接插入血栓内注射溶栓药物，可显著提高局部溶栓药物浓度，增加药物与栓子接触面积，减少药物使用总量。同时，使用微导丝可以机械性破碎栓子，从而加速血栓溶解的速度。与单纯药物溶栓相比，动脉内接触溶栓可显著提高溶栓效果，减少全身不良反应，缩短溶栓时间，增加闭塞血管再通率，而不增加出血危险性。

一、溶栓时机

一般认为，急性颅内动脉血栓形成后 2～8 小时溶栓最为合适。在机体缺血 2～3 小时后一般没有或仅有局灶性梗死。适合动脉溶栓患者的时间窗为前循环发病 6 小时以内，后循环可酌情延长至 24 小时（症状出现时间定义为患者能够被证实的最后正常时间）。

二、脑动脉急性闭塞血管造影分型

动脉内溶栓的疗效除与溶栓时机有关外，与闭塞动脉的分布有很大关系。Theron 根据临床溶栓效果及并发症的风险，按照闭塞动脉的部位将颈内动脉系统血栓形成分为 3 型。

Ⅰ型：颅内或颅外动脉闭塞，但 Willis 环和豆纹动脉通畅。主要是血流动力学的改变。

Ⅱ型：皮质血管闭塞，但未累及豆纹动脉。

Ⅲ型：累及豆纹动脉的血管均闭塞。

Ⅲa 型：外侧豆纹动脉部分闭塞，这组血管再通后仅有少量出血，或很少引起临床症状。

Ⅲb 型：豆纹动脉完全被栓子闭塞。

Ⅲc 型：颈内动脉从起始部至颅内豆纹动脉处完全闭塞。

根据分型，对于Ⅰ型、Ⅱ型的患者溶栓效果较好，且并发症的发生率低，而Ⅲ型溶栓后出血的风险就会增加。

三、适应证和禁忌证

（一）适应证

（1）年龄 18～80 岁。

（2）临床诊断缺血性脑卒中，神经功能缺损症状大于 30 分钟，且在治疗前未缓解。

（3）CT 检查排除颅内出血，且无大面积脑梗死影像学的早期征象或低密度影，如前循环未超过大脑中动脉（MCA）供血区的 1/3，后循环未超过脑干体积的 1/3。

（4）多模式或多时相（或单项）CT 血管成像（CTA），或 MR 血管成像（MRA）检查证实为大血管狭窄或闭塞。

（5）患者或法定代理人同意并签署知情同意书。

（二）绝对禁忌证

（1）单纯感觉障碍或共济失调。

（2）临床表现很快出现明显改善。

（3）活动性颅内出血。

（4）出血体质或出血性疾病。

（5）颅内动脉瘤、动－静脉畸形、颅内肿瘤或可疑的蛛网膜下隙出血（SAH）。

（6）有出血史。

（7）近 2 个月有颅内或脊柱手术外伤史。

（8）治疗前收缩压 >200 mmHg，或舒张压 >90 mmHg。

（9）血管造影显示近段大血管完全闭塞者。

（三）相对禁忌证

（1）年龄 >70 岁。

（2）近 6 个月脑梗死，消化道出血或泌尿道出血。

（3）近 3 个月患急性心肌梗死、亚急性细菌性心内膜炎、急性心包炎及严重心力衰竭。

（4）近 6 周有外科手术、分娩、器官活体组织检查及躯体严重外伤。

（5）血栓性脉管炎、糖尿病性出血性视网膜炎以及严重肝肾功能不全。

（6）妊娠妇女。

（7）应用抗凝剂。

（8）治疗前收缩压 >180 mmHg，或舒张压 >110 mmHg。

四、操作方法及程序

（1）患者高度怀疑脑梗死后应立即行 CT 扫描，确定有无禁忌证。

（2）进行全面的体格检查，了解详细的病史，并行常规术前实验室检查。

（3）立即进行血管造影以明确诊断，一般在局部麻醉、全身肝素化状态下进行，给予心电监护以及生命体征监测，吸氧并准备必要的抢救措施。如果患者躁动，酌情给予镇静药。

（4）确定栓塞的部位及程度（完全闭塞还是部分闭塞）后，立即换导引导管及微导管行选择性溶栓。微导管的头端应该尽量靠近血栓。如果能够穿过栓子，可以行超选择性血管造影，以明确闭塞远端血管的血流状况以及血栓的长度。

（5）如果尿激酶用量超过限度，可以使用机械方法辅助再通，如球囊扩张或使用血栓取出装置。

（6）导丝、导管操作要轻柔，最好在路图下插管，以防动脉粥样硬化斑块脱落，造成新的梗死。

（7）溶栓后有残余狭窄，可以使用球囊扩张或支架成形技术重建血管。

（8）如果动脉迂曲，微导管不能在短时间内到位，应该抓紧时间在上游血管给予溶栓药物。

（9）溶栓过程中，要不断地了解患者的状态，决定继续治疗或终止治疗。

（10）在溶栓的过程中，如果患者的临床症状加重，应该判断是否有出血，必要时行 CT 检查，一旦有出血，立即停止治疗并中和肝素，酌情予以处理。

五、术后处理

（1）术后给予抗凝、抗血小板治疗，防止在短时间内再次血栓形成。

（2）给予钙通道阻滞药，防止由于导管或血栓的刺激而引起的血管痉挛。

（3）给予扩容治疗，提高缺血组织周围的灌注，改善局部脑组织循环。

（4）溶栓后 24 小时复查血管造影及 CT。

（5）术中同时行支架血管成型术者，术后给予强抗血小板药物治疗。

六、并发症

（一）溶栓后出血

所有溶栓药物均有出血的可能，包括颅内出血和颅外出血。大多数学者认为：

1. 急性脑梗死发生后，闭塞血管因缺血缺氧而受损，血管的强度降低，当血栓溶解后，受损的血管暴露于升高的灌注压下，导致出血。

2. 脑梗死时，血小板聚集形成血小板栓子，以后由于凝血酶及纤维蛋白的作用形成稳固的血栓，限制梗死区出血，溶栓药物干预血栓形成，因而溶栓药物本身是引起或加剧颅内出血的重要因素。对于介入溶栓的出血转化率，不同的文献报道的差异比较大。目前认为，症状性脑出血的发生可能与伴随使用的抗凝药物如肝素的剂量、溶栓治疗的时间、溶栓药物及剂量、梗死的范围及侧支循环水平、血糖以及血压等因素相关，但均缺乏定论，这给溶栓后是否适合支架置入的判断带来一定的难度。

（二）血栓形成

溶栓过程中可由于导管导丝的移动，使血管壁斑块脱落造成新的栓子及栓子破裂而导致终末动脉的梗死。

（三）导管、导丝穿过闭塞部位可能会导致血管穿孔、误入动脉夹层。

在操作过程中手法应该轻柔，在遇到阻力时应该及时停止操作并查看原因。在导丝不能通过血栓时，不应该强行穿过。

第四节　颈动脉颅外段狭窄支架血管内成型术

颈动脉颅外段狭窄是导致脑梗死的主要原因之一，造成动脉狭窄的主要原因是动脉粥样硬化。少见的有动脉夹层形成、动脉炎、肌纤维发育不良、放射损伤等。累及的部位大多位于颈内动脉起始段、岩段、海绵窦段，以起始段狭窄最多。近年来随着血管内技术的发展，血管内支架成型术已经成为治疗颈动脉狭窄的主要方法之一。

一、适应证

1. 颈动脉狭窄大于70%。
2. 与狭窄有关的脑实质缺血（SPECT或脑实质造影）。
3. 动脉粥样硬化斑块表现为非严重溃疡性斑块。
4. 与狭窄有关的神经系统症状。
5. 无严重的全身器质性疾病，如心、肝、肾功能障碍等。
6. CT或MRI检查显示无严重的梗死灶。
7. 近3周无严重的脑卒中发作。
8. 无严重的神经功能障碍。

二、禁忌证

1. 严重溃疡性和高度钙化的斑块。
2. 有严重的神经功能障碍，如偏瘫、失语以及昏迷等。
3. 有严重出血倾向。
4. 严重的全身器质性疾病，如心、肝、肾功能不全。
5. 狭窄程度小于50%，TCD显示远端供血良好，皮质动脉没有低波动性。

三、操作方法及程序

1. 术前3日给予抗血小板药物，以预防术中血栓栓塞性并发症的发生。
2. 一般局部麻醉，有利于观察患者体征的变化，如果患者紧张或不配合，可以全身麻醉。
3. 经股动脉穿刺，一般放置7～9F血管鞘，完全肝素化。
4. 导引导管使用8F导管，头端一般放置在颈总动脉末端。
5. 选择0.014 mm微导丝的脑保护装置通过狭窄病变。脑保护装置置于颈内动脉C_1段相对较直的部位，且距狭窄病变有适当距离，防止脑保护装置贴壁不良或影响支架的释放。
6. 脑保护装置打开后选择合适直径的球囊行狭窄段血管预扩张，预扩后保留保护伞，撤出预扩球囊系统。
7. 准确测量狭窄段后，选择适当大小的支架经过微导丝置入狭窄段，支架直径的选择以颈总动脉为主。例如，颈总动脉直径8 mm，支架直径就应该选择8 mm，支架长度要略大于狭窄段长度（粥样硬化斑块的长度），支架必须完全覆盖斑块，并且在斑块两端延伸5 mm左右，因为实际动脉病变的长度要比造影上显示的长，如狭窄长度为2 cm，支架长度应该选择3～4 cm。
8. 支架到位后用一只手握住支撑杆，稳定支架的位置，另外一只手缓慢释放支架，当前面1/3打开后，稍停一下，观察支架的位置并让已经释放的支架充分贴壁、固定，然后再缓慢释放全部支架。一般情况下，支架到位后未打开的位置稍高于预定释放的位置。另外，如果在前面1/3打开后位置仍然偏高，可以稍下拉支架，达到最佳位置后完全释放支架。
9. 支架术后常规造影决定是否进一步支架内扩张。
10. 支架术后肝素自然中和，术后给予抗血小板治疗。

四、保护装置的使用

1. 首先在路图下小心将保护装置的导丝通过狭窄段进入岩段，撤除保护装置外鞘，打开保护伞。
2. 选择合适的扩张球囊通过保护伞导丝到达狭窄段，扩张球囊，满意后撤除球囊，保护伞仍然留在原处不动。

3. 沿保护伞导丝置入所选择的支架，释放支架，然后撤除支架支撑杆，保护伞留在原处不动。

4. 造影观察如果狭窄段已经扩张大于正常 80%，就可以沿导丝放回收取保护伞外鞘，将保护伞收入鞘内，拉出保护伞。如果扩张不满意，可以行支架内扩张后，最后再撤出保护伞。

5. 保护伞位置不能过高，否则会引起血管痉挛，影响颅内血流灌注。

6. 要保持保护伞在血管内的相对稳定，不能上下移动，否则可能会造成已经捕获的斑块游走或血管痉挛。

五、术中、术后并发症

（一）心律失常

由于支架或球囊对迷走神经的刺激，术中可出现心率下降，一般在扩张前或支架释放前静脉给阿托品 0.5 ~ 1.0 mg。

（二）血压降低

有些患者在术中、术后可能会出现血压降低，术后可首先给予胶体液 500 mL 并观察 2 小时，如果血压比术前下降超过 40 mmHg，可以静脉给予阿托品 0.5 mg。持续血压不升者可以静脉持续泵入多巴胺，维持 24 小时至 72 小时。

（三）急性脑缺血

对于一侧颈内动脉闭塞，另外一侧颈内动脉高度狭窄的患者，术中由于球囊扩张，暂时阻断颅内供血，导致颅内急性缺血，患者可以出现一过性黑矇、呼吸困难、胸闷等症状。要求球囊扩张时间要短，如果出现不适，可以嘱患者咳嗽或拍打患者心前区。有时也可采取全身麻醉方法，但是全身麻醉中不能观察患者的体征变化。

（四）血管痉挛

术中不当的操作可以导致血管痉挛，尤其是目前大多数病变都要求在操作中使用保护装置，更加容易造成狭窄远端血管的痉挛，一般不需要特殊处理，但如果患者出现明显忧郁引起的血管痉挛症状，可以在术中给予罂粟碱 30 mg+50 mL 生理盐水缓慢注射。

（五）血栓形成和斑块脱落

支架术中由于导管导丝的操作，更主要的是支架膨胀或球囊扩张时诱发血栓或引起斑块脱落，造成远端梗死，术中全身肝素化，在支架置入前或球囊扩张前给予 100 000 ~ 200 000U 尿激酶会减少血栓并发症的发生，最近保护装置的应用使颈动脉介入治疗更加安全有效。栓子脱落的风险从 5% 下降到 2% 左右。

（六）再灌注损伤

对于高度狭窄病变，远端侧支循环不好，扩张后皮质动脉血流量突然增加，如果血压控制不好，使长期处于低灌注的毛细血管破裂造成致命的脑出血。因此，对于该类病变，在术中、术后都要很好地控制血压。

微信扫码
◆ 临床科研
◆ 医学前沿
◆ 临床资讯
◆ 临床笔记

第九章

• • •

神经外科功能性疾病

第一节　手术治疗帕金森病

一、定义

帕金森病（Parkinson's disease，PD）又称"震颤麻痹"，是发生于中老年的中枢神经系统变性疾病。主要病变在黑质和纹状体，是一种以肌肉震颤、僵直、运动减少为临床特征的疾病。对原因不明者称为"原发性巴金森氏病"或"震颤麻痹"；由脑炎、脑动脉硬化、脑外伤及中毒等产生的类似临床表现，称"帕金森综合征"。

二、诊断

（一）病史

根据典型的临床症状和体征可初步诊断为帕金森病。临床上患者出现静止性震颤、肌僵直、运动减少及自主神经和精神症状即可做出初步诊断。

（二）临床表现

临床表现为3种基本形式：①静止性震颤，静止时可看到4~6次/秒，粗大的节律性震颤，多以手指开始，呈捻丸样动作，上肢比下肢易出现，下肢多以踝关节开始，逐渐扩展到全身。早期静止时出现震颤，运动是减轻或消失，情绪激动时加重。病情晚期，震颤在运动时也不消失。②肌僵直，患者及张力增高，表现为"铅管样僵直"或"齿轮样僵直"。③运动减少，患者上肢不能作精细工作，可出现"写字过小症"；行走障碍明显，表现为慌张步态。此外，患者还有自主神经功能症状，表现为油脂脸、多汗、便秘、尿频或尿失禁，直立性低血压、皮肤网状蓝斑、吞咽困难、阳痿等。精神上出现忧郁、多疑、痴呆、智力低下和幻觉等。

（三）辅助检查

1. 实验室检查

（1）脑脊液检查：常规指标正常，仅多巴胺的代谢产物高香草醛酸和5-羟色胺的代谢产物5-羟吲哚醋酸含量降低。

（2）尿常规检查：尿中多巴胺及其代谢产物高香草醛酸含量亦降低。

2. 头颅 CT 与 MRI

头颅 CT 表现为普遍性脑萎缩，有时可见基底核钙化。MRI 显示脑室扩大等脑萎缩表现，T2 加权像在基底核区与脑白质内常见多发斑点状高信号影。尽管 MRI 可以直接或间接准确地显示脑内一些帕金森病手术相关靶点，但由于个体差异、解剖变异等影响，单独应用影像定位靶点坐标将产生一定的误差，MRI 只是提供解剖学的定位参考，最终的靶点确定必须经由术中的电生理确定，以实现定位的个体化。

3. SPECT 检查

有两种显像方法，即通过多巴胺受体（DAR）的功能成显像，早期采用多巴制剂治疗的患者，病变对侧脑 DARD2 上调；通过多巴胺转运蛋白（DAT）功能显像，DAT 含量与 PD 的严重程度正相关，早期 PD 患者基底核区 DAT 数量明显减少。

4. PET 功能影像

正电子发射断层扫描（PET）可用于：①对 PD 进行早期诊断，可作为高危人群的早期诊断。②可作为评价病情严重程度的客观指标。③了解药物治疗效果。④鉴别原发 PD 和某些继发性 PD。

（四）帕金森病 Hoehn&Yahr 分级法

该量表将疾病演变过程分为五个阶段，简单使用，对患者的进展认识有很大帮助（表 9-1）。

表 9-1　帕金森病 Hoehn&Yahr 分级法

分级	临床表现
一级	只是一侧症状，轻度功能障碍
二级	两侧和躯干症状，姿势反射正常
三级	轻度姿势反射障碍，日常生活还可自理，劳动能力丧失
四级	明显姿势反射障碍，日常生活和劳动能力丧失，可起立，稍可步行
五级	需他人帮助起床，限于轮椅生活

总之，凡中老年发病，具有静止性震颤、肌僵直、运动迟缓和姿势反应异常四项中两项以上，而找不到确切病因者即可诊断。左旋多巴试验反应可协助诊断。试验室检查无特异性，CT 和 MRI 无明确诊断价值，PET 有助于和其他变性疾病鉴别。

三、治疗

帕金森病应强调综合治疗，包括药物治疗、理疗、水疗、医疗体育、日常生活调整和外科手术等。

（一）用药原则

应根据病情个体化用药，用药量应是取得满意疗效的最小剂量；不宜多种抗 PD 药联合应用或突然停药；左旋多巴类药物用于Ⅲ~Ⅴ级患者，不用于Ⅰ~Ⅱ级患者。

（二）常用药物

（1）抗胆碱能药，可抑制乙酰胆碱作用，相应提高多巴胺的效应，还有抗副交感神经、解痉、镇静作用。代表药物有苯海素，2~4 mg，3 次/日；东莨菪碱 0.2 mg，3 次/日。抗组胺药，具有镇静、抗乙酰胆碱能作用，对震颤麻痹有效。苯海拉明，25 mg，3 次/日；异丙嗪，25 mg，3 次/日。

（2）多巴胺替代疗法，左旋多巴，从小剂量开始，125~250 mg，3 次/日，每 3~5 天增加 250 mg，常用剂量 3 g/d，最大量 5~8 g/d。对震颤、僵直、运动减少均有效，总有效率为 80%。

（3）多巴胺能增强剂，与多巴胺合用可减少多巴胺剂量。如苄丝肼，与左旋多巴以 1:4 混合称为美多巴。其他还有卡比多巴、息宁控释片等。

（4）多巴胺受体激动剂，如溴隐亭 20~100 mg/d，通常剂量为 25~45 mg/d。

（5）其他，还有多巴胺释放促进剂、单胺氧化酶抑制-B 型、儿茶酚-氧位-甲基转移酶抑制剂。

（三）手术治疗

1. 帕金森病的立体定向治疗

目前公认丘脑腹中间核治疗帕金森病有效率达 80%~90%。破坏此核前部（Voa 与 Vop 核团）对僵直有效，后部（Vim 核团）对震颤效果最好。Vim 核团是目前治疗 PD 定向毁损的最主要靶区。

（1）手术适应证：长期药物治疗无效；疾病进行性缓慢性发展已超过 3 年以上；工作和生活能力收到明显限制，Hoehn & Yahr 分级为 Ⅱ ~ Ⅳ 级患者。

（2）手术禁忌证：年老体弱不能耐受手术者；严重关节挛缩；患者有明显的精神障碍；严重的心、肝、肾疾病，及高血压、脑动脉硬化患者。

（3）手术方法：术前进行头颅 CT 或 MRI 检查，利用其进行导向，计算出靶点在框架上的 X、Y、Z 坐标值，利用立体定向仪定向装置准确地将手术器械、微电极或毁损电极送到靶点。进行毁损前应核对靶点位置准确无误，对靶点区先进行 43 ~ 45℃ 的可逆性毁损，如无感觉运动障碍即可将温度升至 70 ~ 75℃，作用 60 ~ 100 s。如临床检查达到预期效果，则拔除电极，拆除定向仪。如效果不佳，则需调整个坐标值，再次进行靶点核对、毁损，直至效果满意方可结束手术。但是，帕金森病的立体定向治疗术后 1 ~ 2 年约有 60% 的患者可复发，2 次毁损不良反应大，疗效不佳，双侧症状患者实施两侧手术后常可致残。

2. γ 刀治疗帕金森病

γ 刀治疗 PD 是通过立体定向放射外科原理，对上述靶点进行毁损从而达到治疗目的。对于因服用抗凝药物或身体虚弱或患脑血管病而不能接受手术的 PD 患者，γ 刀是替代手术的唯一方法。目前该治疗方法仍属探索阶段，其疗效仍需进一步观察验证。放射后脑水肿是主要的术后并发症，可引起严重的症状和体征，给予脱水治疗症状会逐渐消失。

3. 深部脑刺激术（DBS）治疗帕金森病

此技术自 1987 年开始应用，近十年来逐步发展，并被普遍应用，其真正的机制尚不清楚。应用慢性丘脑刺激治疗帕金森病，目前多数学者以丘脑腹中间核中的 Vim 核团或 Gpi 核团、STN 核团为靶点。手术适应证、禁忌证和手术步骤与立体定向毁损术相同。此外，下列情况也属手术禁忌：应用心脏起搏器的患者；有免疫缺陷的患者；患者情绪易紧张或不愿接受此方法者。

DBS 治疗帕金森病具有可逆性和可调性的优点，极大地提高了治疗的安全性，减少了不良反应的发生。但因此套刺激器价格昂贵，电池寿命有限等原因，该治疗在我国目前难以推广普及。

此外，其他方法还有神经细胞脑内移植治疗帕金森病，以及转基因治疗，这些方法均为帕金森病的治疗提供了新的有效途径。

第二节　交感神经切除术

交感神经是自主神经系统的一部分，受脑内交感中枢调控，同时有其自主性活动。丘脑下部的后部与延髓内的蓝斑是交感神经的中枢，丘脑下部的前部是副交感的中枢。交感神经支配内脏、心血管与腺体的功能。交感神经的初级中枢位于 $T_1 ~ T_2$ 和腰髓的灰质外侧角内，周围部分包括椎旁节和由其分支组成的交感干、椎前丛和骶前节，以及位于内脏器官内的终节与分支。

临床上一些疾病的病因与交感神经功能失调有关，常见的有灼性神经痛、红斑性肢痛症、闭塞性脉管炎、多汗症等。此类疾病发病机制不明，但采用交感神经切除术治疗效果良好。

一、手掌多汗症

（一）概述

手掌多汗症简称手汗症，是东方人的常见病，女性（57.2%）多于男性（42.7%），发病年龄 15 ~ 44 岁，平均 24.5 岁，家族遗传发生率 13%。患者除手掌多汗外，身体其他部位均健康。多汗现象常与情绪有关，精神紧张、恐惧、焦虑时加重，患者可伴发手足发凉、发绀现象。

（二）诊断

手汗症的诊断多无困难，患者常同时出现足底多汗、腋窝多汗，多数患者左右手症状对称，部分不对称。患者掌指皮肤可出现浸渍、角化过度，足部可发生恶臭，并发真菌感染。

（三）治疗

1. 药物治疗

常用抗乙酰胆碱类药物，能抑制汗液分泌，减轻症状，不良反应为口干、视力模糊，严重者可并发青光眼、惊厥和毒性红斑。如溴丙胺太林，7.5 mg，3 次 / 日；格隆溴铵，1mg，3 次 / 日。但药物治疗效果多不理想，且不能持久。

2. A 型肉毒素注射

将 A 型肉毒素注射到汗腺，作用于周围胆碱能末梢，阻断乙酰胆碱释放，暂时中断汗腺的分泌，从而达到治疗目的。病情复发时需重复注射。在应用肉毒素有效治疗掌部多汗症后，并不引起未治疗部位皮肤出现代偿性多汗。

3. 电视内镜胸交感神经节切除术

手术切除 T_2 交感神经节治疗手汗症疗效肯定，同时对头部多汗症和腋部臭汗症也有一定的疗效。随着现代内镜技术的发展，电视辅助内镜 T_2 神经节切除已成为一项安全、有效的微创手术，该术式精确度高、损伤小、污染机会小。胸交感神经节或交感神经干切除是目前治疗手汗症唯一有效而持久的方法。

T_2 神经节的主体位置比较恒定，位于第 2 肋间，紧邻第 3 肋骨上缘、第 2 肋间神经的下方。手术切除 T_2 神经节及其交通支后，80% 患者手温会升高 2℃ 以上。若切除 T_2 神经节后手温升高未达到预期值，或企图同时治疗腋下多汗症或臭汗症，则需同时加切第 3 节段或第 1 节段下端。

代偿性多汗是胸腔镜交感神经切除术后的最常见的并发症，其发生率为 20% ~ 98.5%。其他并发症有 Horner 综合征及术后血、气胸，应予以积极防治。

二、雷诺病

（一）定义

雷诺病是肢端小动脉间歇性痉挛或功能闭塞引起皮肤苍白、发绀和潮红局部缺血现象，1862 年，法国学者 Raynaud 首先报道本病，命名为雷诺病。病因不明。本病可能是由于支配血管的交感神经功能紊乱，引起肢端血管痉挛，局部缺血。

（二）诊断

1. 检查

根据寒冷或情绪紧张后程序性的出现肢端皮肤苍白、发绀、潮红伴感觉异常，可初步诊断雷诺病，常用下列检查：

（1）局部血流测定：应用激光多普勒血流测定法和应变计体积描记法测定手指正常时和冷刺激后血流变化。

（2）冷激发试验：将患指（趾）浸入 4℃ 凉水 4 ~ 5 min，3/4 患者可诱发发作。

（3）动脉造影：可发现患肢动脉管腔变窄，内膜欠光滑，严重的可闭塞，动脉内注射盐酸妥拉唑啉后再次造影可见血管痉挛解除。

2. 临床表现

雷诺病多见于青年妇女，四肢肢端均可发作，而以双侧手指对称性发作多见。寒冷刺激、情绪激动可诱发肢端小动脉痉挛，引起缺血，每次发作均程序性的经历三个阶段。

（1）缺血期：由于肢端动脉痉挛血流减少或停止，出现手指或足趾、鼻端、耳轮等处突然苍白、发僵、出冷汗、刺痛、麻木，桡动脉或足背动脉搏动正常或减弱，持续数分钟至数小时。

（2）缺氧期：局部持续缺血，肢端缺氧、发绀，皮温下降，伴感觉异常、疼痛，症状持续数小时至数天。

（3）充血期：痉挛解除后指（趾）动脉舒张，管腔完全再开放，皮肤转为潮红，脉搏有力。病情反复发作或严重晚期患者，可出现指（趾）端对称性坏疽，慢性患者可伴肢端硬化征、硬指征，并出现轻度肌肉、骨质萎缩。

（三）治疗

雷诺病的治疗包括药物治疗、手术治疗、血浆置换、肢体负压治疗等。此外，加强锻炼，增强体质，提高机体耐寒能力，减少肢体在寒冷环境中暴露的机会，注意保暖，避免精神紧张，戒烟等也是十分必要的治疗手段。

1. 药物治疗

（1）钙通道拮抗剂：常用的有硝苯地平、地尔硫卓、尹拉地平、氨氯地平等。硝苯地平，10 ~ 20 mg，3 次 / 日。地尔硫卓，30 ~ 120 mg，3 次 / 日。

（2）血管扩张剂：常用的有盐酸妥拉唑啉，25 ~ 50 mg，3 次 / 日；利血平，0.25 mg，3 次 / 日；草酸萘呋胺，0.2 g，3 次 / 日。

（3）前列腺素类：依前列醇（PGI2）与前列地尔（PGE1）具有较强的血管扩张和抗血小板聚集作用，对难治患者疗效较好。

2. 手术治疗

（1）电视内镜胸交感神经切除术：手术在电视胸腔镜下切除第 2、3、4 胸交感神经。

（2）指掌侧动脉末梢交感神经切除：在每一手指两侧靠近掌指关节的第一指节掌侧 1/3 处切开皮肤 1.5 cm，找到指掌侧固有神经，镜下找出掌侧固有动脉，拨出进入动脉壁的神经纤维及其外膜约 1 cm。术后手指皮温升高，冷激发试验转为阴性。

三、红斑性肢痛

（一）定义

红斑性肢痛症（EMA）是一种少见的微血管疾病，常在双侧足趾或足部对称部位产生烧灼痛，肢端小动脉扩张、充血，皮肤潮红，皮温升高，上述症状常呈发作性。红斑性肢痛症病因不明，可能是自主神经功能紊乱引起的末梢血管舒张功能失调，引起肢端小动脉扩张，局部充血。EMA 的病因在于血小板的升高，血小板介导了血管的炎症及血栓。

（二）诊断

（1）根据反复发作的病史及典型的症状体征即可诊断。实验室检查可见血小板升高。局部皮肤活检可见小血管或小动脉的肌纤维增生及血栓性闭塞，且无既往曾患血管病的表现。

（2）临床表现青年患者多见，亦可见于老年人，男性患者多于女性。发作时由于皮内小动脉和毛细血管极度扩张，四肢远端充血，温度升高引起剧痛，下肢为重，皮肤潮红、发热、肿胀，双侧对称，足趾与足底烧灼、针刺样感觉。红、肿、热、痛四大症状可随环境因素、局部因素、精神状态而改变。每次发作持续数分钟至数日不等，反复发作，病程数年，甚至持续终生。查体可见局部皮肤潮红，压之褪色，皮温升高，超过 31℃时就易发作。足背动脉脉搏宏大，皮肤湿润多汗。慢性患者可见皮肤萎缩、溃疡，趾甲变形。

（三）治疗

（1）药物治疗阿司匹林，每日 100 mg 以下，部分青少年治疗无效者可改用硝普钠。血管收缩类药物可收缩肢端扩张的血管以缓解症状，如甲基麦角丁醇酰胺、麻黄碱、肾上腺素等。糖皮质激素的冲击治疗可减轻症状。联合应用利血平与氯丙嗪可缓解发作。

（2）局部神经阻滞疗法于踝上做环状封闭，或行骶管硬脊膜外封闭，也可作两侧腰交感神经节阻滞，在 10 mL 的 2% 利多卡因溶液内加入 0.25% 丁哌卡因溶液 5 mL 和醋酸泼尼松龙 2 mL。

（3）手术治疗对于交感神经普鲁卡因组织有效的患者，如无手术禁忌，可做胸或腹交感神经切除术，其他手术方式还有脊髓后根人口区切开术、脊髓后柱电刺激术和丘脑立体定向手术。

四、灼性神经痛

（一）定义

灼性神经痛是神经创伤后的一种特殊性疼痛，多见于战伤，多为周围神经不完全损伤引起。可能是由于周围神经创伤早期，束内压力高，或慢性斑痕压迫，使交感神经纤维和感觉纤维过度兴奋，向上传导激惹丘脑和大脑皮质感觉区，产生局部剧烈的灼烧样疼痛。

（二）诊断

1. 患者有明确的周围神经损伤史

伤后出现损伤区域内剧烈的灼烧样痛，有典型的症状、体征即可诊断。此外，借助相关的特殊检查有助于治疗方案的制定。

（1）交感神经阻滞：上肢灼性神经痛做颈胸神经节阻滞，下肢做腰交感神经节阻滞，比较阻滞前后疼痛程度、性质的变化以及皮温变化，根据阻滞的结果制订治疗方案。

（2）酚妥拉明试验：静脉注射酚妥拉明后，每5 min观察患者自发性疼痛的变化，或用刺激诱发疼痛发作。酚妥拉明试验可替代交感神经阻滞试验。试验后如果患者疼痛减轻50%，表明交感神经在疼痛中占主要成分。

2. 临床表现

半数患者于伤后24h内发病，其余患者多在伤后1个月内起病。患者出现受损神经所支配区域末梢的持续性灼烧性疼痛，也可是刺痛或刀割样痛，部分患者疼痛可超越该神经支配区，波及整个肢体。伤肢出现痛觉过敏，声音或光亮刺激也可加重疼痛。疼痛剧烈时患者坐卧不安、大汗、瞳孔散大。慢性患者常发生心理变态，患肢关节强直、肌肉失用性萎缩或纤维化。患肢皮肤潮红温度升高，部分表现为皮肤湿冷、多汗、青紫、营养障碍、毛发脱落等。

（三）治疗

患者病情不同，治疗方案则不同。如交感神经阻滞与酚妥拉明试验证实疼痛是由于交感神经引起，可作交感神经阻滞、药物治疗和肢体功能锻炼；若疼痛为炎症引起，可行交感神经阻滞与类固醇激素区域静脉内阻滞复合治疗；对于交感神经阻滞无效者，可行药物治疗与物理治疗，无效者可考虑手术治疗。

1. 药物治疗

主要用于治疗灼性神经痛的多发疼痛、水肿、血流障碍、骨萎缩、抑郁、失眠等。对于疼痛症状可用卡马西平；可用三环、四环抗抑郁药及精神兴奋药治疗抑郁、失眠。此外，钙离子通道阻滞剂也可用于灼性神经痛的治疗。

2. 神经阻滞

上肢灼性神经痛做颈胸神经节阻滞；颈段作硬脊膜外阻滞；下肢做腰段硬膜外阻滞。此外，还可做区域静脉内交感神经阻滞。对于交感神经阻滞无效的患者应考虑手术治疗。

3. 手术治疗

对于药物及神经阻滞治疗无效的患者应进行手术治疗，手术方式有交感神经切断术、交感神经节切除术及丘脑立体定向手术。手术修复受损神经，进行束间松解减压，用生物膜包裹损伤段神经。

在进行交感神经节切除时，病变位于上肢的可在电视内镜胸下切除 T_2、T_3、T_4 交感神经节及颈胸神经节。下肢病变可经腹手术切除 L_{1-4} 和 T_{12} 交感神经节。

第十章

$\bullet \quad \bullet \quad \bullet$

颅内感染

第一节　脑蛛网膜炎

脑蛛网膜炎是一种继发于颅内非化脓性感染的组织反应性改变，以蛛网膜增厚、粘连和囊肿形成为主要特征。脑蛛网膜因浆液性炎症发生增厚、粘连和囊肿，引起对脑和颅神经的压迫和供障碍。好发于中青年。其主要病理改变是局限性或弥漫性蛛网膜与软脑膜的慢性反应性炎症，蛛网膜增厚、粘连，部分脑组织、脑血管、室管膜和脉络丛也可有不同程度的炎症改变。因此，以往文献中又称浆液性脑膜炎、局限性粘连性蛛网膜炎、假性脑瘤和良性颅内压增高症。

一、病因与分型

（一）病因

1. 感染

（1）颅内感染细菌、真菌、病毒和各种寄生虫病等引起的各种类型脑膜炎、脑脊髓膜炎脓肿等均可引起蛛网膜炎，其中最常见为结核性感染。

（2）颅脑邻近病灶感染蝶窦、额窦等的感染灶易引起视交叉部位的蛛网膜炎，中耳炎与乳突炎易引起颅后窝蛛网膜炎，尚有扁桃体炎、上呼吸道感染等，亦可引起蛛网膜炎。

（3）全身感染可由感冒、风湿热、盆腔炎、败血症等引起。

2. 外伤

颅脑损伤、颅脑手术后等。

3. 颅内原发病灶并发症

如脱髓鞘疾病、脑血管硬化等血管病变及脑表浅肿瘤。

4. 医源性因素

鞘内注射某些药物，如抗生素、抗肿瘤药物、造影剂、麻醉剂等均可引起蛛网膜炎。

（二）分型

1. 根据不同病程中组织形态学改变分为三型

（1）炎症型：主要在急性期，表现为炎性细胞浸润，有轻度纤维增殖。

（2）纤维型：多见于亚急性期，主要以网状层纤维增殖为主要表现。

（3）增殖型：主要为内皮细胞增殖，多见于慢性期，此型多见。

2. 根据手术所见分为三型

（1）斑点型：蛛网膜上散在白色斑点或花纹。

（2）粘连型：蛛网膜呈不规则增厚，并与软脑膜、脑表面及血管、神经呈片状或条索样粘连。

（3）囊肿型：在蛛网膜粘连的基础上形成囊肿，内含无色透明脑脊液，或黄绿色囊液，囊内可有间隔，囊肿增大可出现占位效应。

上述三型可同时存在，或以某一型为主要表现。

二、临床表现

（一）起病方式

可呈急性、亚急性和慢性起病。

（二）炎症表现

急性、亚急性的患者可有不同程度的发热、全身不适及脑膜刺激征等症状，慢性起病者炎症表现不明显。

（三）脑部受损表现

脑蛛网膜炎的部位不同，临床表现也不同。

1. 视交叉区蛛网膜炎

这是颅底蛛网膜炎最常见的受累部位，表现为额部及眶后疼痛，视力、视野障碍，视盘呈炎性改变、水肿，原发性或继发性萎缩，累及丘脑下部时可有垂体机能异常，如嗜睡、轻度尿崩、性机能减退等。多数颅内压正常。

2. 颅后窝蛛网膜炎

约占脑蛛网膜炎的 1/3，又分为三亚型。

（1）中线型：最常见，侵犯枕大池区，粘连阻塞中孔、侧孔或枕大孔，引起梗阻性脑积水导致颅内压增高症，病程发展快，一般病情较重。累及延髓时可发生真性球麻痹。

（2）小脑凸面型：病程可达 1～3 年，表现为慢性颅内压增高征及小脑体征。

（3）桥小脑角型：出现桥小脑角综合征，如眩晕、眼震、病侧耳鸣及耳聋、周围性面瘫、颜面疼痛及感觉减退、共济失调等。如累及颈静脉孔区，可出现病变侧颈静脉孔综合征，即同侧舌咽、迷走及副神经受累。颅内压增高较少。病程较缓慢，可长达数年。

3. 大脑半球凸面蛛网膜炎

病变发展慢，可反复发作，可长达数月或数年，主要累及大脑半球凸面及外侧裂，表现为头痛、精神症状及癫痫发作。无或轻度偏瘫、偏侧感觉障碍及失语等。

4. 混合型

以上各型蛛网膜炎可混合存在，如大脑凸面、颅底和环池等广泛粘连，引起交通性脑积水，主要表现颅内压增高征，局灶性体征不明显。

（四）脊髓受损表现

脑蛛网膜炎可并发脊髓蛛网膜炎，出现相应的脊髓症状。

三、辅助检查

（一）腰椎穿刺

早期可压力正常，多数患者脑脊液压力有轻度升高，有脑积水者压力多显著增高。急性期脑脊液细胞数多稍有增加（50×10^6/L 以下），以淋巴细胞为主，慢性期可正常。蛋白定量可稍增高。

（二）CT 扫描

可显示局部囊性低密度改变，脑室系统缩小、正常或一致性扩大。通过扫描可排除其他颅内占位性病变。

（三）MRI 扫描

对颅底、颅后窝显示比 CT 更清晰，排除颅内占位性病变，有助于本病的诊断。

四、诊断

单独依靠临床表现诊断不易，须结合辅助检查、综合分析才能明确诊断。在诊断时，应了解患者是否有引起蛛网膜炎的原发病因如颅内外感染、颅脑损伤及手术、蛛网膜下隙出血等病史。症状常有自发缓解或在感冒、受凉和劳累时加重或复发，局灶体征轻微或呈多灶性，症状多变等特点。

五、鉴别诊断

（一）颅后窝中线区肿瘤

颅后窝中线型蛛网膜炎须与该区肿瘤相鉴别，包括小脑蚓部肿瘤、第四脑室肿瘤。该区肿瘤儿童多见，且常为恶性髓母细胞瘤，症状发展快、病情严重，可出现脑干受压征、小脑体征、脑积水及双侧锥体束征。

（二）桥小脑角区肿瘤

桥小脑角型蛛网膜炎应与该区肿瘤相鉴别，该区肿瘤多为听神经瘤、脑膜瘤及表皮样囊肿。听神经瘤及脑膜瘤，可早期出现听神经损害症状，随后出现面神经、三叉神经及小脑损害症状；表皮样囊肿早期多出现三叉神经痛症状。颅骨 X 线片，听神经瘤可出现内听道口破坏与扩大，脑膜瘤可有岩骨破坏及钙化。CT 或 MRI 扫描可确定诊断。

（三）鞍区肿瘤

视交叉部位的蛛网膜炎须与该区肿瘤相鉴别，该区最常见肿瘤为垂体腺瘤、颅咽管瘤及脑膜瘤。垂体腺瘤绝大多数早期出现内分泌障碍，眼底及视野改变比较典型；颅咽管瘤多见于儿童，X 线平片鞍上可有钙化；鞍结节脑膜瘤，表现为视神经慢性受压的视力减退和视野障碍，后期出现原发性视神经萎缩。这些病变经 CT 和 MRI 扫描，各有病变特点，鉴别不难。

（四）大脑半球凸面肿瘤

大脑半球凸面蛛网膜炎与大脑半球表浅胶质瘤、血管瘤、转移瘤及结核球等病变相鉴别，这些病变绝大多数可通过 CT 或 MRI 扫描，做出明确诊断。

六、治疗

（一）非手术治疗

1. 抗感染治疗

可根据感染灶的部位和感染性质，选择适当的抗生素治疗。对于结核引起的蛛网膜炎应常规给予抗结核药物治疗。激素也有明显的抗炎作用，并且对预防和治疗蛛网膜粘连均有较好的疗效，尤其在蛛网膜炎的早期，在应用抗生素的同时，应给予激素治疗，包括适量鞘内应用地塞米松。

2. 降低颅内压力

根据颅内压增高的程度，选择口服或静脉应用脱水剂。重复腰椎穿刺，每次缓慢放液 10 ~ 20mL，也有降低颅内压与减轻蛛网膜粘连的作用。

3. 其他药物

适当选择改善脑组织营养及血运的药物，如 ATP、辅酶 A、维生素 B_6、维生素 C、烟酸、地巴唑、654-2、维脑路通等。

（二）手术治疗

1. 开颅蛛网膜粘连松解切除术

对颅后窝中线型蛛网膜炎有第四脑室正中孔和小脑延髓池粘连者，可手术分离、松解、切除，疏通正中孔，必要时可切开下蚓部，保证正中孔通畅。对脑桥小脑角和小脑半球的蛛网膜粘连和囊肿，可行剥离松解、切除。对于视交叉部位的蛛网膜炎，经非手术治疗效果不佳或病情恶化者，可开颅行粘连及囊肿分离，切除绞窄性纤维带和压迫神经的囊肿，有效率为 30% ~ 40%，故术后仍应继续各种综合治疗。

2. 脑脊液分流术

对于枕大池广泛粘连，无法剥离，可试行第四脑室 – 枕大池分流术，或先行枕肌下减压术，最后再作脑室 – 腹腔分流术。弥漫性蛛网膜炎导致梗阻性或交通性脑积水明显者，可行脑室 – 腹腔分流术。

3. 单纯蛛网膜囊肿切除术

适用于蛛网膜囊肿引起癫痫、颅内压增高或其他神经功能障碍者。

4. 腰椎穿刺

术后应反复腰椎穿刺释放脑脊液，并应用激素。每次 10 ~ 20mL，亦可同时注入滤过氧或空气 10 ~ 20mL。

七、预后

各种治疗方法均有一定疗效，但病灶完全消退者少见。可自行缓解或治疗后好转又复发。因此，患者可能长期存在一些症状，时轻时重。一般不会影响生命。

第二节 脑脓肿

脑脓肿是指各种病原菌侵入颅内引起感染，并形成脓腔，是颅内一种严重的破坏性疾患。脑脓肿由于其有不同性质的感染、又生长于不同部位，故临床上表现复杂，患者可能是婴幼儿或老年，有时有危重的基础疾病，有时又有复杂的感染状态。因此，对脑脓肿的判断，采用什么方式治疗，以何种药物干扰菌群等，许多问题值得探讨。

一、流行病学趋向

在 21 世纪开始之初，有人将波士顿儿童医院的神经外科资料，对比了 20 年前脑脓肿的发病、诊断和疗效等一些问题，研究其倾向性的变化。他们把 1981—2000 年的 54 例脑脓肿病例和 1945—1980 年的病例特点进行了比较，发现婴儿病例从 7% 增加到 22%，并证实新出现以前没有的枸橼酸杆菌和真菌性脑脓肿，前者现在见于新生儿，后者则是免疫抑制患者脑脓肿的突出菌种。过去的鼻窦或耳源性脑脓肿从 26% 下降到现在的 11%，总的病死率则呈平稳下降，从 27% 降至 24%。

过去罕见的诺卡菌脑脓肿、曲霉菌脑脓肿发病率也有增加，而免疫缺陷（AIDS）患者的神经系统弓形虫病则报道更多，其中少数也形成脑脓肿，甚至多发性脑脓肿。这表明一些原属于机会性或条件性致病菌（病原生物）现在变得更为活跃。另一方面，在广谱抗生素和激素的广泛使用中，耐药人群普遍增加，同时，大量消耗病、恶性病患者的免疫功能受损、吸毒人群增加等，脑脓肿的凶险因素在增加，脑脓肿菌群变化的概率也在上升。

二、病原学

（一）脑脓肿病菌的变化

脑脓肿的病原生物虽有细菌、真菌和原虫，但主要病原是细菌。在过去 50 年中，脑脓肿的致病菌有较大的变化，抗生素应用以前，金黄色葡萄球菌占 25% ~ 30%，链球菌占 30%，大肠杆菌占 12%。20 世纪 70 年代葡萄球菌感染下降，革兰氏阴性杆菌上升，细菌培养阴性率达 50% 以上。认为此结果与广泛应用抗生素控制较严重的葡萄球菌感染有关。国内的这方面变化也类似。天津科研人员调查，从 1980—2000 年的细菌培养阳性率依次为链球菌 32%，葡萄球菌 29%，变形杆菌 28%，与 1952—1979 年的顺序正好相反，这主要与耳源性脑脓肿减少有的关。

其次，20 世纪 80 年代以来厌氧菌培养技术的提高，改变了过去 50% 培养阴性的结果。北京研究人员曾统计脑脓肿 16 例，其中厌氧菌培养阳性 9 例，未行厌氧菌培养 7 例，一般细菌培养都阴性。厌氧菌培养需及时送检，注意检验方法。目前，实际培养阳性率仍在 48% ~ 81% 之间。

（二）原发灶与脑脓肿菌种的关系

原发灶的病菌是脑脓肿病菌的根源。脑脓肿的菌种繁多，南非最近一组121例脓液培养出细菌33种，50%混合型。但各种原发灶的病菌有常见的范围。耳鼻源性脑脓肿以链球菌和松脆拟杆菌多见；心源性则以草绿色链球菌、厌氧菌、微需氧链球菌较多；肺源性多见的是牙周梭杆菌、诺卡菌和拟杆菌；外伤和开颅术后常是金黄色葡萄球菌、表皮葡萄球菌及链球菌（详见表10-1）。事实上，混合感染和厌氧感染各占30%~60%。

（三）病原体入颅途径和脑脓肿定位规律

1. 邻近结构接触感染

（1）耳源性脑脓肿：中耳炎经鼓室盖、鼓窦、乳突内侧硬膜板入颅，易形成颞叶中后部、小脑侧叶前上部脓肿最为多见。以色列一组报道中提到，2015年28例中耳炎颅内并发症8种，依次是脑膜炎、脑脓肿、硬膜外脓肿、乙状窦血栓形成、硬膜下脓肿、静脉窦周脓肿、横窦和海绵窦血栓形成。表明少数可通过逆行性血栓性静脉炎，至顶叶、小脑蚓部或对侧深部白质形成脓肿。

（2）鼻窦性脑脓肿：额窦或筛窦炎易引起硬膜下或硬膜外脓肿，或额极、额底脑脓肿。某医院1例小儿筛窦炎引起双眶骨膜下脓肿，后来在MRI检查发现脑脓肿，这是局部扩散和逆行性血栓性静脉炎的多途径入颅的实例。蝶窦炎偶尔可引起垂体、脑干、颞叶脓肿。

表10-1 原发灶、病原体、入颅途径及脑脓肿定位

原发灶、感染途径	主要病菌	脑脓肿主要定位
一、邻近接触为主		
1. 中耳炎、乳突炎；邻近接触；血栓静脉炎逆行感染	需氧或厌氧链球菌、松脆拟杆菌（厌氧）、肠内菌群	颞叶（多）、小脑（小）（表浅，单发多）；远隔脑叶或对侧
2. 筛窦炎、额窦炎（蝶窦炎）	链球菌、松脆拟杆菌（厌氧）、肠内菌群、金色葡萄球菌、嗜血杆菌	额底、额极（垂体、脑干、颞叶）
3. 头面部感染（牙、咽等）	牙周梭杆菌、松脆拟杆菌（厌氧）、链球菌	额叶多（多位）
二、远途血行感染		
1. 先天性心脏病（心内膜炎）	草绿链球菌、厌氧菌、微需氧链球菌（金色葡萄球菌、溶血性链球菌）	大脑中动脉分布区（可见各种部位）深部，多发，囊壁薄
2. 肺源性感染（支扩、脓胸等）	牙周梭杆菌、放线菌拟杆菌、星形诺卡菌	同上部位
3. 其他盆腔、腹腔脓肿	肠内菌群、变形杆菌混合	同上部位
三、脑膜开放性感染		
1. 外伤性脑脓肿	金色葡萄球菌、表皮葡萄球菌	依异物、创道定位
2. 手术后脑脓肿	链球菌、肠内菌群、梭状芽孢杆菌	脑脊液瘘附近
四、免疫源性脑脓肿		
1. AIDS、恶性病免疫抑制治疗等	诺卡菌、真菌，弓形虫、肠内菌群	似先心病
2. 新生儿	枸橼酸菌、变形杆菌	单或双额（大）
五、隐源性脑脓肿	链球菌、筒葡球菌、初油酸菌	大脑、鞍区、小脑

（3）头面部感染引起：颅骨骨髓炎、先天性皮窦、筛窦骨瘤、鼻咽癌等可直接伴发脑脓肿；牙周脓肿、颌面部蜂窝织炎、腮腺脓肿等可以通过面部静脉与颅内的吻合支；板障静脉或导血管的逆行感染入颅。斯洛伐尼亚1例患者换乳牙时自行拔除，导致了脑脓肿。

2. 远途血行感染

（1）细菌性心内膜炎，由菌栓循动脉扩散入颅。

（2）先天性心脏病，感染栓子随静脉血不经肺过滤而直接入左心转入脑。

（3）发绀型心脏病，易有红细胞增多症，血黏度大，感染栓子入脑易于繁殖。此类脓肿半数以上为多发、多房，少数呈痈性，常在深部或大脑各叶，脓肿相对壁薄，预后较差。

（4）肺胸性感染，如肺炎、肺脓肿、支气管扩张、脓胸等，其感染栓子扩散至肺部毛细血管网，可随血流入颅。

（5）盆腔脓肿，可经脊柱周围的无瓣静脉丛，逆行扩散到椎管内静脉丛再转入颅内。最近，柏林1

例肛周脓肿患者，术后 1 周出现多发性脑脓肿，探讨了这一感染途径。

3. 脑膜开放性感染

外伤性脑脓肿和开颅术后脑脓肿属于这一类。外伤后遗留异物或脑脊液时，偶尔会并发脑脓肿，常位于异物处、脑脊液瘘附近或在创道的沿线。

4. 免疫源性脑脓肿

自从 1981 年发现 AIDS 的病原以来，其普遍流行的程度不断扩大，遍布全球。一些 AIDS 患者继发的机会性感染，特别是细菌、真菌、放线菌及弓形虫感染造成的单发或多发性脑脓肿日渐增多，已见前述。这不仅限于 AIDS，许多恶性病和慢性消耗病如各种白血病、中晚期恶性肿瘤、重型糖尿病、顽固性结核病等，其机体的免疫力低下，尤其在城市患者的耐药菌种不断增加，炎症早期未能控制，导致脑脓肿形成的观察上升。

5. 隐源性脑脓肿

临床上找不到原发灶。此型有增加趋势。天津一组长期对照研究，本型已从过去 10% 上升到 42%，认为与抗生素广泛应用和标本送检中采取、保存有误有关。一般考虑还是血源性感染，只是表现隐匿。另外，最近欧美、亚洲地区都有一些颅内肿瘤伴发脑脓肿的报道，似属隐源性脑脓肿。

鞍内、鞍旁肿瘤合伴脓肿，认为属窦源性；矢状窦旁脑肿瘤，暗示与窦有关；1 例颞极脑膜瘤的瘤内、瘤周白质伴发脓肿，术后培养出 B 型链球菌和冻链球菌，与其最近牙槽问题有关，可能仍为血行播散；小脑转移癌伴发脓肿，曾有 2 例分别培养出初油酸菌、凝固酶阴性型葡萄球菌，其中 1 例，尸检证实为肺癌。

三、病理学基础

脑脓肿的形成因细菌毒力不同有很大差异。斯坦福大学的 Britt、Enrmann 等分别以需氧菌（α-溶血性链球菌）和厌氧混合菌群（松脆拟杆菌和能在厌氧条件下生长的表皮葡萄球菌）做两种实验研究，并以人的脑脓肿结合 CT 和临床进行系统研究。认为脑肿瘤的分期系自然形成，各期紧密相连而重点有别，但影响因素众多，及早而有效的药物可改变其进程。

（一）需氧菌脑脓肿四期的形成和发展

1. 脑炎早期（1～3d）

化脓性细菌接种后，出现局限性化脓性脑炎，血管出现脓性栓塞，局部炎性浸润，中心坏死，周围水肿，周围有新生血管。第 3 天 CT 强化可见部分性坏死。临床以急性炎症突出，卧床不起。

2. 脑炎晚期（4～9d）

坏死中心继续扩大，炎性浸润以吞噬细胞，第 5 天出现成纤维细胞，并逐渐成网包绕坏死中心。第 7 天，周围新生血管增生很快，围绕着发展中的脓肿。CT 第 5 天可见强化环，延迟 CT，10～15min 显强化结节。临床有缓解。

3. 包囊早期（10～13d）

10 天形成薄囊，脑炎减慢，新生血管达最大程度，周围水肿减轻，反应性星形细胞增生，脓肿孤立。延迟 CT 的强化环向中心弥散减少。

4. 包囊晚期（14d 以后）

包囊增厚，囊外胶质增生显著，脓肿分 5 层：

（1）脓腔。

（2）成纤维细胞包绕中心。

（3）胶原蛋白囊。

（4）周围炎性浸润及新生血管。

（5）星形细胞增生，脑水肿。延迟强化 CT 增强剂不弥散入脓腔。临床突显占位病变。

（二）厌氧性脑脓肿的三期

从厌氧培养的专门技术发现，脑脓肿的脓液中厌氧菌的数量大大超过需氧菌。松脆拟杆菌是最常见的责任性厌氧菌，是一个很容易在人体内形成脓肿和造成组织破坏的细菌。过去从鼻副窦、肺胸炎症、腹部炎症所造成的脑脓肿中分离出此细菌，但最多是从耳源性脑脓肿中分离出来的，其毒力很大，显然不同于上述需氧性链球菌。

1. 脑炎早期（1~3d）

这一厌氧混合菌组接种实验动物后，16只狗出现致命感染，是一种暴发性软脑膜炎，甚至到晚期都很重。其中25%是广泛性化脓性脑炎，其邻近坏死中心的血管充血及血管周围出血，或血栓形成，周围积存富含蛋白的浆液及脑炎早期的脑坏死和广泛脑水肿。

2. 脑炎晚期（4~9d）

接着最不同的是坏死，很快，脑脓肿破入脑室占25%（4~8d），死亡达56%（9/16），这在过去链球菌性脑脓肿的模型中未曾见到，表明其危害性和严重性。

3. 包囊形成（10d以后）

虽然在第5天也出现成纤维细胞，但包囊形成明显延迟，3周仍是不完全性包囊，CT证实，故研究人员在包囊形成阶段不分早晚期，研究的关键是失控性感染。另外，松脆拟杆菌属内的几个种，能产生β-内酰胺酶，可以抗青霉素，应引起临床医师的重视。

四、临床表现

脑脓肿的症状和体征差别很大，与原发病的病情，脑脓肿的病期，脑脓肿的部位、数目，病菌的毒力，宿主的免疫状态均有关。

（一）原发病的变化

脑脓肿都是在常见原发病的基础上产生的，故在耳咽鼻喉、头面部、心、肺及其他部位的感染，或脓肿后出现脑膜刺激症状，就应提高警惕，特别应该引起重视的如原来流脓的中耳炎突然停止流脓，应注意发生有脓入颅内的可能性。

（二）急性脑膜脑炎症状

任何脑脓肿都是从脑膜脑炎开始，最早可表现为头痛伴发高热，甚至寒战等全身不适和颈部活动受限。突出的头痛可占70%~95%，常为病侧更痛，局部叩诊时有定位价值，更多的是全头痛，药物难以控制。半数患者可伴颅内压增高，表现尚有恶心、呕吐，常有嗜睡和卧床不起。

（三）脑脓肿的局灶征

在脑脓肿取代脑膜脑炎的过程中，体温下降，精神好转，不数日，因脓肿的扩大，又再次卧床不起。一方面头痛加重、视盘水肿、烦躁或反应迟钝；另一方面局灶性神经体征突出，50%~80%出现偏瘫、语言障碍、视野缺损、锥体束征或共济失调的小脑病变特征。依脓肿所在部位突出相应额、顶、枕、颞的局灶征，少部分患者出现癫痫，极少数脑干脓肿可表现在本侧颅神经麻痹、对侧锥体束征。发生率依次为脑桥、中脑、延脑。近年增多的不典型"瘤型"脑脓肿可达14%，过去起伏两周的病期，可延缓至数月，大部分被误诊为胶质瘤，值得注意。

（四）脑脓肿的危象

1. 脑疝综合征

脑疝是脑脓肿危险阶段的临界信号，都是脑脓肿增大到一定体积时脑组织横形或纵形移位，脑干受压使患者突然昏迷或突然呼吸停止而致命。关键是及早处理脑脓肿，识别先兆症状和体征，避免使颅内压增高的动作，避免不适当的操作，特别要严密和善于观察意识状态。必要时应积极锥颅穿刺脓肿或脑室，迅速减压。

2. 脑脓肿破裂

脑脓肿的脑室面脓肿壁常较薄，在不适当的穿刺或穿透对侧脓壁时，可自发性破裂，破入脑室或破入蛛网膜下隙。出现反应时，伴有头痛、高热、昏迷、角弓反张等急性室管膜炎或脑膜炎症状，应及时脑室外引流，积极抢救，以求逆转症状。

五、特殊检查

（一）CT 和 MRI

1. 脑炎早晚期（不足 9d）

CT 平扫，1 ~ 3d，就出现低密度区，但可误为正常。重复 CT 见低密度区扩大。CT 增强，3d 后即见部分性强化环。MRI 长 T_2 的高信号较长 T_1 的低信号水肿更醒目。4 ~ 9d，CT 见显著强化环。延迟 CT（30 ~ 60s）强化剂向中心弥散，小的脓肿显示强化结节。

2. 包囊晚期（超过 10d）

CT 平扫，低密度区边缘可见略高密度的囊壁，囊外为水肿带。MRI T_1 见等信号囊壁，囊壁内外为不同程度的长 T_1；T_2 的低信号囊壁介于囊壁内外的长 T_2 之间，比 CT 清晰。CT 增强，见强化囊壁包绕脓腔。延迟 CT（30 ~ 60s），强化环向中央弥散减少，14d 以后不向中央弥散。T_1 用 Gd–DTPA 增强时，强化囊壁包囊绕脓腔比 CT 反差更明显。

3. 人类脑脓肿的 CT 模式

早年 8 例不同微生物所致人类脑脓肿的 CT 模式可供参考。上述图型各取自系列 CT 扫描之一，但处于脑脓肿的不同阶段。

（1）不同微生物：细菌性脑脓肿（A、D、E、G、H）；真菌性脑脓肿（C、F）；原虫性脑脓肿（B）。

（2）不同时期：脑炎早期（A、B、C）；脑炎晚期（D）；包囊早期（E、F）；包囊晚期（G、H）。

（3）不同数量：单发脑脓肿（D ~ G）；多发脑脓肿（A ~ C、H）。

（4）各种脑脓肿：星形诺卡菌脑脓肿（A）；弓形虫性脑脓肿（B）；曲霉菌脑脓肿（C）；肺炎球菌脑脓肿（D）；微需氧链球菌脑脓肿（E）；红花尖镰孢霉菌脑脓肿（F）；牙周梭杆菌脑脓肿（G）；分枝杆菌，绿色链球菌，肠菌性多发性后颅凹脑脓肿（H）。

（二）DWI 及 MRS

1. 弥散加权磁共振扫描（DWI）

脑脓肿的诊断有时与囊性脑瘤混淆。近年来，有多篇报道用 DWI 来区别。土耳其一组研究人员收集脑脓肿病例 19 例，其中 4 例 DWI 是强化后高信号，由于水分子在脓液和囊液的弥散系数（ADC）明显不同，脓液的 ADC 是低值，4 例平均为（0.76 ± 0.12）mm/s；8 例囊性胶质瘤和 7 例转移瘤的 DWI 是低信号，ADC 是高值，分别为（5.51 ± 2.08）mm/s 和（4.58 ± 2.19）mm/s，（P=0.003）。当脓液被引流后 ADC 值升高，脓肿复发时 ADC 值又降低。

2. 磁共振波谱分析（MRS）

这是利用磁共振原理测定组织代谢产物的技术。脑脓肿和囊肿都可以检出乳酸，许多氨基酸是脓液中粒细胞释放蛋白水解酶，使蛋白水解成的终产物；而胆碱又是神经脂类的分解产物，因此，MRS 检出后两种即标志着脓肿和肿瘤的不同成分。印度一组研究显示，42 例脑部环状病变，用 DWI、AIX 和质子 MRS（PMRS）检查其性质。29 例脑脓肿的 ADC 低值小于（0.9 ± 1.3）mm/s，PMRS 出现乳酸峰和其他氨基酸峰（琥珀酸盐、醋酸盐、丙氨酸等）；另 23 例囊性肿瘤的 ADC 高值（1.7 ± 3.8）mm/s，PMRS 出现乳酸峰及胆碱峰。结果表明脓肿和非脓肿显然不同。

（三）其他辅助检查

1. 周围血象

白细胞计数、血沉、C- 反应蛋白升高，属于炎症。

2. 脑脊液

白细胞轻度升高，蛋白升高显著是一特点。有细胞蛋白分离趋势。

3. X 线 CR 片

查原发灶。过去应用的脑血管造影、颅脑超声波、同位素扫描等现已基本不用。

六、诊断及特殊类型脑脓肿

典型的脑脓肿诊断不难，一个感染的病史，近期有脑膜脑炎的过程，发展到颅内压增高征象和局灶性神经体征，加上强化头颅 CT 和延时 CT 常可确诊。必要时可做颅脑 MRI 及 Gd–DTPA 强化。对 "瘤型" 脑脓肿，在条件好的单位可追加 DWI、MRS 进一步区别囊型脑瘤。条件不够又病情危重则有赖于直接穿刺或摘除，以达诊治双重目标。脑结核瘤，都有脑外结核等病史，可以区别。耳源性脑积水、脓性迷路炎都有耳部症状，无脑病征，CT 无脑病灶。疱疹性局限性脑炎，有时突然单瘫，CT 可有低密度区，但范围较脓肿大，CSF 以淋巴增高为主，无中耳炎等病灶，必要时活检区别。

鉴于病原体的毒力、形成脑脓肿快慢、病员的抵抗力等有很大差异，特别是近年一些流行病学的新动向，简单介绍几种特殊类型的脑脓肿，便于加深对某些特殊情况的考虑和鉴别。

（一）硬脑膜下脓肿

脑膜瘤是脑瘤的一种，硬脑膜下脓肿也应该是脑脓肿的一种，但毕竟脓肿是在硬膜下腔，由于这一解剖特点脓液可在腔内自由发展，其速度更快，常是暴发性临床表现，很快恶化，在 1949 年前悉数死亡，是脑外科的一种严重急症。

硬膜下脓肿 2/3 由鼻窦炎引起，多见于儿童。最近，澳洲一组报道显示 10 年内颅内脓肿 46 例，儿童硬膜下脓肿 20 例（43%），内含同时伴脑脓肿者 4 例。

典型症状是鼻窦炎、发热、神经体征的三联征。鼻窦炎所致者眶周肿胀（P=0.005）和畏光（P=0.02）。意识变化于 24 ~ 48h 占一半，头痛、恶心、呕吐常见，偏瘫、失语、局限性癫痫突出，易发展到癫痫持续状态，应迅速抗痫，否则患者病情很快恶化。诊断基于医生的警觉，CT 可能漏诊，MRI 冠状位、矢状位能见颅底和突面的新月形 T_2 高信号灶更为醒目。英国 66 例病例的经验主张开颅清除，基于：

（1）开颅存活率高，该文开颅组 91% 存活，钻颅组 52% 存活。

（2）钻颅残留脓多，他们在 13 例尸检中 6 例属于鼻窦性，其中双侧 3 例，在纵裂、枕下、突面、基底池周围 4 个部位残留脓各 1 例。另 1 例耳源性者脓留于颅底、小脑脑桥角和多种部位。

（3）开颅便于彻底冲洗，他们提出，硬膜下脓液易凝固，超 50% 是厌氧菌和微需氧链球菌混合感染，用含氯霉素 1g/50mL 的生理盐水冲洗效果较好。另外，有医师认为症状出现后 72h 内手术者，终残只有 10%；而 72h 以后手术者，70% 非残即死。有一种亚急性术后硬膜下脓肿，常在硬膜下血肿术后伴发感染，相当少见。

（二）儿童脑脓肿

儿童由于其抵抗力弱，一旦发生脑脓肿较成人更危险。一般 15 岁以下的小儿占脑脓肿总数的 1/3 或小半。据卡拉其、Atig 等的报道儿童脑脓肿的均龄在 5.6±4.4 岁。北京一组病例显示平均为 6.68 岁，小于 10 岁的可占 4/5，两组结果类似。以上两组均以链球菌为主。

儿童脑脓肿的表现为发烧、呕吐、头痛和癫痫的四联征。北京组查见视盘水肿占 85%，显示儿童的颅内压增高突出，这与小儿病程短（平均约 1 个月）、脓肿发展快、脓肿体积大有关（3 ~ 5cm 占 50%，大于 5 ~ 7cm 占 32%，大于 7cm 占 18%）。另外，小儿脑脓肿多见的是由发绀型先天性心脏病等血行感染引起，可占 37%。加上儿童头面部吻合静脉逆行感染及肺部感染，或败血症在 Atig 组就占 23%，故总的血源性脑脓肿超过 50%，因而多发性脑脓肿多达 30% ~ 42%，这就比较复杂。总之，由于小儿脑脓肿的自限能力差，脓肿体积大，颅内压高，抵抗力又弱等特点，应强调早诊早治。方法以简单和小儿能承受的为主。手术切除在卡拉其 30 例中占 6 例，但 5 例死亡。故决定处理方式应根据经验、技术条件、患者情况等全面考虑。

（三）新生儿脑脓肿

新生儿脑脓肿在 100 年前已有报道，但在 CT 启用后发现率大增。巴黎研究人员一次报道新生儿脑脓肿 30 例，90% 为变形杆菌和枸橼酸菌引起。有人认为此种新生儿脑脓肿是上述两菌所致的白质坏死性血管炎，脑坏死是其特殊表现。另外，此种新生儿脑脓肿 67%（20/30）伴广泛性脑膜炎，43%（13/30）伴败血症。由于脑膜炎影响广泛，所以较一般新生儿脑脓肿（链球菌、肠内菌引起）更为严重。

新生儿脑脓肿在生后 7d 发病占 2/3（20/30），平均 9 天（1 ~ 30d）。癫痫为首发症状占 43%，感染为首发症状占 37%，而急性期癫痫增多达 70%（21/30），其中呈持续状态占 19%（4/21），说明其严重性。脑积水达 70%（14/20），主要是脑膜炎性交通性脑积水。CT 扫描 28 例中多发性脑脓肿 17（61%），额叶 22（79%），其中单侧 12 例，双侧 10 例，大多为巨大型，有 2 例贴着脑室，伸向整个大脑半球。

处理：单纯用药物治疗 5 例，经前囟穿吸注药 25 例（83%）。经前囟穿吸注药 1 次治疗 56%（14/25），平均 2 次（1～6 次）。其中月内穿刺 15 例（60%），仅 20% 合并脑积水；月后穿刺 10 例，内 70% 合并脑积水。单纯用药 5 例（不穿刺），其中 4 例发展成脑积水。上述巴黎的 30 例中，17 例超过 2 年的随访，只有 4 例智力正常，不伴发抽风。CT 扫描显示其他患者遗留多种多样的脑出血、梗死和坏死，均属于非穿刺组。从功能上看，早穿刺注药者预后好，不穿刺则差。关于用药，新型头孢菌素＋氨基糖苷的治疗方案是重要改进，他们先用庆大霉素＋头孢氨噻，后来用丁胺卡那＋头孢三嗪，均有高效。新德里最近用泰能对 1 例多发性脑脓肿的新生儿治疗，多次穿刺及药物治疗，4 周改变了预后。

（四）诺卡菌脑脓肿

诺卡菌脑脓肿原来报道很少，但近 20 年来，此种机会性致病菌所致的脑脓肿的报道增加很快。诺卡菌可见于正常人的口腔，革兰氏阳性，在厌氧或微需氧条件下生长。属于放线菌的一种，有较长的菌丝，发展缓慢而容易形成顽固的厚壁脓肿，极似脑瘤，过去的病死率高达 75%，或 3 倍于其他细菌性脑脓肿。但由于抗生素的发展，病死率已迅速降低。

诺卡菌有百余种，引起人类疾病的主要有 6 种，但星形诺卡菌最为多见，常由呼吸道开始，半数经血播散至全身器官，但对脑和皮下有特别的偏爱。20 世纪 50 年代有人综合 68 例中肺占 64.7%，皮下 32.3%，脑 31.8%，互有并发，心、肾、肝等则很少。威斯康星 1 例 13 岁女孩，诊为风湿热，脑血管造影定位，整块切除，脓液见许多枝片状菌丝，术后金、青霉素治愈。

时至今日，CT、MRI 的强化环可精确定位。墨西哥 1 例 DWI 的高信号，PMRS 检出乳酸峰、氨基酸峰，可定位与定性，用磺胺药（TMP/SMZ）可治愈。欧美有些报道从分子医学定性，通过 16S rDNA PCR 扩增法，及 hsp 65 序列分析，属诺卡菌基因。

处理：TMP/SMZ 可透入 CSF，丁胺卡那、泰能、头孢曲松、头孢噻肟均有效。由于为慢性肉芽肿性脑脓肿，切除更为安全。

（五）曲霉菌脑脓肿

曲霉菌是一种广泛存在于蔬菜、水果、粮食中的真菌，其孢子可引起肺部感染，是一种条件致病菌，当机体抵抗力低下时，可经血循环播散至颅内，造成多发或多房脑脓肿。最多见的有烟曲霉菌和黄曲霉菌，可发生于脑的任何部位。广州于近 3 年报道了 2 例肺和脑的多发性烟曲霉菌脑脓肿。纽约报道 1 例眶尖和脑的多发性烟曲霉菌并诺卡菌脑脓肿。此两患者都先有其他疾病，说明抵抗力降低在先。广州的病例先有胆管炎、肺炎、伴胸腔积液，后来发现脑部有 11 个脑脓肿（2～3cm 居多）。纽约的病例先有脊髓发育不良性综合征、贫血和血小板缺乏症，以后眶尖和脑部出现许多强化环（脑脓肿），先后活检，发现不同的致病菌。病程相当复杂，均出现偏瘫，前者曾意识不清，多处自发性出血；后者有失控性眼后痛，发展成海绵窦炎，表现出Ⅳ～Ⅵ颅神经麻痹，中途还因坏死性胆管炎手术 1 次。处理结果尚好，两者都用两性霉素，前者静脉和鞘内并用，脓肿和脑室引流，后者加用米诺环素（Minocycline）和泰能，分别于 4 个半月和半年病灶全消，但后者于 2 年后死于肺炎。

曲霉菌脑脓肿的 CT、MRI 与其他脑脓肿类似。麻省总医院曾研究 6 例，其 DWI 为高信号，但 ADC 均值较一般脑脓肿为低，（0.33±0.6）mm/s，此脓液反映为高蛋白液。

处理主张持积极态度。过去在免疫缺陷患者发生曲霉菌脑脓肿的死亡率近乎 100%。加州大学对 4 例白血病伴发本病患者，在无框架立体定向下切除多发脑脓肿及抗真菌治疗，逆转了病情，除 1 例死于白血病外，3 例有完全的神经病学恢复。最近，英国 1 例急性髓性白血病伴发本病，用两性霉素，伊曲康唑几乎无效，新的伏利康唑由于其 BBB 的穿透力好，易达到制真菌浓度而治疗成功。

（六）垂体脓肿

垂体脓肿自首例报道至 1995 年已经约有 100 例的记载。最近 10 年，仅北京两单位报道就有 12 例。

从发病机制来看，有两种意见，一类是真性脓肿，有人称为原发性垂体脓肿，通过邻近结构炎症播散，或远途血行感染，或头面部吻合血管逆行感染，使正常垂体感染形成脓肿，或垂体瘤伴发脓肿；另一类是类脓肿，即继发性垂体脓肿，是指垂体瘤、鞍内颅咽管瘤等情况下，局部血循环紊乱，瘤组织坏死、液化，也形成脓样物质，向上顶起鞍隔，压迫视路，似垂体脓肿，但不发热，培养也无细菌生长，实际有所不同。

垂体脓肿常先有感染症状，同时有鞍内脓肿膨胀的表现，剧烈头痛和视力骤降是两大特点。Jain 等指出视力、视野变化可占 75% ~ 100%。最近，印度 1 例 12 岁女孩，急性额部头痛，双视力严重丧失，强化 MRI 诊断，单用抗生素治疗。但垂体脓肿大多发展缓慢，一年以上的占多数，突出表现是垂体功能衰减，尤其是较早出现垂体后叶受损的尿崩症多见。协和医院 7 例垂体脓肿患者中 5 例有尿崩，天坛医院 2 例垂体脓肿患者在 3 个月以内就出现尿崩，其中 1 例脓液培养有大肠杆菌。日本有 1 例 56 岁男性，垂体脓肿，同时有无痛性甲状腺炎、垂体功能减退和尿崩症，Matsuno 等认为是漏斗神经垂体炎或淋巴细胞性腺垂体炎，但在术前和组织病理检查前鉴别诊断是困难的。这是慢性的真性垂体脓肿。由于垂体瘤的尿崩症只占 10%，故常以此区别两病。另外，垂体脓肿的垂体功能普遍减退是第 3 个特点，协和医院一组的性腺、甲状腺、肾上腺等多项内分泌功能检查低值，更为客观，并需用皮质醇来改善症状。

重庆今年报道 1 例月经紊乱、泌乳 3 个月，PRL457. 44ng/mL，术中抽出黏稠脓液，镜检有大量脓细胞，病理见垂体瘤伴慢性炎症，最后诊断是继发于垂体瘤的垂体脓肿。

鉴别垂体瘤囊变或其他囊性肿瘤，MRI 的 DWI 和 ADC 能显示其优越性。处于早期阶段，甲硝唑和三代头孢菌素就可以对付链球菌，拟杆菌或变形杆菌，若已成大脓肿顶起视路，则经蝶手术向外放脓，电灼囊壁使其皱缩最为合理。

七、处理原则

（一）单纯药物治疗

理想的治疗是化脓性脑膜脑炎阶段消炎，防止脑脓肿的形成。最早是 1971 年有报道单纯药物治疗成功。1980 年加州大学（UCSF）的研究，找出成功的因素是用药早、脓肿小、药效好、CT 观察好。该组 8 例的病程平均 4.7 周。成功的 6 例直径平均 1.7cm（0.8 ~ 2.5cm），失败的则为 4.2cm（2 ~ 6cm）（P<0.001），故主张单纯药物治疗要小于 3cm。该组细菌以黄色葡萄球菌、链球菌和变形杆菌为主，大剂量（青、氯、新青）三联治疗［青霉素 1 000 万 U，静脉注射，每日 1 次，小儿 30 万 U/（kg·d）；氯霉量 3 ~ 4g，静脉注射，每日 1 次，小儿 50 ~ 100mg/（kg·d）；半合成新青Ⅰ、新青Ⅲ大于 12g，静脉注射，每日 1 次，4 ~ 8 周，对耐青者］，效果好。CT 观察 1 个月内缩小，异常强化 3 个半月内消退，25 个月未见复发。

他们归纳指征：①高危患者。②多发脑脓肿，特别是脓肿间距大者。③位于深部或重要功能区。④合并室管膜炎或脑膜炎者。⑤合并脑积水需要 CSF 分流者。方法和原则同上述成功的因素。

（二）穿刺吸脓治疗

鉴于上述单纯药物治疗的脑脓肿直径都小于 2.5cm，导致推荐大于 3cm 的脑脓肿就需要穿刺引流。理论是根据当时哈佛大学有学者研究，发现穿透 BBB 和脓壁的抗生素，尽管其最小抑菌浓度已经超过，但细菌仍能存活，此系抗生素在脓腔内酸性环境下失效。故主张用药的同时，所有脓液应予吸除，特别在当今立体定向技术下，既符合微创原则，又可直接减压。另外，还可以诊断（包括取材培养），且能治疗（包括吸脓、冲洗、注药或置管引流）。近年报道经 1 ~ 2 次穿吸，治愈率达 80% ~ 90%。也有人认为几乎所有脑脓肿均可穿刺引流和有效的抗生素治疗。钻颅的简化法——床旁锥颅，解除脑疝最快，更受欢迎。

（三）脑脓肿摘除术

开颅摘除脑脓肿是一种根治术，但代价较大，风险负担更重。指征是：①厚壁脓肿。②表浅脓肿。③小脑脓肿。④异物脓肿。⑤多房或多发性脓肿（靠近）。⑥诺卡菌或真菌脓肿。⑦穿刺失败的脑脓肿。⑧破溃脓肿。⑨暴发性脑脓肿。⑩脑疝形成的脓肿。开颅后可先于穿刺减压，摘除脓肿后可依情况内、外减压。创腔用双氧水及含抗生素溶液冲洗，应避免脓肿破裂，若有脓液污染更应反复冲洗。术后抗生素使用均应 4 ~ 6 周。定期 CT 复查。

（四）抗生素的联用

脓肿的微生物性质是脑脓肿治疗的基础，脓液外排和有效抗生素的应用是取得疗效的关键，由于近年来大量广谱抗生素的问世，对脑脓肿的治疗确实卓有成效，病死率大为降低。同时，因为脑脓肿的混合感染居多，目前采用的三联、四联用药，疗效尤其突出。

早年的抗生素（青霉素、氯霉素、新青霉素），对革兰氏阴性、革兰氏阳性、需氧、厌氧菌十分敏感，从心、肺来的转移性脑脓肿疗效肯定。对耳、鼻、牙源性脑脓肿同样有效。现在常用的抗生素（青霉素、甲硝唑、头孢），由于甲硝唑对拟杆菌是专性药，对细菌的穿透力强，不易耐药，价廉，毒副作用少，在强调厌氧菌脑脓肿的今天，此三联用药已成为首选，加上三代头孢对需氧菌混合感染也是高效。上两组中偶有耐甲氧西林的金葡（MRSA），可将青霉素换上万古霉素，这是抗革兰氏阳性球菌中的最强者，对外伤术后的脑脓肿高效。用甲硝唑、头孢治疗儿童脑脓肿也有高效。伏利康唑治霉菌性脑脓肿，磺胺（TMP/SMZ）治诺卡菌脑脓肿，都是专性药。头孢三嗪及丁胺卡那治枸橼酸菌新生儿脑脓肿也具有特效，已见前述。亚胺培南（泰能）对老年人、幼儿、免疫力低下者，对绝大多数厌氧、需氧、革兰氏阴性、革兰氏阳性菌和多重耐药菌均具强力杀菌作用，是目前最广谱的抗生素，可用于危重患者。脑脓肿破裂或伴有明显脑膜炎时，鞘内注药也是一种方法，其剂量是丁胺卡那 10mg/ 次，庆大霉素 2 万 U/ 次，头孢三嗪（罗氏芬）25 ~ 50mg/ 次，万古霉素 20mg/ 次，半合成青霉素苯唑西林 10mg/ 次，氯唑西林 10mg/ 次，小儿减半，生理盐水稀释。

第三节　脑真菌性肉芽肿

脑真菌性肉芽肿是一种深部真菌感染，虽不是新生物，但属于颅内占位性病变，所以也引起颅内压增高及局限性脑定位征。真菌感染比细菌感染少见得多，但随着广谱抗生素、肾上腺皮质激素和免疫抑制剂的广泛、长期应用，真菌感染的发生率已有所提高。

一、病因

脑真菌性肉芽肿由引起深部组织感染的真菌侵入脑内而形成。真菌侵入脑的方式，常先从呼吸道吸入，形成肺部病灶，再由肺经血行播散于全身器官和入颅。少数真菌（如曲霉、放线菌和芽生菌）可经口腔、鼻腔、副鼻窦、眼眶、脊椎骨等处的病灶直接侵入中枢神经系统，个别病例可经腰穿、手术植入而发生脑部真菌感染。患有单核吞噬细胞系统恶性肿瘤、糖尿病等患者较易发生本病。

引起脑真菌性肉芽肿的真菌较多，如放线菌、念珠菌、隐球菌、新型隐球菌、粗球孢子菌、星形诺卡菌、荚膜组织孢浆菌及曲霉菌等。以新型隐球菌及曲霉菌等较多见。其感染主要有 3 种形式：脑膜炎、脑膜脑炎和肉芽肿。脑膜炎主要影响脑基底部，炎症侵入血管周围间隙即构成脑膜脑炎。当真菌侵入脑内时即形成肉芽肿，常为多发，肉芽肿周围可有包膜。

二、临床表现

（一）年龄、性别

本病可发生于任何年龄，但 2/3 病例发生在 30 ~ 50 岁之间，男性多于女性。

（二）病程

本病多慢性或亚急性发展，病程数周至半年，偶有超过 1 年者，少数病例可有缓解和复发。未经治疗者多死亡。

（三）症状、体征

大多数患者在原发病变症状尚不明显时，即出现神经系统症状。临床表现酷似颅内肿瘤，有颅内压增高和局灶性神经体征。患者一般有低热，首发症状多为头痛，伴恶心、呕吐，有颈项强直等脑膜刺激征，严重者可出现意识障碍，常伴因颅底蛛网膜粘连引起的交通性脑积水。

三、辅助检查

（一）腰椎穿刺和脑脊液检查

大多数压力增高，脑脊液可呈无色透明或黄色混浊状，白细胞增多，以淋巴细胞为主，一般在 300×10^6/L 以下，蛋白增高，糖和氯化物皆降低。脑脊液涂片，墨汁染色可找到隐球菌。补体结合试验和乳胶凝集试验，可测定患者脑脊液或血清中抗原和抗体，如脑脊液中含抗原而无抗体，提示病变仍属活动期。

（二）CT 扫描

隐球菌脑膜炎可表现脑基底池模糊变形，不对称，强化明显。脑实质内肉芽肿呈等密度或高密度影。强化扫描显示大小不一、多发、边界清晰的中等强化结节，或呈不均匀性强化或环形强化，周围脑水肿不明显。有时伴有钙化。

（三）MRI 扫描

表现为脑基底池 T_1 和 T_2 弛豫时间略缩短，而脑池的信号增强，强化扫描表现为基底池明显强化，与低信号的脑组织形成明显对比，此为隐球菌性脑膜炎的特点。

四、诊断

本病的重要诊断依据是脑脊液涂片染色、培养和接种或脑组织和肉芽组织标本的病理检查发现了病原菌。真菌皮肤试验阳性反应，其他器官、组织发现真菌感染等有辅助诊断价值。根据临床表现，起病缓慢，病程较长，伴有脑膜刺激征、颅内压增高症等改变，结合其他辅助检查，可做出诊断，若脑脊液涂片找到真菌即可确诊。

五、鉴别诊断

本病的临床表现和脑脊液检查与结核性脑膜炎相似，故应反复作脑脊液检查和涂片，如查到真菌有助于鉴别诊断。

六、治疗

（一）手术治疗

真菌感染一旦形成肉芽肿，则药物治疗难以消除，手术切除为主要手段，但手术前后都需要抗真菌药物治疗，并对原发感染灶进行系统治疗。

（二）药物治疗

目前治疗真菌的药物有两性霉素 B、氟康唑、氟胞嘧啶等。

对不同的真菌需用不同的药物，可以合并用药，如两性霉素 B 对隐球菌、球孢子菌、念珠菌等效果较好，制霉菌素对隐球菌、念珠菌等效果较好，克霉唑对念珠菌、球孢子菌等有效，两性霉素 B 和氟康唑合用治疗隐球菌致病疗效更佳，大剂量青霉素、林可霉素、氯霉素对放线菌感染有效。

两性霉素 B 仍是目前治疗中枢神经系统隐球菌感染的首选药物，首次剂量 1mg/d，静脉滴入，注意本药禁溶于生理盐水中。以后根据患者的耐受性每日增加 2 ~ 5mg，直至 1mg/（kg·d），但浓度不能超过 0.1mg/mL，每次静脉滴入的时间至少 6h，并避光。新型隐球菌合成荚膜时需要硫胺，故应用两性霉素 B 治疗过程中避免使用硫胺，并注意低硫胺饮食 3 个月以上。由于本药不易透过血脑屏障，故常同时鞘内给药。

咪康唑为广谱抗真菌药，毒性低，较安全，可鞘内注射，1 次用量为 20mg，3 ~ 7 日 1 次。

5- 氟尿嘧啶由于能通过血脑屏障，可与两性霉素 B 合用。两性霉素 B 的剂量为 0.3mg/（kg·d），不但可减少两性霉素 B 的毒性，还可减少耐药性。全疗程 6 周。此药的不良反应是抑制骨髓，一旦出现，则只能停用。

上述药物应用的期限要根据脑脊液常规、生化、涂片检查和培养结果决定是否停药。

第十一章

●●●

神经系统肿瘤的放射治疗

第一节　颅内肿瘤的放射治疗

颅内肿瘤的放射治疗，目前包括有常规外照射、立体定向外照射和近距离组织间照射。

一、放射治疗原则

（1）对有头痛加剧、进行性意识障碍，躁动不安或枕项区疼痛及颈项强直等脑疝前驱症状和早期症状的患者不宜放疗。在放疗进程中有此症的患者亦应立即终止放疗，并进行急症减压治疗。

（2）对因梗死性脑积水而致颅内高压症者，须行减压术后再放疗。

（3）为了减少正常脑组织的损伤，应尽量缩小照射的靶容积，故有条件者应尽可能取用常规照射与立体定向外照射或组织间近距离照射相结合的综合放疗。特别是对放射敏感性差，生长迅速，或常规放疗复发的肿瘤。

（4）小儿脑细胞发育尚不成熟，头颅骨在生长发育中，放射损伤后果严重，故小儿脑瘤放疗应注意区别对待。

二、照射范围

颅内肿瘤的照射范围，一般是根据肿瘤的大小形态，生长的部位，病理类型及其生物学特性等因素来考虑。

（1）对垂体瘤、脑膜瘤等有包膜的良性肿瘤，一般 CT 图像显示肿瘤的边界较清楚，则照射范围可设在肿瘤可见边缘外 1 ~ 1.5 cm。

（2）对Ⅰ、Ⅱ级星形细胞瘤等低度恶性的肿瘤虽无包膜，呈浸润性生长，但 CT 图像示瘤周水肿不严重，增强后边界可见轻度强化，则照射范围可设在肿瘤可见边缘外 1.5 ~ 2.5 cm。

（3）对Ⅲ、Ⅳ级的星形细胞瘤等恶性度较高的肿瘤，瘤周水肿较严重者则照射范围可包括整个水肿区或肿瘤可见边界外 3 ~ 4 cm。

（4）对侵犯广、生长迅速、恶性度高的胶质母细胞瘤和脑转移瘤等一般应做全脑照射后再缩野照射。

（5）对易沿脑脊液循环系统扩散的肿瘤，如髓母细胞瘤、生殖细胞瘤、恶性室管膜瘤、脉络丛乳头状癌等，则应先行全脑、全脊髓照射后再缩野至局部照射。目前也有试用化疗来控制脑脊液循环系统的播散，以达到全脑全脊髓减量照射。或只作局部足量照射。

三、射野的设计

应根据肿瘤的具体位置设计，若肿瘤位置较表浅并偏于圆的某一象限边缘，则可行两楔形野交叉照射（图11-1），若肿瘤位置较深并偏近中心一端或一侧，则在能避免照射眼球等重要器官的前提下，尽量采用多野照射。一般情况下，可作三野照射（图11-2，图11-3），若病变不靠近颅底并靠中心，可作四野照射（图11-4，图11-5）。若肿瘤体积较小并近中心，立体定向活检术时，又于肿瘤中心放一银夹标记，则术后可行多野等中心照射（图11-6）。

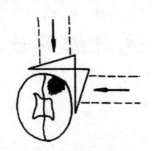

图11-1　两楔形野交叉照射

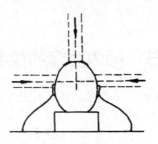

图11-2　三野照射

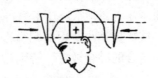

图11-3　三野照射

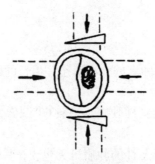

图11-4　四野照射

图11-5　四野照射

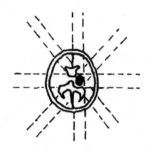

图 11-6　多野等中心照射

四、定位技术

（一）左右对穿野定位

患者必须取水平标准侧卧位，以模拟机透视下左右耳孔相互重叠为准。根据肿瘤在 CT 或 MRI 片上的具体位置预定射野的大小范围、并根据其与头颅骨性标志的坐标关系，在透视下找回射野的坐标位置。再按预定的射野范围设野。

（二）头颅前野定位

患者仰卧位，垫倾斜头枕、倾角以使眉弓与外耳孔连线垂直床面为止。然后再根据影像检查所示肿瘤与头颅骨性标志的坐标关系定位。

（三）后前位水平对穿野定位

患者亦取水平标准侧卧位，下颌内收至颅底线垂直于机架等中心轴线，机头垂直对正侧位射野，机架转到水平位，再升床对正前额射野，然后再回转 180° 至颅后水平方向，行等中心照射。但必须使颅底线平行水平方向的入射线与出射线，以达到使射线不会损伤眼球为止。

（四）多野等中心定位

凡肿瘤中心已做过立体定向银夹标记者（立体定向活检术或置管后装治疗术后的患者），均可根据 CT 图像显示肿瘤边界与银夹的各轴向距离和 MRI 图像所示肿瘤的各轴向大小形态，确定各轴向射野的大小尺寸，再采取上述后前位水平对穿野定位或头颅前野定位的方法，把银夹标记对正等中心位置，即可行各方向没野，并可行"准适形"多野等中心照射。

（五）全脑全脊髓照射野定位

患者俯卧位，颈向后屈曲，颏垫俯卧头枕并做面罩（没条件者可颏贴床，不同胖瘦的患者此时颈枕部皮肤皱褶一般在第 4 ~ 6 颈椎），所以 4 ~ 6 以上的颈椎部分由头颅野照射，两个侧位水平野用颌面铅模遮挡后水平方向左右对穿照射。（没条件者可用左右侧卧位垂照，但必须保持颈后仰伸体位），全脊髓可分为 C_5 或 C_7 ~ T_8、T_9 或 L_4 或 L_5 ~ $S_5$3 段脊髓。由于全脊髓照射剂量不超过 30 Gy，故均可用单后垂直野照射。对每脊段必须在透视下间距约 1/2 个椎体（两野皮肤间隔约 2 ~ 2.5 cm），照射时此间隔要定期上下交替移动，以防相邻两野重叠在相同部位而造成脊髓过量照射（图 11-7）。

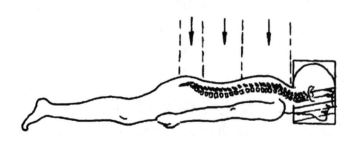

图 11-7　全脑全脊髓照射

（六）颞叶的肿瘤定位时

不可把鞍背影误认为中颅窝底，也就是说，不能以眉弓或目外眦与外耳孔的连线为准。应以眶下缘与外耳孔的连线为准，这才是真正的中颅窝底，因在蝶窦发育不良的患者一般透视定位时此线看不清。

五、时间剂量与分割次数

一般说来，应根据不同性质、不同部位肿瘤和不同年龄、不同病情的患者给予不同的时间剂量和分割次数。例如对脑干肿瘤照射 50 ~ 60 Gy 剂量时，则速度要慢，应 7 ~ 8 周完成；对年龄小或病情较重的患者，可从每次 1 Gy 开始照射，视情况变化逐渐增量；垂体瘤目前认为以 48 Gy/5 周为宜，此剂量既可达到治疗效果，又能最大限度地预防并发症；生殖细胞瘤，髓母细胞瘤等放射敏感性较高的恶性肿瘤，一般先全脑全脊髓照射 30 Gy/3 ~ 4 周后，再缩野至病变局部追加照射 20 ~ 25 Gy/2 ~ 3 周，总量为 50 Gy/5 周 ~ 55 Gy/6 周，对放射敏感性较差的脑膜瘤和恶性度较高的胶质瘤，照射剂量为 55 Gy/6 周 ~ 60 Gy/7 周；而对放射敏感性很差的脊索瘤，即使照射 70 Gy/7 周 ~ 80Gy/8 周亦常常难以控制，过高的照射剂量，反而增加放射损伤的发生，特别是斜坡脊索瘤毗邻脑干，放射损伤的后果更严重。所以，对敏感性较差、体积较小的肿瘤，有人先行 40 ~ 60Gy 的常规照射后，休息 1 ~ 2 周后，再行立体定向分次照射或近距离组织间分次照射 10 ~ 24Gy，可提高局部肿瘤的控制率，延长生存期。近年也有用超分次照射者。

六、照射实施

一般应按射野定位的要求进行摆位。例如：侧位野垂直投照时，头颅标准侧卧位应摆至双瞳孔连线垂直床面，头颅矢状面必须平行床面。后前野水平投照时，除头颅标准侧卧位以外，还必须使眉弓与外耳孔的连线平行入射线。以避免出射线损伤晶体。颅前野仰卧位时，必须头垫高并下颌内收至颅底线垂直床面。

第二节　脊髓及椎管内肿瘤的放射治疗

一、射野设计和照射剂量

射野设计和照射剂量的选择，一般应根据病变的部位、肿瘤的性质、患者的病情等因素来考虑。

（1）对颈段脊髓可设计左右对穿野。对腰骶部的病变可垂直设野，对其他各段脊髓可设计左右各 45° 的楔形野照射（图 11-8）。但双肾区段应加垂直野。

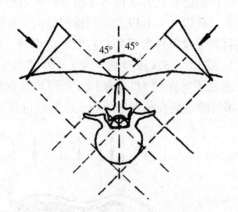

图 11-8　脊髓两楔形野照射

（2）射野的长度应根据 MRI 图像所示肿瘤的长度、两端再扩长半个至一个椎体，位置愈近颈段高位，愈不宜扩大长度，病变下方可适当放长。

（3）照射剂量：首先要根据病情考虑，如果患者无下肢瘫痪，只有部分神经压迫症状，或已经进行过手术，则应尽量保护神经功能为主，以使患者有更长的自理生活时间。所以照射剂量不宜超过 50 Gy/6 周，如若为放化疗均敏感的恶性肿瘤，应以化疗为主，辅以放疗 45 Gy/5 周，若为神经胶质瘤，最高亦不宜超过 55 Gy/7 周。因为受压的脊髓，对放射的耐受性更差，更容易发生放射性脊髓损伤。行全脊髓照射，剂量要根据患者不同年龄而定，最大不超过 30 Gy/3 周。

如果放疗前患者已有截瘫，则放疗目的以控制肿瘤的生长和发展为主。可根据不同性质的肿瘤，给合适的较高的剂量，条件合适者还可给予立体照射。

二、定位与投照技术

左右后楔形野定位：患者取俯卧位（若腰部曲度太大者，腹部可适当垫填充物），先垂直对正椎管病变部位，确定射野长度后，再将机架转至水平位，升床至椎管纵轴与射野中心轴一致（成直角正交），再回转左右各 45°，修正光栅角后勾画射野，观察测距灯源皮距，以求肿瘤深度，最后机架转回垂直 O 位，观测升床距离并勾画射野。

投射时，患者取定位时的体位，先升床并对正后垂直野、机架转 45°、对正光栅角放 45° 楔形板后，行等中心照射。

第三节　γ 刀治疗

一、垂体腺瘤

γ 刀治疗垂体腺瘤的目的：①尽可能消灭肿瘤细胞，防止肿瘤复发。②对肿瘤周围组织减压，尤其对神经组织，如视交叉、视神经等。③控制内分泌疾病，改善临床症状。④尽量避免因辐射引起的并发症或后遗症。⑤尽可能保留正常的垂体功能。

（一）适应证与禁忌证

垂体腺瘤是国内 γ 刀治疗病例数最多的颅内疾病之一，其适合 γ 刀治疗依据是：①垂体腺瘤多数通过影像学即可诊断，误诊率很低，病理学诊断多数并不太强求。②肿瘤位于脑外、位置深、形状较规则，边界清楚，在立体定向放射外科治疗时，易于适形。③垂体腺瘤细胞对射线敏感，而正常垂体细胞对射线不敏感。因此垂体腺瘤是 γ 刀治疗的理想适应证。

垂体腺瘤符合 γ 刀治疗的适应证有：①小的或中等大小形状规则的肿瘤，或轻度向鞍上扩展而无明显视野改变，肿瘤与视神经、视交叉至少要有 2 mm 的距离。②患者因其他疾病或其他原因不宜手术或拒绝手术。③因肿瘤较大，手术切除不彻底，残留肿瘤组织。④对于向鞍上扩展的较大的肿瘤，若尚未有明显症状者，可先选择 γ 刀治疗，已有视力视野改变者，必须先考虑手术减压。

以下情况则是垂体腺瘤采用 γ 刀治疗的相对禁忌证：①肿瘤较大、向鞍上扩展，已有明显压迫症状者。②视野缺损明显、视力障碍、下丘脑功能障碍者，尤其是病情仍有发展者。③对泌乳素瘤的年轻患者，要求再生育者。④垂体卒中患者，肿瘤大部已囊性变者。上述情况均宜选手术或药物治疗。

（二）剂量和疗效

正常垂体组织的放射耐受性和垂体腺瘤的放射敏感性以及两者之间的差异，是普通放疗和立体定向放射外科共同关心的问题。20 世纪 60 ~ 70 年代，人们通过了 γ 射线摧毁垂体前叶来治疗乳腺癌晚期患者、顽固性骨疼痛患者，γ 刀被认为是这种治疗的理想的技术。1972 年 Backlund 等报告了 8 例这种患者，以垂体前叶中心作为靶点，最大剂量为 200 ~ 250 Gy，使用 3 个等中心点，两个可选择的准直器，这就是 γ 线摧毁垂体前叶的标准方法。随访结果表明，3 例患者的垂体前叶中央表现出明显的坏死区，坏死区与看似正常垂体前叶组织之间的边界，恰好与 70% ~ 80% 等剂量曲线相吻合，相当于 185 Gy，1 例患者在辐射后 3 周就死亡，没有发现坏死，但可见整个垂体前叶散在细胞核改变，如核固缩等，提示永久性细胞死亡，虽没有发现坏死，但可提示整个垂体前叶受到相当高的辐射性，辐射剂量至少大于 185 Gy，但是，高剂量辐射与小靶体积之间的关系尚未见报道。

根据 γ 刀治疗垂体腺瘤的临床经验，垂体腺瘤的放射敏感性因其组织病理性质的不同而有所差异，一般认为达到控制垂体腺瘤的最低剂量为 12 Gy，明显低于破坏垂体前叶的剂量。对于分泌生长激素引起肢端肥大症的垂体腺瘤，对射线辐射较为敏感，周边剂量为 25 Gy 可治愈，20 Gy 可改善症状，13 Gy 则无变化。对 Nelson 综合征，治疗边缘剂量则需要 25 ～ 30 Gy。泌乳素腺瘤对射线敏感性比其他类型的垂体瘤更敏感，治疗的周边剂量为 6 ～ 20 Gy。总之，垂体腺瘤对射线比较敏感，而垂体前叶则有较高的放射耐受性。

从解剖学上看与垂体毗邻的重要结构有视神经及视交叉、动眼神经、三叉神经、展神经、脑干、视束等，每种重要结构的放射耐受性各不相同，视神经和视交叉对射线最敏感，耐受剂量为 8 ～ 10 Gy，而两者与垂体腺瘤关系最密切，视神经和视交叉所接受的照射剂量是放射外科治疗垂体腺瘤要考虑的主要问题，在设计治疗计划时，既要达到控制垂体腺瘤生长的辐射剂量，又要保护视神经、视交叉以减少射线对视神经、视交叉的损害，减少视力、视野改变等并发症。值得重视的是，晶状体是放射最敏感组织，其耐受剂量要比视神经和视交叉低，约为 4 ～ 5 Gy，晶状体接受超过此剂量的射线照射后会发生白内障，因此，在设计治疗计划时，尽量避免放射线通过眼球。根据普通放疗、γ 刀治疗及 X 刀治疗垂体腺瘤的临床观察，总结出与垂体毗邻重要结构的单次最大放射耐受剂量，见表 11-1，供设计 γ 刀治疗计划时参考。

表 11-1　与垂体毗邻重要结构的最大耐受剂量

重要结构名称	单次最大耐受剂量（Gy）
视神经（Ⅱ）	8
动眼神经（Ⅲ）	20
滑车神经（Ⅳ）	20
三叉神经（Ⅴ）	18
展神经（Ⅵ）	20
脑干和视束	12
视交叉	10
运动区、语言中枢	15
感觉区	18

1. 无功能腺瘤（nonfunctioning pituitary adenomas，NFA）

无功能腺瘤多数属于垂体大腺瘤，早期 γ 刀治疗由于 X 线平片、CT 定位不能清晰显示肿瘤及周围重要结构，视神经、视交叉对射线的耐受性不能确定，加之治疗经验缺乏，γ 刀治疗垂体腺瘤的适应证，较为局限；过去曾强调肿瘤上缘与视神经、视交叉间的距离 >5 ～ 7 mm 方能治疗，其理由是担心损伤视神经、视交叉，而剂量较低则不能达到控制肿瘤的目的，故多数垂体腺瘤不行 γ 刀治疗。

经过长期基础研究和临床验证，垂体腺瘤周围结构的耐受剂量为：视神经、视交叉为 8 ～ 10 Gy，依此标准给予治疗是安全的。且由于垂体腺瘤属于对射线敏感的组织，周边剂量达 10 Gy 即可达到使肿瘤停止生长及萎缩的目的。近年来，不少报道应用 γ 刀治疗垂体腺瘤获得成功，肿瘤上缘与视神经、视交叉间的距离 >5 ～ 7 mm 的限制已被突破。

无功能腺瘤常无内分泌症状，到出现明显周围结构受压症状时，肿瘤体积已大，手术常不能全切，而垂体腺瘤属于射线敏感组织，给予 10 ～ 12 Gy 的低剂量照射，就能控制肿瘤生长，而且，γ 刀对于向海绵窦旁侵蚀和向鞍上生长的垂体腺瘤一样有效。所以，γ 刀可作为无功能腺瘤的首选治疗手段，但对于肿瘤严重压迫视神经、视交叉，已有明显视力下降、视野缺损者，因 γ 刀治疗后肿瘤萎缩、缩小尚有一个较长的潜伏期，通常为 6 个月，即 γ 刀治疗不能迅速解除肿瘤对视神经、视交叉的压迫，故为了尽早改善和保存视力，可行肿瘤手术切除、视神经减压术，术后残留择日行 γ 刀治疗。

2. 功能性垂体腺瘤（function of pituitary adenomas，FA）

常见功能性垂体腺瘤有催乳素细胞瘤（PRL 腺瘤）、生长激素细胞瘤（GH 腺瘤）、促肾上腺皮质激素细胞瘤（ACTH 腺瘤）、促甲状腺素细胞瘤（TSH 腺瘤）、促性腺激素腺瘤、多分泌功能激素细胞腺瘤，与 NFA 相比，治疗上除控制肿瘤生长外，还要控制内分泌紊乱，降低异常增高的激素水平。

（1）PRL腺瘤：垂体催乳素腺瘤应采取个性化治疗原则：①对于垂体催乳素微腺瘤（0级和Ⅰ级），首选溴隐停治疗，必要时改行经蝶鞍手术或γ刀治疗。②对于非侵袭性大腺瘤（Ⅱ级和Ⅲ级），首选经蝶鞍或经颅手术治疗。③对于侵袭性垂体瘤（Ⅳ级），单一治疗方案疗效有限，宜采取联合治疗方案，即联合使用溴隐停等多巴胺激动剂、手术及γ刀治疗。④γ刀治疗作为新的治疗措施，已显示能较好地改善症状、控制肿瘤生长及血浆PRL水平，但远期疗效及对垂体功能的长期影响尚有待大样本评价。

（2）ACTFI腺瘤：有学者认为影响疗效的最重要因素是肿瘤体积和剂量大小，微小腺瘤的痊愈率明显高于大腺瘤，最大剂量>55 Gy和（或）周边剂量>40 Gy痊愈率可达到83.2%。肿瘤生长的控制效果较好，但是其激素水平很难控制，这可能与剂量受限、下丘脑-垂体-肾上腺轴系统的功能紊乱等有关。

（3）GH腺瘤：有学者提出γ刀是治疗侵蚀性海绵窦垂体GH腺瘤的有效、安全治疗工具。γ刀是有效控制肿瘤生长和控制GH过度分泌的治疗工具，急、慢性不良反应极低，无复发。

（三）治疗程序及操作要点

1. 术前准备

除血、尿、粪常规、出凝血时间、肝功能等常规检查外，应做内分泌、视力视野检查，必要时还要重做CT或MRI扫描，以进一步明确诊断，确定肿瘤发展方向，与周围重要结构的关系。

2. 安装立体定位框架

垂体腺瘤位置居中，框架安装易于完成，值得注意的是经额开颅手术后，半年以上常规安框架，骨瓣为浮动骨瓣者应注意避开。

3. 定位扫描仪

常规采用MRI定位扫描，行冠状或轴位断面增强扫描，垂体腺瘤扫描层厚2 mm，大腺瘤层厚4mm，均为无间距扫描。

4. 治疗计划

将MRI扫描的数据通过网络或扫描仪输入计算机工作站，用软件规划系统，勾画出肿瘤范围，选择合适的准直器，设置1个或多个等中心点，对治疗参数及治疗剂量进行计算，反复修改、评估，获得最佳治疗方案。

5. 治疗

安置患者于治疗床上，调整坐标，调整γ角或安置屏蔽块以保护眼球，医务人员退出治疗室，关闭屏蔽大门，医生按下治疗键，屏蔽门自动打开，治疗床自动移向治疗位置，定位后开源治疗，治疗结束后自动关闭放射源，退出治疗床. 关闭屏蔽门。拆除框架，用绷带将钉眼处加压包扎，治疗结束。

（四）并发症

垂体腺瘤γ刀治疗后的并发症有近期和远期两种，近期并发症主要是指急性放射反应，发生在治疗后即刻或数小时内，常见表现有：头痛、头晕、恶心、呕吐、面色苍白、出汗等，发生率为4% ~ 12.6%；放射反应是可逆的，消失率为100%，消失时间通常在24 h内，γ刀治疗后给脱水药、某些中成药、激素治疗，常能避免或减轻放射反应。需要重点关注和处理的是远期并发症，主要包括视通路、海绵窦内脑神经、下丘脑的损伤和垂体功能低下等，文献报道发生率为0% ~ 12.6%。

1. 视通路损害

Grikin报道了4例γ刀术后放射性视神经损伤，表现为视力急剧下降，视野缺损，MRI增强扫描显示视通路（视神经、视交叉、视束）受损部位强化和肿胀。提出：放射性视神经损伤少见，但视路旁病变经放射外科治疗仍有发生可能，剂量小于8 Gy可能减少视神经损伤发生率。有学者提出视神经对射线的耐受性容许医生在对鞍内和鞍旁肿瘤特别是需要高剂量照射的分泌型垂体腺瘤治疗时. 给予更积极的治疗。

Leber认为视通路（视神经、视交叉、视束）与其他脑神经相比对射线的敏感性较高，但剂量低于10 Gy的病例视通路无一例发生放射视神经功能受损。

视通路包括视神经、视交叉、视束，其行走线路与垂体腺瘤关系密切，既能有效治疗垂体腺瘤，又能保护视通路不受损伤的目前公认并被广泛采用的标准是视通路受照射剂量限制在8 ~ 10 Gy，多数报道认为视通路受照射剂量低于 10 Gy，则视通路受损可能性极小。为避免视通路受损，除其受照射剂量要确保低于 10 Gy 外，还应注意：肿瘤较大，且与视通路接触面积较大者、γ 刀治疗前接受过分次照射治疗者，要酌情降低视通路受照剂量。

2. 海绵窦内脑神经损害

海绵窦内颈内动脉居中行走，其外侧壁有动眼神经、滑车神经、展神经和三叉神经第一支。侵蚀海绵窦的垂体腺瘤 γ 刀治疗时，应注意对窦内神经的保护，目前认为上述脑神经的耐受剂量为 20 Gy，以此剂量治疗后的脑神经受损率为 0 ~ 1.5%，且大多为一过性。多数报道并未发现射线对脑神经的损害，说明了 γ 刀治疗对脑神经的安全性。

3. 垂体功能低下

Feig 对垂体腺瘤 γ 刀治疗后垂体功能低下的发生率进行了回顾性分析，病例总数 92 例，平均肿瘤体积为 3.8 cm^3，平均周边剂量为 15 Gy，平均等剂量曲线为 50.7%，平均随访时间为 4.6 年，出现垂体功能低下或原有垂体功能低下加重情况如下：FSH/LH19 例（20.6%），TSH32 例（34.8%），ACTH10 例（10.9%），GH26 例（28.3%）。对下丘脑、腺垂体、垂体柄的受照剂量的测量，发现垂体功能低下组垂体柄受照射剂量明显高于正常者。垂体正常功能受 γ 刀的影响低于分次放疗的影响，但需重视的是应减少垂体柄和腺垂体的受照剂量，以减少此类并发症的发生。

Vladyka 发现，在垂体功能低下方面，平均剂量和垂体组织体积间的关系比鞍内不同结构的剂量的作用更明显，垂体照射时的对不同的内分泌腺功能的平均安全剂量分别为：性腺和甲状腺功能为 15 Gy，肾上腺皮质功能为 18 Gy。垂体功能低下与否亦取决于漏斗不同解剖水平的剂量。垂体功能组织对射线的耐受性能保证 γ 刀治疗后垂体功能的保留。

4. 囊性变、瘤卒中

γ 刀治疗 6 个月后，肿瘤内可发生囊性变或出血，出现头痛、视物模糊等症状。这常是肿瘤坏死过程中的反应，若症状较重，可予以激素、脱水治疗，多能缓解，囊变和出血亦能逐渐缩小吸收。但若出血量大，发生视力急剧下降，甚至意识障碍，需行急诊开颅手术清除血肿。

二、脑膜瘤

脑膜瘤（meningiomas）的治疗以手术切除为主。但对位置深、周围重要神经血管众多的脑膜瘤，手术难以全切，复发率较高，即使有些脑膜瘤手术切除是可能做到，但是严重的并发症和（或）死亡风险影响了手术的疗效。因此，术后多辅以普通放射治疗。然而实践证明，普通放射治疗对残留脑膜瘤虽然有效，但常可导致较重的并发症。

（一）适应证

γ 刀治疗脑膜瘤的目的是控制肿瘤的生长，其治疗依据是：①脑膜瘤为良性肿瘤，生长缓慢，可以用较低剂量治疗，有足够的时间让肿瘤缓慢坏死。②脑膜瘤易于在 CT 或 MRI 上显影且边界清晰，便于进行剂量计算，并可有效保护周边组织。③脑膜瘤依靠影像多能做出诊断，多数并不需要病理学论断。④老年人发病率较高，不适宜手术治疗。大量治疗经验表明，大脑凸面脑膜瘤，尤其是矢状窦旁脑膜瘤，即使体积较小，也容易产生长期、严重的放射水肿反应，应首选手术治疗，残留部分再行 γ 刀治疗。颅底脑膜瘤放射反应较轻，体积较大者可采用分次 γ 刀治疗。对于高龄患者，由于肿瘤本身生长缓慢，可采用低剂量治疗，目的以控制生长为主，即所谓"人瘤共存"。

下述情况均为 γ 刀治疗的适应证：①生长在颅底、脑内深部或脑重要结构区的脑膜瘤。②肿瘤平均直径小于 30 mm。③肿瘤边缘距离视神经、视交叉和视束须大于 5 mm。④多发性脑膜瘤、手术后残留或复发的脑膜瘤。⑤无明显占位和颅内高压的小型脑膜瘤。⑥高龄（>70 岁）患者，且影像资料证实肿瘤持续生长者。⑦患有心、肺、肾、血液系统疾病或糖尿病等，有手术禁忌或不能耐受手术的患者。

选择 γ 刀治疗应充分根据患者年龄、一般情况、肿瘤大小、位置、陷入皮质的方式及其与静脉窦的关系、临床症状等多方面因素综合考虑。

（二）剂量选择和疗效

1. 海绵窦脑膜瘤

包括原发于海绵窦的脑膜瘤和周边的蝶骨嵴内侧脑膜瘤、鞍结节脑膜瘤、颅中窝底侵及海绵窦的脑膜瘤均可属海绵窦脑膜瘤。由于此区域解剖复杂，手术风险大，手术常难以全切除，过去术后残留部分常辅以普通放射治疗，但效果不理想。立体定向 γ 刀放射神经外科的出现，为海绵窦脑膜瘤的治疗提供了新的手段。

γ 刀治疗海绵窦脑膜瘤，剂量给予应充分了解肿瘤与周围结构的关系，清楚地辨别肿瘤发展方向，特别注意视交叉、视神经、下丘脑、脑干、海绵窦内神经的保护，脑神经对射线的耐受性介于 8 ~ 20 Gy，但其反应还取决于受照射神经长度、神经缺血、肿瘤压迫的程度、以往手术或放射治疗，也许还可能与患者的年龄有关。

一般采用的周边剂量为 8 ~ 20 Gy，肿瘤生长控制率为 90% ~ 99%；临床症状改善差异较大，为 28% ~ 97%；神经功能恢复方面：单纯 γ 刀治疗恢复率明显高于手术后 γ 刀；并发症方面：仅 3.3% 出现一过性脑神经功能受损，1.7% 出现永久性神经功能受损，通常特殊感觉神经（视神经、蜗神经）的放射敏感性较高，而运动神经对射线耐受性最高。

综合分析，γ 刀既可作为海绵窦脑膜瘤手术后残留的重要治疗手段，又可作为海绵窦内脑膜瘤的首选治疗方式之一。

2. 矢状窦旁脑膜瘤

矢状窦旁脑膜瘤特别是上矢状窦中后 1/3 常难以处理. 外科手术切除并发症多，复发率高，切除越多，神经功能受损风险越大。γ 刀失败的最常见原因为肿瘤远处生长。一过性和（或）症状性放射性水肿发生率为 16%，肿瘤体积较大或较小者多见，多发生在 γ 刀治疗后 2 年内。

γ 刀治疗矢状窦旁脑膜瘤，常用周边剂量视肿瘤大小有所不同，范围在 8 ~ 18 Gy。肿瘤生长控制率为 93% ~ 97%，单独 γ 刀治疗组肿瘤生长控制率高于手术后 γ 刀治疗组；肿瘤体积越大，肿瘤生长控制率越低；已有神经功能缺损者，肿瘤生长控制率偏低。因此，小于 3 cm 的窦旁脑膜瘤应将 γ 刀作为首选治疗方式，且应单独选择 γ 刀治疗；较大的且压迫脑组织导致进行性神经功能损伤的肿瘤应首选手术，术后应对残留脑膜瘤实施 γ 刀治疗。

3. 颅后窝脑膜瘤

颅后窝脑膜瘤包括颈静脉孔、岩骨、斜坡、小脑幕、枕大孔区、小脑脑桥角脑膜瘤。该区域结构复杂，位置深，手术常难做到全切，手术死亡率高，术后后遗症较多，适合选用 γ 刀治疗。

γ 刀治疗颅后窝脑膜瘤适合于年老、高手术风险、拒绝手术者，能满意地抑制肿瘤生长。是安全有效的治疗方式，是有用的辅助性或替代性治疗手段，但对于肿瘤体积较大，有发生脑疝风险的患者，仍以先手

术切除减压，残瘤再行 γ 刀治疗为宜。

4. 恶性脑膜瘤

恶性脑膜瘤的传统治疗是手术切除加放疗，γ 刀可作为恶性脑膜瘤的治疗手段，但由于往往肿瘤范围较大，边界欠清晰，包绕等剂量曲线可能不够充分，且剂量亦可能不能给足（与良性脑膜瘤相比，控制恶性脑膜瘤生长所需的剂量相对较大），因此，应与手术和普通放疗相结合。

5. 凸面脑膜瘤

凸面脑膜瘤通常易于手术全切，疗效好，但对少数体积较小、患者拒绝开颅手术者，也可选用 γ 刀治疗。

对于较大的凸面脑膜瘤，若无明显水肿、占位，无颅内压增高表现，患者因种种原因无法或拒绝开颅手术的情况下，也可采用小剂量分次治疗的方法，常能获得满意的疗效，切忌单次大剂量治疗。

有学者指出，剂量的选择与肿瘤的治疗容积相关：小容积的脑膜瘤（≤ 5cm³）应采用 15 ~ 16 Gy 的边缘剂量，较大容积的脑膜瘤（≥ 10cm³）应采用 12 ~ 14 Gy 的边缘剂量。15 Gy 的边缘剂量已在脑膜瘤的 γ 刀治疗中广泛应用，并在不同部位脑膜瘤中取得了很好的临床效果。

（三）治疗计划的优化

1. 计划优选

圆形和规则的脑膜瘤，其治疗计划较易做出。对于不规则的肿瘤，如颅底脑膜瘤，由于沿颅底和骨孔生长致形态极不规则，周围又有众多重要结构，治疗计划较困难，因此，应根据肿瘤直径选择不同的准直器。γ刀准直器有 4 mm、8 mm、14 mm、18 mm 四种规格，因准直器越大，覆盖范围越大，射线的散射作用越明显，所以，肿瘤周边靠近神经结构，通常只能用 4 mm 和 8 mm 的准直器。因肿瘤形态不规则，多需设置多个等中心点方能较好的以等剂量曲线包绕肿瘤，即适形性更佳。对于手术后复发和残留的脑膜瘤，由于手术对解剖结构破坏的影响，肿瘤生长的不规则性，应视具体情况，实施个体化的治疗方案。

2. 分次治疗

颅内大的肿瘤由于γ刀可能的不良反应而被认为不适用，所以，过去一直认为γ刀只能治疗直径 3 cm 以下的肿瘤。对于巨大肿瘤，采用间隔 1 ～ 8 个月行两次γ刀治疗的方法，既能使肿瘤获得足够的照射剂量，又能减少并发症。故认为分次治疗是治疗巨大脑膜瘤特别是颅底脑膜瘤的非常有效的手段。对于较大体积的脑膜瘤，分期γ刀治疗可以减低副反应的发生率，提高肿瘤的控制率。

有人提出单次低剂量治疗脑膜瘤，认为单次剂量为 12 Gy 或更多能获得极佳的局部控制效果；但单次周边剂量小于 10 Gy 的局部控制作用有限，如与分次治疗相结合，则能达到提高局部控制率，降低并发症的目的。

3. 选择处方剂量

应结合多种因素综合判断，如手术、放疗、肿瘤位置、肿瘤与周围重要结构的关系等，特别强调个体化，既要考虑到肿瘤的局部控制，又要最大可能降低并发症发生率。已做过放疗的患者应选择较低的治疗剂量。一般选择周边剂量为 10 ～ 20 Gy，选用 50% ～ 80% 的等剂量曲线。

（四）治疗程序及操作要点

1. 术前准备

除血、尿、粪常规、出血凝血时间、肝功能等常规检查外，颅中窝脑膜瘤应做视力视野检查，必要时还要重新做 CT 或 MRI 扫描，以进一步明确诊断，确定肿瘤发展方向，明确肿瘤与周围重要结构的关系。

2. 安装立体定位框架

脑膜瘤位置多变，将肿瘤置于框架中央，使 Z 值尽量趋小，值得注意的是开颅手术后的患者，常因颅骨缺损或骨瓣不稳而不利于框架的安装，应尽量避开骨窗或骨瓣，必要时采用三枚螺钉固定法。

3. 定位扫描

常规采用 MRI 定位扫描，行冠状和轴位断面增强扫描，扫描层厚 4 mm。

4. 治疗计划

将 MRI 扫描的数据通过网络或扫描仪输入计算机工作站，用软件规划系统，勾画出范围，选择合适的准直器，设置 1 个或多个等中心点，对治疗参数及治疗剂量进行计算，反复修改、评估，获得最佳治疗方案。

5. 治疗

安置患者于治疗床上，调整坐标，调整γ角或安置屏蔽块以保护眼球。医务人员退出治疗室，关闭屏蔽大门，医生按下治疗键，屏蔽门自动打开，治疗床自动移向治疗位置，定位后开源治疗。治疗结束后自动关闭放射源，退出治疗床，关闭屏蔽门。拆除框架，用绷带将钉眼处加压包扎，治疗结束。

（五）并发症

脑膜瘤γ刀治疗后的并发症有近期和远期两种，近期并发症主要指急性放射反应，发生在治疗后即刻或 24 ～ 48 h 内，尤其是鞍区、岩骨斜坡或脑桥小脑角肿瘤患者可出现短暂的头痛、头晕、呕吐、面色苍白、癫痫发作、出汗等，急性放射反应是可逆的反应过程，消失率约为 100%，消失时间通常在 24 h 内，出现症状的原因与第四脑室底部呕吐中枢受射线刺激引起的急性反应有关，使用镇吐药、脱水药、激素等对症治疗即可缓解。治疗前存在头痛、癫痫等症状者，仍需对症、抗癫痫治疗。

需要重点关注和处理的是远期并发症，主要有：脑神经损伤、放射性水肿、脑卒中等，发生率为4%～12%。

1. 脑神经损伤

最为多见，发生率报道为3%～8%，发生在颅底靠近脑神经的肿瘤，常累及的脑神经有动眼神经、滑车神经、视神经、视交叉、三叉神经、面神经等。有迹象表明脑神经所受照射的长度与脑神经受损有关，因此在规划中既要考虑脑神经的耐受剂量，又要考虑脑神经受照射的长度。有学者建议视神经的受照射剂量应小于10 Gy，三叉神经半月神经节受照射剂量应小于19 Gy。海绵窦外侧壁受照射剂量应低于20 Gy。由于肿瘤长期侵蚀或压迫脑神经，会降低神经组织对放射线的耐受性，而且肿瘤压迫本身可以造成神经变性。

2. 放射性水肿

发生率为3%～25%，影响其发生的因素有：①肿瘤体积大或较小者多见。②凸面、窦旁脑膜瘤发生水肿的概率大于颅底脑膜瘤。③高剂量者发生率较高。④影像显示边界不清的较易发生水肿反应。⑤治疗前瘤周有水肿。有学者认为幕上脑膜瘤邻近皮质静脉，缺乏侧支循环，当 γ 刀治疗影响深静脉的引流时，将造成或加剧瘤周水肿。

放射性水肿常表现头痛、头晕，严重者出现相应部位神经功能受损症状和体征。多数放射性水肿仅显示瘤周水肿的影像学改变，而无临床症状，一般无须处理。症状较重者，予以激素、脱水治疗可使症状消失，水肿消退。少数持久的放射性水肿予以激素、脱水治疗，2 年内亦可逐渐消退。只有极少数水肿不能控制，且神经功能受损加重，有脑疝危险时应考虑手术。

3. 其他

有报道但发生率很低的并发症还有肿瘤囊性变、脑卒中、颈动脉狭窄。对于是否会造成颈内动脉损伤目前还存在争议。

三、颅咽管瘤

颅咽管瘤(craniopharyngioma)虽然在组织学上属于一种先天性的良性肿瘤，但其位置深，毗邻视交叉、丘脑下部、垂体、颅底动脉环、第三脑室及脑干等重要结构，而且往往与上述组织结构有着较为密切的粘连关系，临床治疗困难，预后不良。按其生长方向和生长方式分为：①鞍内型。②鞍上型：又分为视交叉前型（主要向额下方向生长）、视交叉后垂体柄前型（主要向第三脑室方向生长）、视交叉后型（主要向颅后窝方向生长）和鞍旁区。③混合型。病理上分为牙釉质型和鳞状上皮型。小儿和成人患者在病理分型和性质上均有着明显的区别，在小儿全部病变为牙釉质型，90% 以上的肿瘤为囊性病变且典型钙化多见，纯实体性病变罕见；在成人则半数为牙釉质型，半数为鳞状上皮型，约半数为实体性，半数为囊性，典型的钙化较为少见。虽然目前对本病治疗仍存在着争议，但手术切除，仍是主要的治疗手段，常用的手术入路有经额下、翼点、终板、纵裂胼胝体透明隔穹隆、纵裂入、蝶窦和联合入路等，手术彻底切除十分困难，死亡率及严重并发症的发生率均较高。

（一）适应证

尽管 γ 刀治疗具有单次大剂量集束照射、定位精确、靶区周围剂量陡然下降、周围结构受照射剂量小等特点，但由于鞍区解剖复杂，病变与周围重要组织结构如视神经、视交叉、垂体、丘脑下部及颅底动脉环等毗邻关系密切，因此在治疗的选择上应有严格的适应证。γ 刀治疗颅咽管瘤的最好适应证为：①肿瘤体积相对较小（最好小于 2 cm 直径），不伴有脑积水并与视神经、视交叉有一定距离（距离最好大于 2～3 mm）的实体性颅咽管瘤，通常治疗的靶区体积在 7 cm³ 以下。②特别适合鞍内、鞍旁或位置较低的肿瘤，因为类病变便于辨认视神经，疗效可能更理想。③鳞状上皮细胞型和混合型颅咽管瘤对放射线相对敏感，适合立体定向放射外科治疗。④手术残留或复发；瘤体较小，视力视野无明显改变；瘤体囊大，但因各种因素不适宜开颅手术者。⑤较大囊性颅咽管瘤，先行立体定向穿刺抽液或囊腔—腹腔分流术，再行 γ 刀治疗。⑥实质性较大的肿瘤，若视力，视野明显障碍或下丘脑功能受损严重者，可先行开颅肿瘤的切除，残留的行 γ 刀治疗。

（二）治疗技术

1. 安装定位框架

临床实践证明，颅咽管瘤的位置很容易从体表上进行定位，但由于视神经和视交叉对图像的精确性要求高，故在扫描时必须避免伪影。在安装定位框架至患者的头部时，金属螺丝钉的尖部应高于视交叉水平至少 2 mm，通过观察测量治疗前的 MRI 冠状、矢状、轴位片，可以在患者头部体表上勾画出病变和视交叉的位置。框架的固定一定要牢靠。在治疗时可能要调整射线的照射角度，所以在固定框架时也要考虑角度问题。颅咽管瘤的位置较深，治疗时间较长，故在安装定位框架时要考虑患者的舒适问题及是否能坚持。经综合考虑，常把定位框架的基底环的位置与眶顶平行。

2. MRI 定位

高质量的三维 MRI 图像是颅咽管瘤的基本定位方法，层厚一般为 2 ~ 3 mm（无间距扫描）。矢状位和冠状位主要用于确定肿瘤的边界，而轴位像则主要用于确定靶点。MRI 图像应为增强扫描图像，在冠状位上观察肿瘤最清楚，因此，诊断价值最大。

3. 准直器与剂量选择

（1）选择适宜准直器：头部 γ 刀共有四种不同直径大小的准直器：4 mm、8 mm、14 mm、18 mm，通过不同大小、数量的准直器组合可以设计出任何大小、与靶区形状一致的照射野，即达到靶区适形。多个较小准直器所形成的等剂量曲线的下降陡于单个较大准直器所形成的曲线下降，因此在颅咽管瘤 γ 刀治疗时，常选用 4 mm 和（或）8 mm 直径大小的准直器，这样靶区以外的曲线下降更陡，更有利于保护视力。

（2）剂量的选择：颅咽管瘤行 γ 刀治疗时，最关键的就是保护视觉功能. 在剂量规划时一定要辨清视交叉并确保其接受的剂量在安全范围内。Backlund 和 Ganz 在很久前就提出了视路的最大放射剂量不超过 10 Gy。根据数据统计显示，边缘剂量已经从以前的 20 ~ 30 Gy 降至现在的 12 ~ 15 Gy，即可控制颅咽管瘤的生长。在视交叉和视神经的耐受范围内，可适当增加肿瘤处方剂量。

（三）注意事项

立体定向放射治疗的主要顾虑为视神经和视交叉的损伤，由于视神经和视交叉是颅内对放射线最敏感的组织之一（仅次于晶状体），其单次照射的照射剂量低于 8 ~ 9 Gy。以往已经接受放射治疗者，视神经可能已接受照射，则视力受损的危险性明显增加；病史较长经过多种治疗无效或复发者，由于视神经和视交叉反复受压、牵连或已受到手术干扰，其对单次剂量照射的耐受剂量也明显降低，应引起重视。多数学者认为，对于立体定向放射外科治疗前未失明的患者，视神经、视交叉和视束所受的剂量应在 8 ~ 9 Gy 以下，垂体、下丘脑所受剂量应在 15 Gy 左右。对施照剂量较小者（8 ~ 9Gy）应密切随访观察。对于因放射剂量不足所致的肿瘤控制不理想或肿瘤复发时，可考虑重复进行立体定向放射外科治疗，但两次治疗的间隔时间应在半年以上。

（四）并发症

视路受损（视力下降或失明）是立体定向放射外科治疗鞍区病变最常见的并发症。可能与放射剂量有关，视神经与视交叉接受的放射剂量越大，视路受损发生率就越高，如果视神经已经受到不同程度的损伤，如接受过一定的放射剂量，受病变压迫或手术牵拉损伤，则并发症就随之增加。一般来说，视神经、视交叉的受照射剂量低于 8 ~ 9 Gy 是安全的。

其他并发症有尿崩症、垂体或丘脑下部功能低下（如肥胖、生殖无能等），目前的资料尚不能表明这些并发症的出现与立体定向放射外科治疗剂量有关，病变本身的侵犯和压迫可能是最重要的因素。放射性水肿和放射性坏死罕见。

以上并发症可以是暂时性的，也可能是永久性的。通常暂时性并发症在使用糖皮质激素和其他对症治疗后，可以得到减轻和缓解；而永久性的并发症，通常表现为随时间延长而逐步加重，并且对糖皮质激素和其他对症治疗无反应。立体定向放射外科治疗后的永久性垂体和下丘脑功能减退患者则需终生使用激素进行替代治疗。对放射性坏死，如果病情允许，可进行手术清除。也有学者认为立体定向放射外科治疗后再手术，可以更有效地控制颅咽管瘤的生长，提高患者生存质量，其他少见的并发症有肿瘤恶变。

四、听神经瘤

听神经瘤（acoustic neuromas）起源于位听神经（耳蜗前庭神经）的鞘膜，不是真正神经瘤；而且绝大多数是起源于位听神经的前庭支的鞘膜，起于耳蜗神经支者极少，所以更准确地应称为前庭神经鞘瘤（vestibular shwannomas）。该肿瘤为良性肿瘤，尚无恶变报道。大多发生于一侧，少数双侧发病，多为神经纤维瘤病的一个局部表现。听神经瘤是颅内常见的肿瘤之一，占 8% ~ 10%。通常在 30 岁以后出现症状，95% 以上为单侧。

手术治疗听神经（鞘）瘤已有近 40 年的历史，到目前为止，术后生存率及一般神经功能恢复与否，已不再是衡量手术成败的标准，而能否完整保留面神经功能和听力才是判定治疗效果的可靠指标。立体定向放射外科应用粒子放射单次聚集剂量，精确的毁损小体积肿瘤组织；γ 刀定向放射外科治疗能够较好地保留面神经功能和听力。

听神经鞘瘤是 γ 刀立体定向放射外科最先治疗的颅内病变之一，其治疗依据是：听神经瘤位置深在、相对圆形以及边界清楚，在立体定向放射外科治疗时较容易做到适形。而且，通过影像检查即可诊断，很少误诊，除极少数情况外，并不需要有病理学诊断。从 20 世纪 80 年代以后，MRI 检查已经作为听神经鞘瘤诊断的金标准，CT 通常只对颅内扩展型听神经鞘瘤做出诊断，但对听道内的肿瘤并不十分适合。而决定 γ 刀立体定向放射外科治疗是否适合很大程度上取决于 MRI 或 CT 诊断。一般认为，所有听道内的听神经鞘瘤和大多数平均直径小于 30 mm 的颅内扩展型听神经鞘瘤都适合 γ 刀立体定向放射外科治疗，一般听神经鞘瘤立体定向放射外科治疗的患者通常是老年、双侧听神经鞘瘤、肿瘤位于单一听力的耳、不宜手术及拒绝手术者。

（一）适应证

根据临床实践统计，听神经鞘瘤 γ 刀治疗的主要适应证大致包括以下几点：①属颅内扩展型，肿瘤平均直径小于 3 cm，有部分囊变者可适当放宽。②双侧小且多发病变的患者。③肿瘤位于单一耳听力的听道内患者。④肿瘤平均直径大于 3 cm，手术切除后残留或复发且无明显脑干受压者。⑤欲保持面、听神经功能者。⑥不宜手术及拒绝手术者。

（二）治疗程序与操作要点

1. 靶区定位

局麻，用 4 枚螺丝钉将 Leksell 立体定向框架固定在患者的颅骨上，将病变置于框架的中心，行病变区 MRI 薄层（2 ~ 3 mm）高分辨轴、冠状位增强扫描。

2. 用计算机完成治疗计划

放射神经外科的目标是对脑内边界清楚、位置确定的病灶进行单次高剂量的照射，而邻近的正常组织受到尽可能小的辐射。这种治疗方法的成功依赖于对靶区准确的立体定向定位，再将此数据信息精确地转换到治疗计划系统内以使所确定的靶区获得很陡的辐射剂量分布。为取得较好的治疗效果，必须根据病灶大小选择不同大小准直器，使放射线所形成的特定的等剂量分布区（一般用 50% 等剂量曲线）与被治疗病灶的三维包裹体形状相符合。通过网络或其他媒体将 MRI 扫描数据输入计算机工作站，用软件规划系统进行治疗规划，选择大小和数目适宜的准直器，调整权重系数，准确地对治疗参数和治疗剂量进行计算和确定；经多次治疗方案的模拟显示、评估、修改，最后获得最佳治疗方案，根据肿瘤平均直径确定剂量。一般肿瘤周边剂量为 10 ~ 20 Gy，内听道为骨性管道，无代偿空间，建议内听道内剂量略低，为确保患者安全性，照射剂量越大，所使用的准直器孔径越小。

3. 治疗

将患者安置在 γ 刀治疗床上，调整靶点的三维坐标值，调整 γ 角或用三维可调屏蔽块保护眼球不受损害。准备工作完成后，所有工作人员撤离治疗室，将控制台上的计时器置于待计时状态，按下治疗开始按钮，屏蔽门落下并打开，治疗床自动移向治疗位置，治疗开始。治疗结束后将自动关闭放射源，退出治疗床并关闭屏障门。

参考文献

[1] 周良辅. 现代神经外科学（第2版）. 上海：复旦大学出版社，2015.

[2] 王忠诚，张玉琪. 王忠诚神经外科学（彩图版）. 湖北：湖北科学技术出版社，2015.

[3] 郭剑峰. 临床神经外科诊断治疗学. 上海：科学技术文献出版社，2014.

[4] 易声禹，只达石. 颅脑损伤诊治. 北京：人民卫生出版社，2014.

[5] 董为伟. 神经系统与全身性疾病. 北京：科学出版社，2015.

[6] 李晓兵. 神经外科疾病诊疗新进展. 西安：西安交通大学出版社，2014.

[7] 王辉，刘万荣，魏忠，方有利，郭中国，焦健，彭燕. 颞肌下和颞肌外两种颅骨修补术式的临床疗效对比. 安徽医药，2014，18（2）：302-304.

[8] 赵继宗，周定标. 神经外科学（第3版）. 北京：人民卫生出版社，2014.

[9] 许水平. 急性脑梗死早期预后的影响因素. 当代医学，2011，17（28）：67-68.

[10] 蔡昭皓，孙永刚，王雷，等. 弥漫性轴索损伤的诊治体会. 医学信息：中旬刊，2011，24（6）：2258-2259.

[11] 李浩，张帆，刘文科，等. 高血压脑出血手术适应证分析及疗效探讨. 中华神经外科杂志，2011，27（3）：240-243.

[12] 高志波，钱令涛，陈彬，高心保，梁卫东，王永志，朱司阳. 经脑沟裂入路治疗高血压基底核脑出血. 中华解剖与临床杂志，2014，19（2）：121-125.

[13] 高志波，钱令涛，陈彬，李琦，梁卫东，王永志，陈洪山. 冷光源辅助下小骨窗开颅治疗高血压脑出血. 安徽医学，2013，34（11）：1633-1635.

[14] 袁婕，叶珩，刘力新，等. 神经外科重症患者急性肾损伤发生情况及危险因素分析. 中国实用内科杂志，2016，36（5）：393-397.

[15] 毛颖. 脑动脉瘤治疗的规范化和个体化. 中华神经外科杂志，2012，28（5）：433-434.

[16] 张润宁. 常见脑血管疾病临床诊治. 石家庄：河北科学技术出版社，2013.

[17] 王辉，魏忠，刘万荣，方有利，郭中国，焦健. 大骨瓣开颅术对外伤后急性弥漫性脑肿胀的疗效分析. 安徽医药，2013，17（1）：70-71.

[18] 李云庆. 神经科学基础. 北京：高等教育出版社，2010.

[19] 李琦，高志波，钱令涛，陈彬. 新生儿维生素K缺乏性颅内出血的手术治疗研究. 黑龙江医药，2013，26（6）：1083-1085.

[20] 张赛，李建国. 现代神经创伤和神经外科危重症. 天津：南开大学出版社，2010.

[21] 梁小利. 开颅手术后颅内感染的临床分析. 中国社区医师：医学专业，2012，14（27）：61-62.

[22] 张葆樽，安得仲. 神经系统疾病定位诊断（第4版）. 北京：人民卫生出版社，2013.

[23] 张秋建，魏祥品，牛朝诗，等. 立体定向选择性多靶点组合毁损治疗难治性精神障碍. 立体定向和功能性神经外科杂志，2011，24（2）：84-87.

[24] 段国升，朱诚. 神经外科手术学. 北京：人民军医出版社，2011.

[25] 刘万荣，方有利，郭中国，魏忠. 高血压脑出血外科治疗方法分析. 安徽医学，2011，32（6）：775-777.